昭和大學附屬烏山醫院、昭和大學發 療研究所副教授
太田晴久／監修
奇美醫學中心精神醫學部副教授、《我不是 的！成人也有ADHD》作者
MASA醫師 黃隆正／專業審訂
林慧雯／譯

圖解

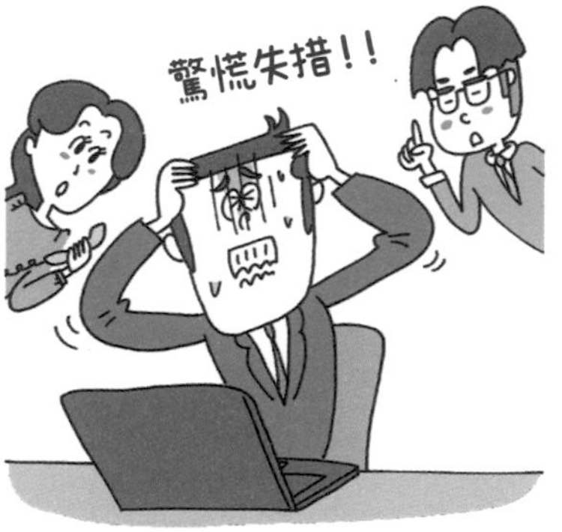

成人的發展障礙

ADHD注意力不足過動症｜ASD自閉症類群障礙症

自救手冊

收錄34種情境，改善工作及生活上的困擾

大人の発達障害 仕事・生活の
困ったによりそう本

審訂者序

一本適合發展障礙者的自救手冊

奇美醫學中心精神醫學部副教授
《我不是故意的！成人也有ＡＤＨＤ》作者
ＭａＳａ醫師　黃隆正

近幾年來，成人ＡＤＨＤ（注意力不足過動症）逐漸獲得臨床醫師及大眾的重視，相關的書籍也如雨後春筍般冒了出來。在日本，有關大眾健康主題的書籍不少，國內也常常將它們翻譯成中文並引進。但印象中很多這類書籍的論點不是非主流，就是不夠專業，所以通常我都選擇跳過，更不會推薦給我的患者。然而這本《【圖解】成人的發展障礙（ＡＤＨＤ注意力不足過動症・ＡＳＤ自閉症類群障礙症）自救手冊》卻不一樣。

監修者太田晴久醫師是發展障礙的日本專家。發展障礙包括ＡＤＨＤ

（注意力不足過動症）、ASD（自閉症類群障礙症）、SLD（特殊學習障礙），都是常見的神經發展性疾病（意思就是從小時候或甚至在娘胎時，大腦神經系統的發展就有一些狀況），這些患者在兒童青少年精神科的門診很常見，雖然他們長大成人後不少症狀或特質仍會持續存在，並可能引發所謂的次發障礙（由於適應不良而產生的其他精神疾病，如焦慮、憂鬱、失眠，或是酒精及藥物濫用），但臨床醫師及大眾對這些發展障礙成人的了解及關注卻比較缺乏。

選擇適合的治療方式

本書主要是為了在職場與生活中，感到難以適應的人所量身打造。但很多發展障礙個案，對於閱讀枯燥冗長的文字是有困難的，所以他們通常也不太喜歡看書。本書以淺顯易懂的文字及編排，配合大量圖像化的呈現方式，讓讀者容易閱讀，並引發閱讀的興趣。書中以幾種情境來說明常見的困擾，包括工作、人際關係、日常生活等，並以實踐三項重點步驟，包括：了解自己↓停止負面思考↓學習適合的應對及改善方法，來擺脫惡性循環。

太田晴久醫師也介紹了發展障礙的相關治療方式，提供讀者參考。雖然ASD跟SLD不像ADHD有藥物可以治療，但是他們還是可以藉由自我了解、改變想法、心理及行為治療等方式來獲得改善。

書中所提及的「Daycare Program」其實就是日托或日間照護；是以「團體治療」為核心，設計各種動態或靜態的活動，包括認知行為治療、社交技巧訓練、支持性團體、生活支援課程，或就業準備課程及活動治療等。但可惜的是，台灣在健保體制的限制下，目前醫院的日間照護，其主要收治對象為思覺失調症、躁鬱症、重度憂鬱症或失智症等成人患者，以及發展障礙兒童。某些民間協會或基金會，則有針對成人嚴重自閉症及智能障礙者提供日間照護服務。

簡單來說，如果你只是有些微發展障礙特質或輕度發展障礙，自助可能是目前最好的解方。此外，在我開立的成人ADHD特別門診中，不管是否需要藥物治療，我也會建議個案及關心他們的家人朋友一起閱讀相關資料，並推薦正確、專業、又實用的書籍。

本書可以說是適合潛在發展障礙者，或輕度發展障礙者的實用自助求生手冊。藉由了解自己，獲取正確的知識及實用的自助方法，還是可以讓困擾獲得解決。閱讀本書，便是一個很好的開始。

監修者序

解決你的困擾，把它變成優勢

昭和大學附屬烏山醫院、昭和大學發展障礙醫療研究所副教授

太田晴久

這本書主要是為了在職場與生活中，感到難以適應的人所量身打造。現在正拿起這本書的你，也許已經被診斷為發展障礙，也許正煩惱著「自己可能是發展障礙」也說不定。

雖然名為「發展障礙」，但實際上每個人的大腦發展都不同。不過，若一個人的強項與弱項之間的差異太大，在社會生活中就會造成比較多的困擾。

無論在發展方面有無障礙，這本書都貼近每個人每天的「困擾」，提供許多解決的靈感，包含了當事者所思考出的解決辦法，以及在生活中可

以多花點心思的小細節等。

不過，由於發展的程度因人而異，這本書中寫的方法並不見得適合每個人。如果有看到感覺似乎適合自己的辦法，就可以試著實踐；若感覺不太適合自己，嘗試別的方法也無妨。

此外，在強迫自己改變行為模式之前，不如先試著改變「認知」，也就是改變自己的想法，這麼做可能會比較容易。**請大家一定要多聚焦於自己能做到的事情與強項，因為發展障礙者的特質，有時也能變成優勢。**

發展障礙者通常不善於與他人溝通，不過，光是自己埋頭煩惱，能解決的程度有限。找到一個值得信賴的人，請對方幫助自己也很重要，因為我們沒有必要成為完美的人。

衷心期盼大家能從本書中提供的技巧，找到一兩個適合自己的方法，讓「困擾」獲得解決，那就再好不過了。

案例 1 被診斷為 ASD 的 A 先生

【與工作沒有直接關聯的人際關係，讓人壓力很大】

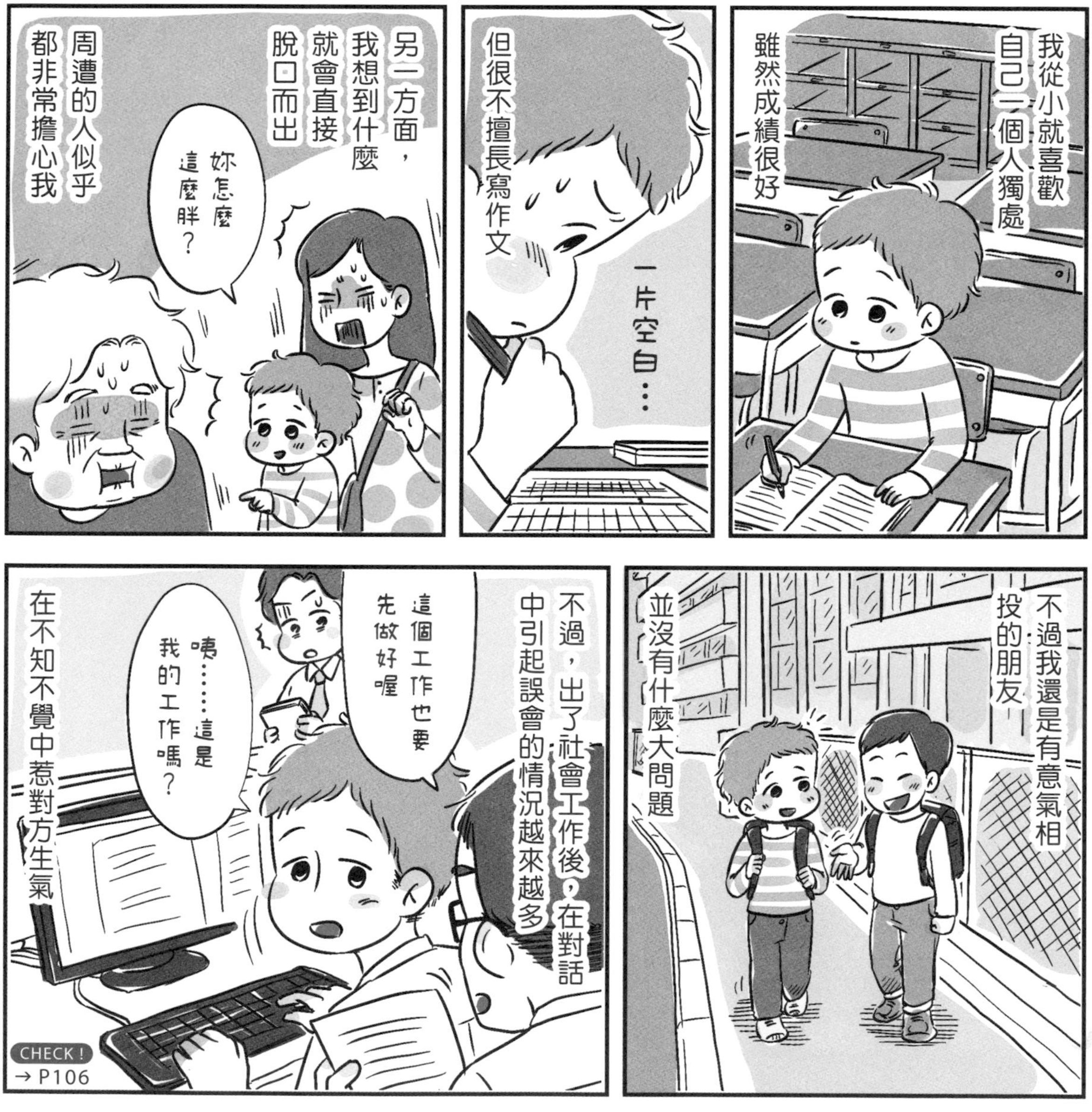

我從小就喜歡自己一個人獨處
雖然成績很好
但很不擅長寫作文
一片空白…
另一方面，我想到什麼就會直接脫口而出
妳怎麼這麼胖？
周遭的人似乎都非常擔心我
不過我還是有意氣相投的朋友
並沒有什麼大問題
不過，出了社會工作後，在對話中引起誤會的情況越來越多
這個工作也要先做好喔
咦……這是我的工作嗎？
在不知不覺中惹對方生氣
CHECK！
→ P106

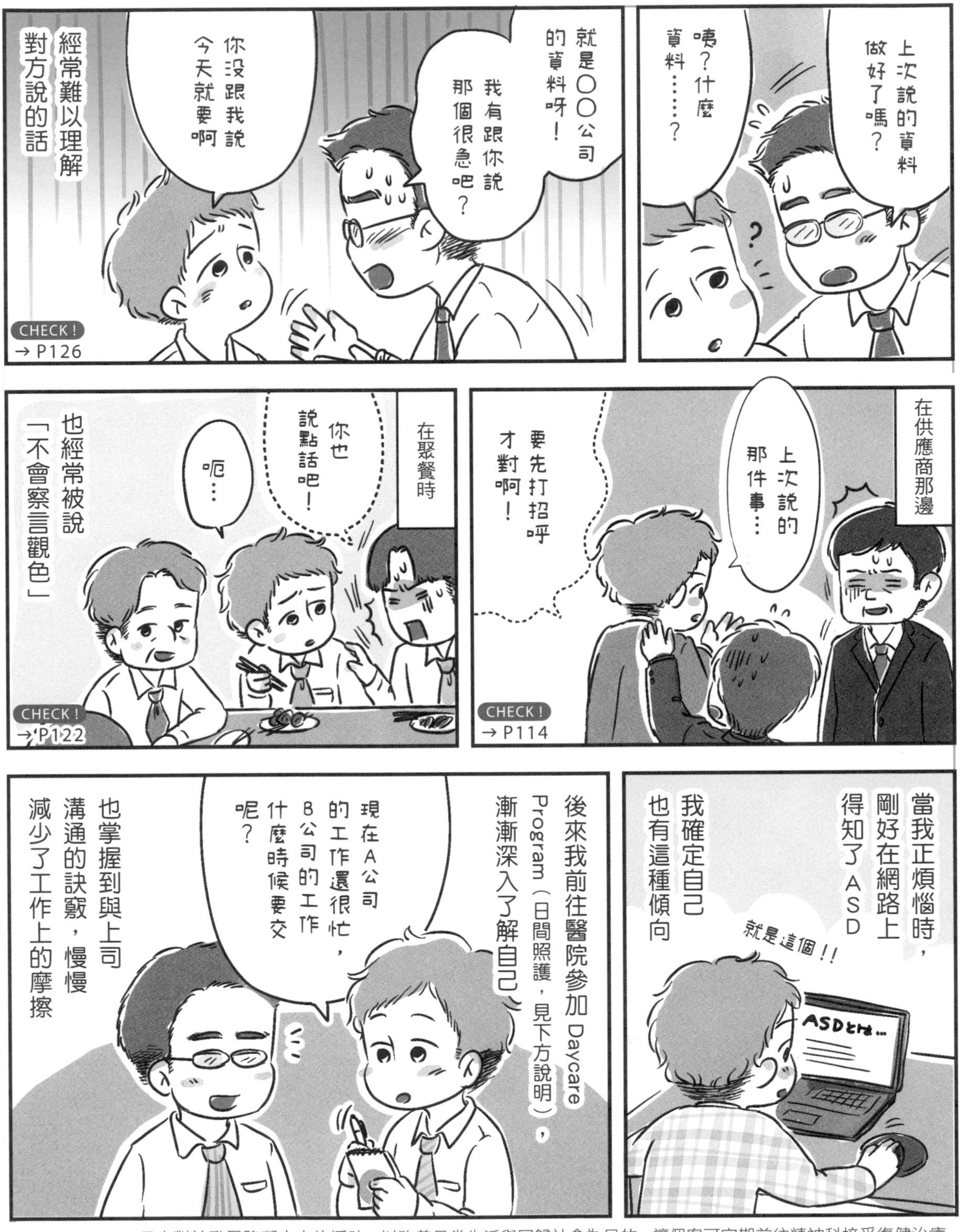
上次說的資料做好了嗎？
咦？什麼資料……？
就是〇〇公司的資料呀！
我有跟你說那個很急吧？
你沒跟我說今天就要啊
經常難以理解對方說的話
CHECK！
→P126
在供應商那邊
上次說的那件事…
要先打招呼才對啊！
CHECK！
→P114
在聚餐時
你也說點話吧！
呃…
也經常被說「不會察言觀色」
CHECK！
→P122
當我正煩惱時，剛好在網路上得知了ASD
就是這個！！
ASDとは…
我確定自己也有這種傾向
後來我前往醫院參加 Daycare Program（日間照護，見下方說明），漸漸深入了解自己
現在A公司的工作還很忙，B公司的工作什麼時候要交呢？
也掌握到與上司溝通的訣竅，慢慢減少了工作上的摩擦

Daycare Program：日本對於發展障礙人士的援助，以改善日常生活與回歸社會為目的，讓個案可定期前往精神科接受復健治療。

案例 2 被診斷為 ADHD 的 B 小姐

明明非常努力，工作卻很不順利

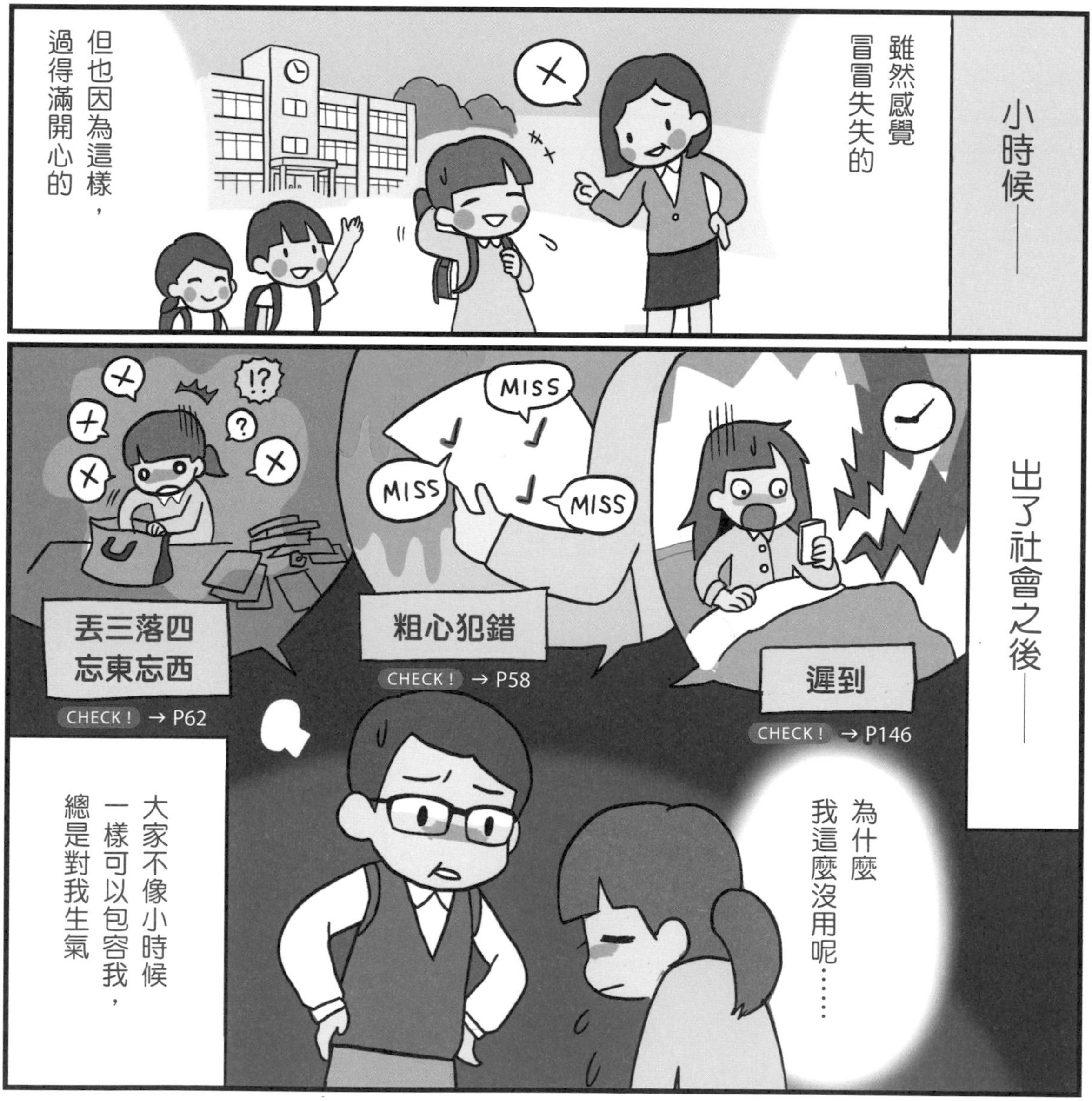

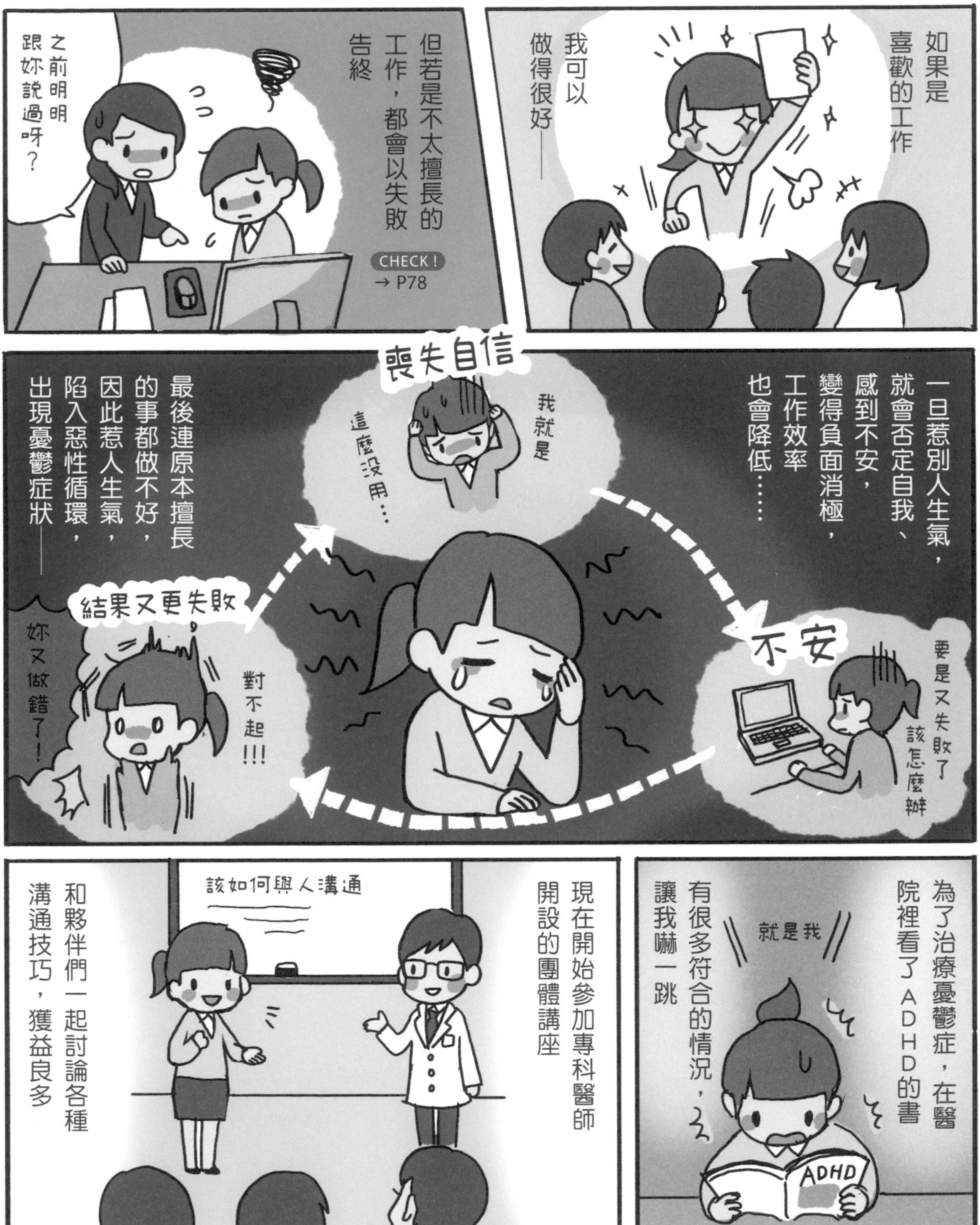
如果是喜歡的工作
我可以做得很好——
但若是不太擅長的工作，都會以失敗告終
CHECK！
→ P78
之前明明跟妳說過呀？
一旦惹別人生氣，就會否定自我、感到不安，變得負面消極，工作效率也會降低……
喪失自信
我就是這麼沒用…
不安
要是又失敗了該怎麼辦
最後連原本擅長的事都做不好，因此惹人生氣，陷入惡性循環，出現憂鬱症狀——
結果又更失敗
妳又做錯了！
對不起!!!
為了治療憂鬱症，在醫院裡看了ADHD的書
有很多符合的情況，讓我嚇一跳
就是我
ADHD
現在開始參加專科醫師開設的團體講座
和夥伴們一起討論各種溝通技巧，獲益良多
該如何與人溝通

目次

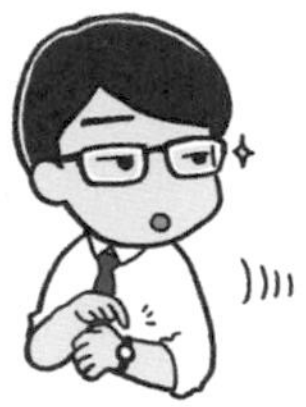

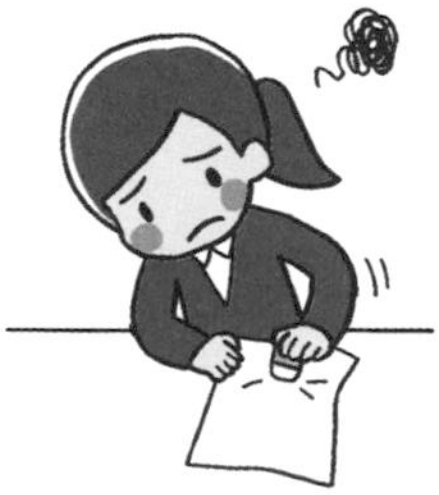

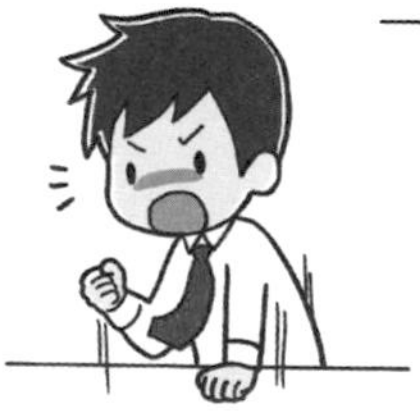

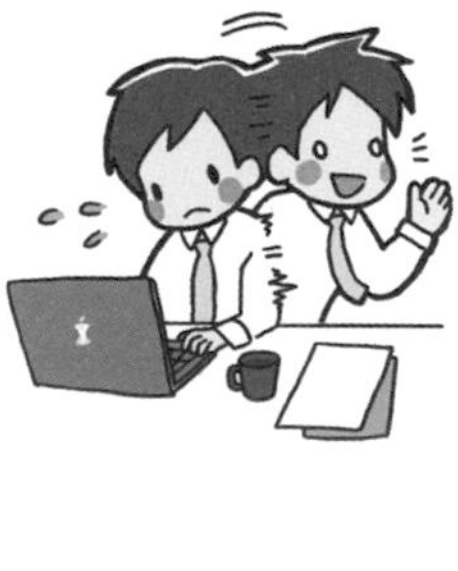

第4章 日常生活的困擾

第5章

發展障礙的治療

專欄 column

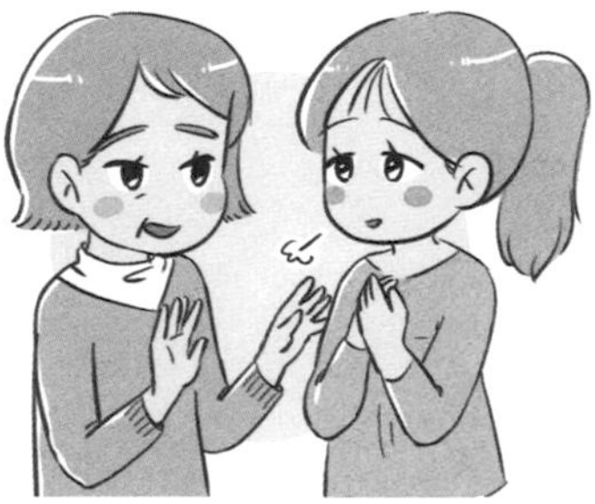

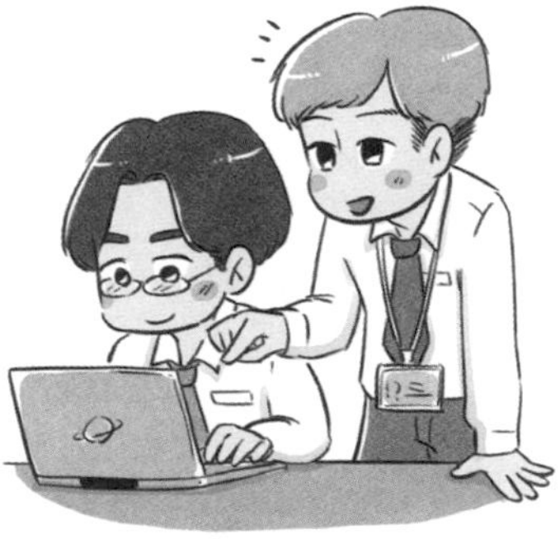

本書的使用方式

請先翻閱目次，若有符合自己困擾的項目，就翻開那一頁閱讀。
為什麼會出現讓人困擾的狀況、該怎麼做才能解決，看圖就懂！

常見的困擾及原因

針對容易發生的「困擾」，以及引起困擾的原因進行解說。

項目

受困擾的類型。

解決的方法

依照不同特質，分別介紹數種可以順利解決「困擾」的技巧。

解決方式

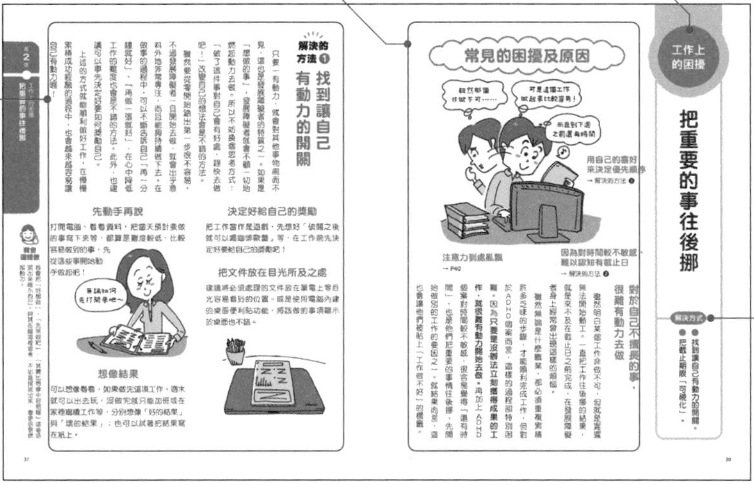

正向思考

提供可以改變想法，讓自己變得更輕鬆的思考方式。

我會這樣做

由當事人分享自己實際執行的解決方式。

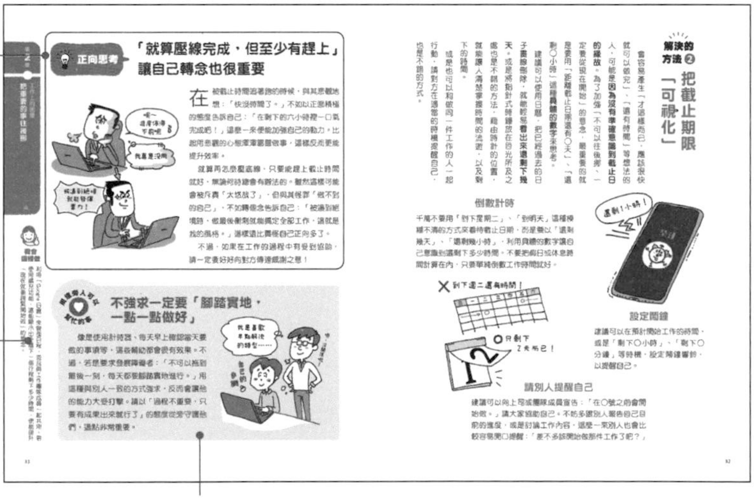

周遭旁人可以幫忙的事

列出當事人周遭的職場同事，或家人可以幫忙的事。

第1章

什麼是成人發展障礙？

雖然發展障礙是與生俱來的特質，

但很多人都是長大成人後才遇到困難。

現在就來認識發展障礙的特質吧！

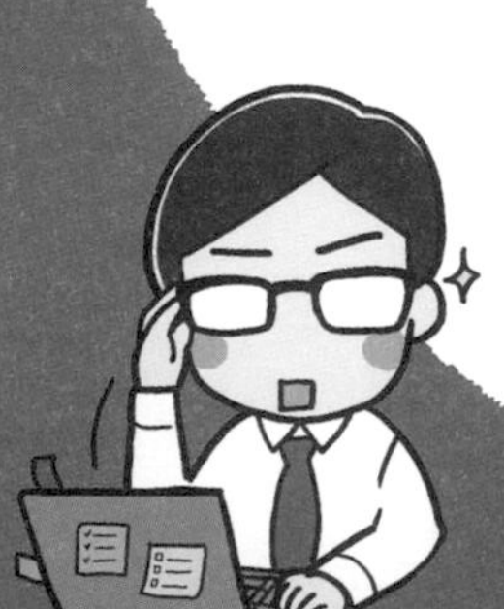

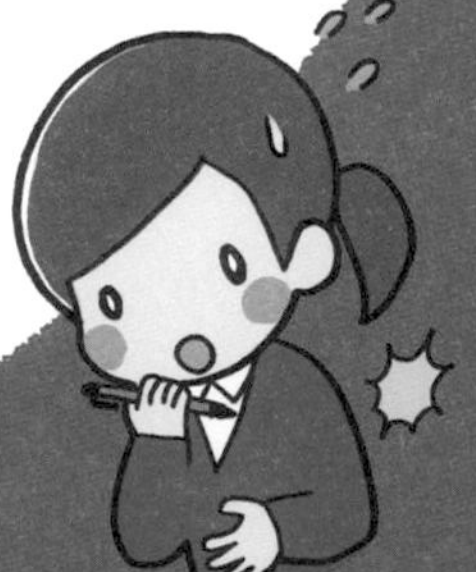

什麼是成人發展障礙？

雖是與生俱來，卻到長大成人後才發覺

據說**發展障礙的原因在於「大腦」，是與生俱來的先天特質**。如果一個人擅長、不擅長的發展差異，跟正常發展的一般人相比差異甚遠，而且生活起來備感艱辛，就會被診斷為發展障礙。

如果是長大成人後才被診斷為發展障礙，從小時候開始，應該就會出現注意力不集中，或在溝通上有困難等特質，但並沒有特別造成問題，才會到了長大後才被發覺。

由於出社會之後，必然會受到各式各樣的限制，也必須靠自己的力量來解決許多複雜的要求，可想而知會遇到許多困難。在面對困難時，也許會產生否定自我的念頭與無力感，可能引起次發障礙。

何謂發展障礙？

由於發展方面的強項與弱項差距過大，所引發的艱辛狀態。

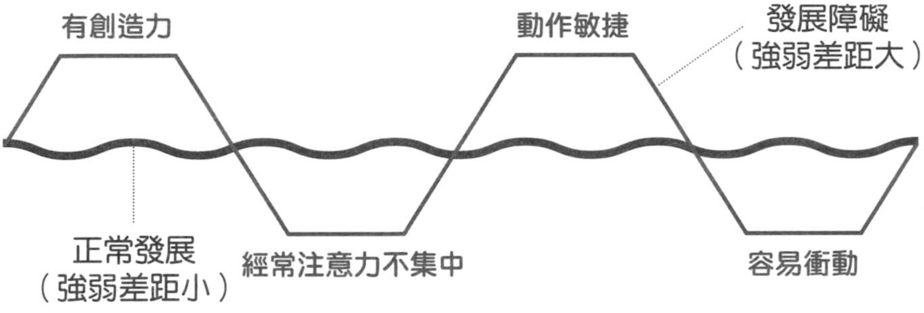
有創造力
動作敏捷
發展障礙
（強弱差距大）
正常發展
（強弱差距小）
經常注意力不集中
容易衝動

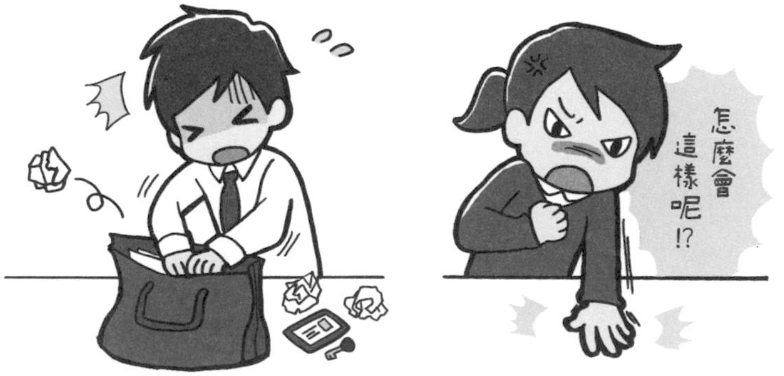
怎麼會這樣呢!?

長大成人後可能會遇到困難

孩童時期不易察覺

只要沒有對生活或課業造成太大的影響，周遭都會把這樣的特質看作是「個性」，不易察覺到這是發展障礙。

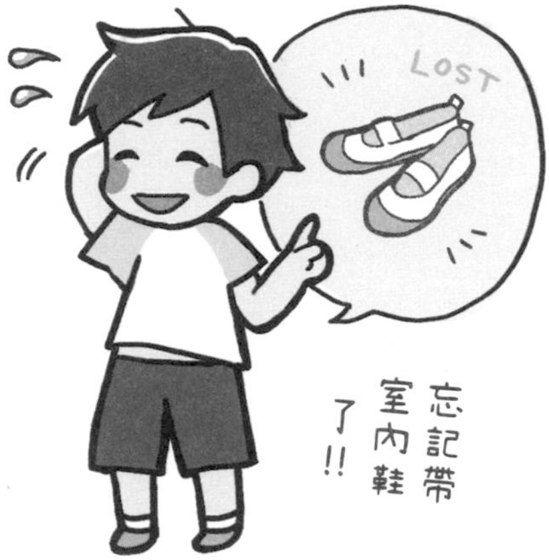
LOST
忘記帶室內鞋了!!

→

長大成人後感到「生活艱辛」

出社會後，可能會因為無法掌握「公司的規則」、沒有「為別人設想」，而受到斥責、非難。自己明明非常努力工作，卻總是不順利，有些人會因此感受到強烈的自我否定感。

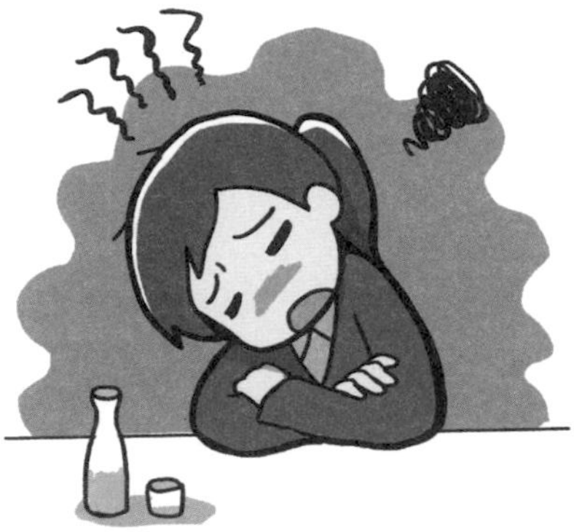

發展障礙的種類

大致可區分為如右圖的三大類別。有些人不只會有其中一種特質，也可能會重疊兩種以上的特質。

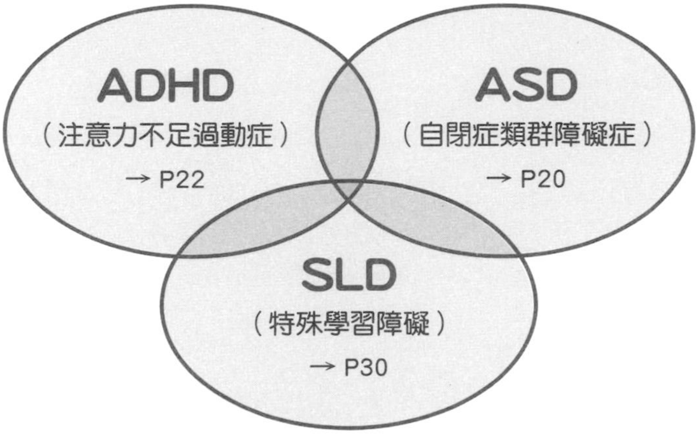
ADHD
（注意力不足過動症）
→ P22
ASD
（自閉症類群障礙症）
→ P20
SLD
（特殊學習障礙）
→ P30

ASD（自閉症類群障礙症）的特質

不擅長溝通

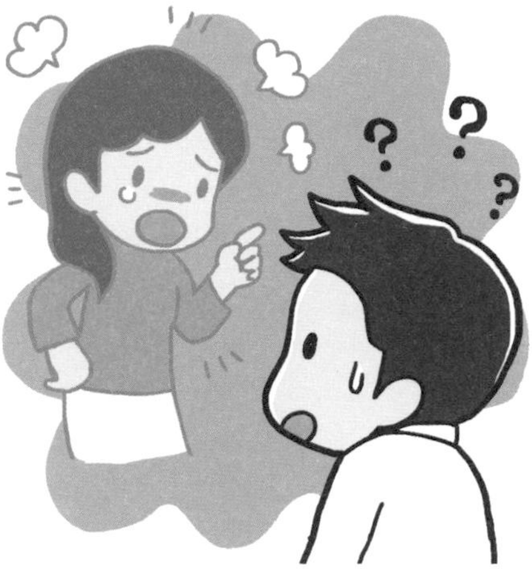

- 無法與人和諧相處
- 不會和他人對上眼神
- 無法與別人對話

- 缺乏表情
- 不擅長表達自己的感受與想法
- 會把玩笑話當真
- 無法理解別人的情緒
- 不會說謊
- 自顧自地說話、以自我為中心
- 無法理解模糊的指示及言外之意
- 無法確切掌握當下的狀況（氛圍）
- 無法想像自己沒有經歷過的事

……

有興趣或關心的事物極為有限

由於以往曾被區分為「亞斯伯格症」、「自閉症」等的特質，在某種程度上都具有共通之處，因此現在我們視為是在同一個光譜（Spectrum）下的表現，統稱為ASD（自閉症類群障礙症）。

ASD的**主要特質為「不擅長溝通」與「固執」**，不過也有許多人有**過度敏感**的症狀。有些人會特別不擅長與別人對視、無法理解模糊的指示、在人際關係方面出現障礙等。

此外，ASD**有興趣或關心的事物極為有限**，在公司裡常會被認為「不知變通」，不過卻會**對於特定的事物擁有深入的知識**，也有正向的一面。

非常固執

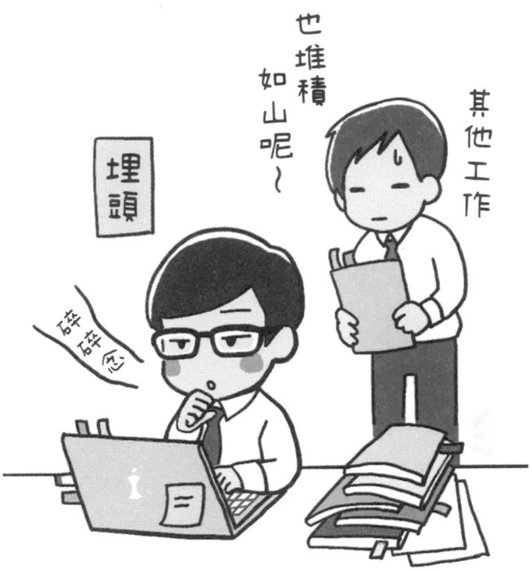

- 可以做好例行公事，但不擅長面對突發的工作
- 難以掌握訣竅，易被說頑固
- 如果是自己感興趣的事物，會不管對方的反應，一直喋喋不休，或是不容妥協
- 無法接受臨時改變計畫，沒辦法隨機應變
- 執著於規則與規定
- 過度專注
- 有興趣或關心的事物極為有限
- 跟不上情況的變化
- 不擅長自行做決定

……

ASD 的長處

ASD 並非只有缺點，其實也擁有許多優點。

除了下列的舉例之外一定還有許多長處，多聚焦於自己的優點吧！

- 就算是無聊單調的工作也能平心靜氣做完
- 認真看待事物
- 記憶力佳
- 博學多聞
- 在關心的事物上能發揮專注力
- 可以依據理論，有條理地思考事物
- 不會說謊，為人正直，有強烈的正義感
- 認真遵守規定
- 有些人會在數學、音樂、美術方面發揮才能

ADHD（注意力不足過動症）的特質

主要特質為注意力不集中、過動、衝動

ＡＤＨＤ是發展障礙的一種，主要特質為注意力不集中、過動、衝動，同時有前述兩種以上特質的情況很常見，至於哪一種特質比較強烈則是因人而異。許多人都是等到**長大成人後，注意力不集中的特質才會變得明顯**。

ＡＤＨＤ忘東忘西與計算錯誤的情形非常嚴重，甚至到了難以工作或生活的程度，無論再小心都還是會做錯好幾次，很可能會被周遭旁人認為是「無心要做」。此外，心浮氣躁、失言等症狀，也都是因為過動及衝動所致。

也有許多人是不只有ＡＤＨＤ的症狀，而是同時兼具ＡＳＤ（見頁20）、ＳＬＤ（見頁30）等兩種以上的發展障礙特質。

注意力不集中

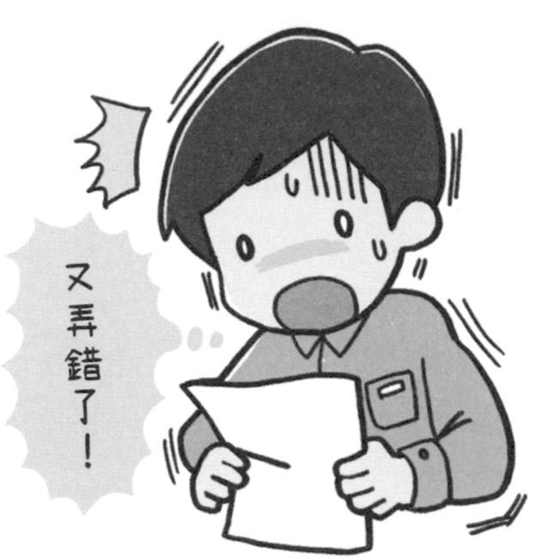

- 難以專心在一項事物上，無法長久維持專注
- 難以按照順序處理問題、進行活動
- 對於時間的感受可能會過快或過慢，不擅長管理行程
- 不擅長取捨資訊，面對兩個以上的事物時，無法順利切換注意力
- 容易被無關緊要的事物吸引，經常粗心犯錯
- 不擅長重複做同樣的事
- 不擅長做精細的手工活，經常在數字方面犯錯
- 容易忘東忘西、經常弄丟物品
- 不擅長整理收納
- 雖然可以在短時間內集中精神，但只要時間拉長就會分心
- 無法遵守約定、趕不上時間
- 雖然面對面，但感覺好像沒有在聽別人說話

過動・衝動

- 不擅長安靜待著，無法保持不動
- 心浮氣躁，手腳或身體總是隨時都在亂動
- 有抖腳或轉筆的習慣
- 無法等待對方說完話就打斷對方
- 失言、喋喋不休、語速快、誇張
- 無法按照順序等待、急性子
- 常接下過多的工作
- 情緒起伏強烈、很快就會暴怒
- 衝動購物

……

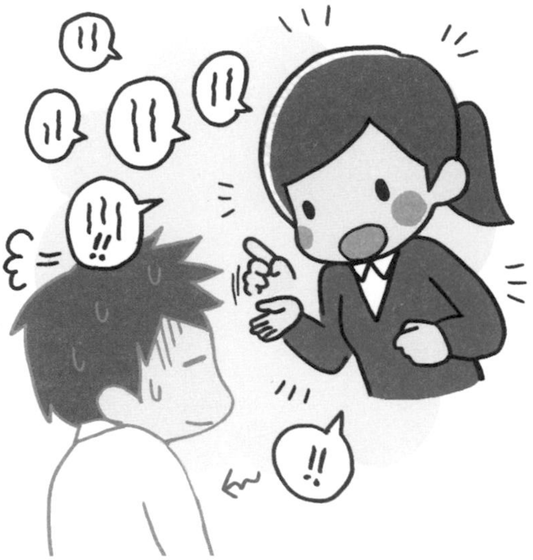

ADHD 的長處

ADHD 並非只有缺點，其實也擁有許多優點。

除了下列的舉例之外一定還有許多長處，多聚焦於自己的優點吧！

- 不會拘泥於先入為主的觀念或決定好的形式
- 有創造力、直覺較強
- 想法、靈感、點子非常豐富。創造力強，可以想到嶄新的事物
- 靈活變通，動作敏捷。能很快轉換心態，容易適應新的環境
- 積極與人溝通
- 具有協調性、社交性、感受力，具備幽默感
- 可以開朗有趣地聊天
- 了解對方的心情，很會照顧人
- 頭腦靈活、反應很快，可以毫不猶豫地說出自己的意見

ASD與ADHD的差異

即便同樣都是「工作做不完」

ADHD的情況

無法決定優先順序，東做一點、西做一點，會把該做的事一直往後延。

ASD的情況

追求完美，過度執著於細節，無法在要求的時間內做完工作。

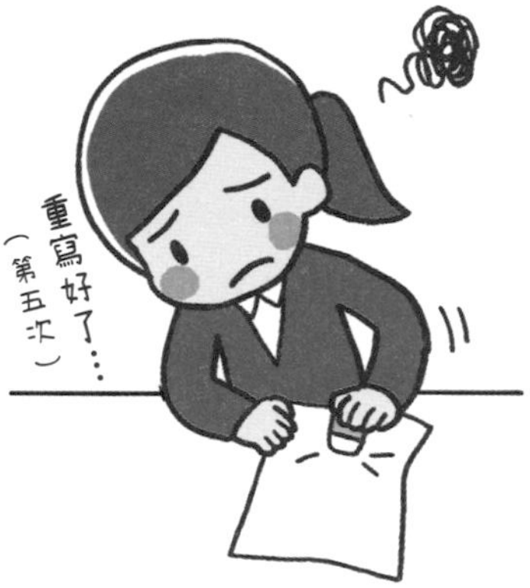

即使困擾的事情相同，但原因卻完全不同

雖然ASD與ADHD的特質差異甚大，但**對他們而言，會感到困擾的事情卻是一樣的。**

舉例來說，就算都一樣困擾於「工作做不完」，但ASD的情況是會過度執著於細節、導致進展緩慢，而ADHD的情況則是因為注意力不集中，被別的事物分心。與其只看表面的困擾而採取對策，不如**仔細思考為什麼會變成這樣，才能找出適合的解決方式。**

此外，由於也有很多人是兼具ASD與ADHD，因此千萬不要武斷認為「因為我是ADHD，所以只能用這種方法」，最重要的是要從許多種解決方式中，找出最適合自己的方法。

即便同樣都是「不善於溝通」

ADHD 的情況

注意力渙散，說話內容跳來跳去，就算懂得察言觀色，還是會衝動發言。

ASD 的情況

難以理解言語之外的溝通方式，由於不會察言觀色，會說出不適合當下情況的發言。

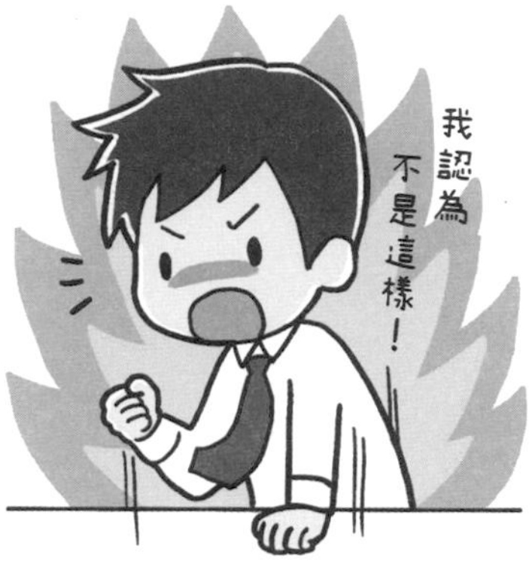

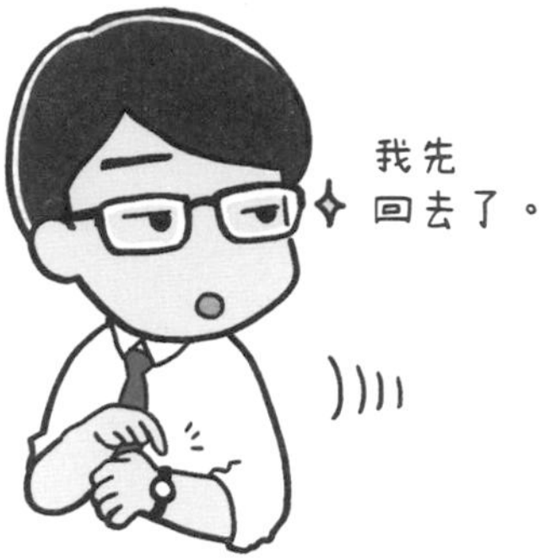

在發展障礙中容易並存的特質

發展障礙並不只限於 ASD、ADHD，也容易伴隨著下列特質。

過度敏感

對聲音或光線過度敏感，例如會難以忍受印表機的聲音、日光燈的光線。有些人是對嗅覺或味覺過度敏感，也有人到了雨天，身體情況就會變差。

視覺・空間認知障礙

無法順利抄下白板上的文字，或是寫出左右顛倒的文字（鏡像字）。無法掌握物品的相對關係，容易撞到東西。

睡眠障礙

不只是失眠而已，也有很多人是嗜睡。不易察覺自己的疲勞，即使在工作中也可能會喪失注意力，或感到厭煩而被睡意襲來。容易日夜顛倒。

發展協調障礙（DCD）

手部動作不靈巧、運動神經遲鈍（尤其不擅長球類運動）。手腳動作不協調，走起路來僵硬不靈活。

你曾懷疑自己是成人發展障礙嗎？

覺得自己可能是成人發展障礙時

雖然有點不便，不過周遭的人都能理解，生活還算順利	感覺「活著很辛苦」、覺得很難受時
↓	↓
可能是發展障礙，不過並非一定要接受診斷	**了解自己覺得活著很辛苦的原因，接受治療尋求改善，緩和生活中遇到的困難**

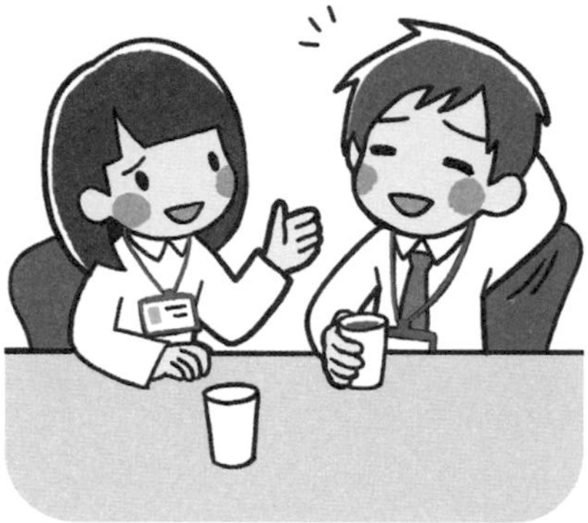

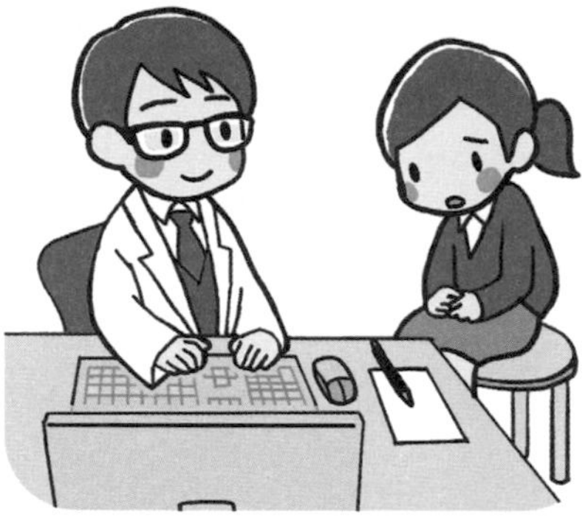

配合自己的特質，讓生活變得更輕鬆

雖然有些人在發展方面的強項與弱項差距不大，不過平時在職場與日常生活時，會感到痛苦不已而就診；另一方面，也有些人在發展方面的強項與弱項差距甚大，卻能在社會上過著幸福的生活。

問題不在於強項與弱項的差異大小，而是本人在生活中是否感到難受痛苦。**如果覺得活著很辛苦，一定要了解原因、緩和生活中的艱辛感，才是最重要的。**

不過，治療發展障礙並不等於抹滅自己的特質。因為在**你的特質之中一定有好的一面**，全數抹滅實在太可惜了。比起抹滅自己的特質，不如找出讓自己備感困擾的原因，學會恰當的應對方式，把目標放在適應社會的同時，一邊過著幸福的生活吧！

緩和生活艱辛感的 3 個重點

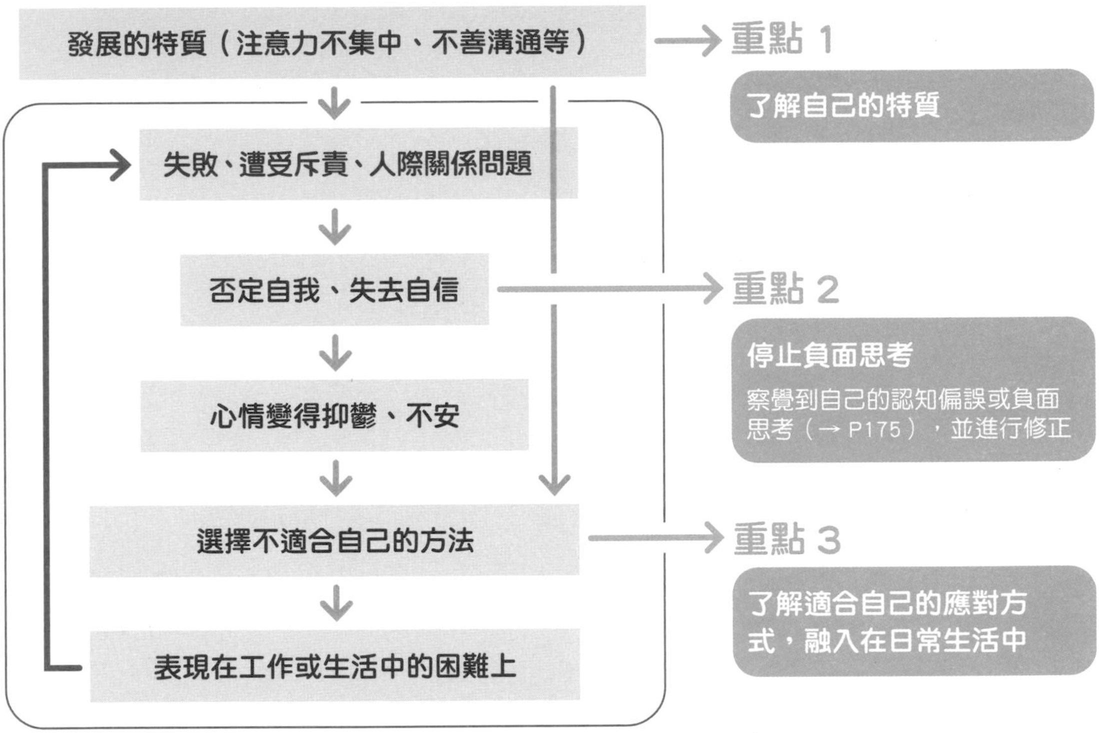
發展的特質（注意力不集中、不善溝通等）
重點 1
了解自己的特質
失敗、遭受斥責、人際關係問題
否定自我、失去自信
重點 2
停止負面思考
察覺到自己的認知偏誤或負面思考（→ P175），並進行修正
心情變得抑鬱、不安
選擇不適合自己的方法
重點 3
了解適合自己的應對方式，融入在日常生活中
表現在工作或生活中的困難上

陷入發展障礙特有的惡性循環之中……

實踐三項重點，擺脫惡性循環

要如何在不強行改變天生特質的情況下適應社會呢？最重要的就是掌握這三項重點：**了解自己的特質、停止負面思考及了解適合自己的應對方式，融入在日常生活中**。

首先，若沒有好好掌握自己的特質，很可能會選擇不適合自己的應對方式，使情況越來越糟。若再次因為自己的特質而引起困擾時，又採取否定自我的態度，便有可能會引發憂鬱症等次發障礙。

只要改變負面的思考方式，生活就會變得比較輕鬆。雖然要找到適合自己的應對方式需要花些時間，還是要請大家以積極的態度來嘗試。

有發展障礙的人，常會陷入如上圖所示的惡性循環。當你遇到上述情況時，不妨回想這三項重點吧！此外，**周遭人士的理解及恰當的應對也很重要**。

了解成人發展障礙

學會讓自己活得更輕鬆的技巧吧！

不要責備自己，而是學會應對方式

遇到難關時，你也許會責備自己：「我又搞砸了」、「我就是一個沒用的人」，不過其實這正是你**每天都不斷努力「想要有所改變」的證明**。不過，如果只顧著怪罪自己什麼都做不好，只會越來越痛苦，讓自己無法冷靜思考，更沒辦法解決問題。

在責怪自己「我又搞砸了」之後，不妨想一想：「那接下來該怎麼做才好呢？」把眼光積極地看向未來。比如說：「原來，我在這種時候會變成這樣」，像這樣了解自己的特質並轉念思考：「如果換成○○應該會比較順利」，若能在轉念的同時也整頓好環境，就能看見解決問題的一道曙光。

此外，**遇到難關時要向別人發出求救訊號，也是非常重要的一環**。

先了解自己的特質

失敗並不光只有壞處而已。若能牢牢記取失敗與問題的教訓，建立解決對策，接下來遇到相同挫折的機會就會減少許多。在忘記失敗挫折之前，可以將這次遇到的難關寫下來，例如：「自己在這種時候會太著急而導致失敗」，利用這樣的方式察覺自己的特質吧！

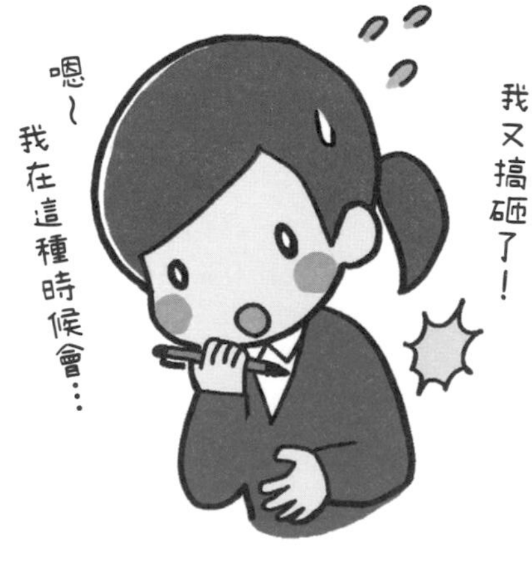

改變思考方式

不要認定「出錯是因為能力不足」，試著換一種思考方式。也許問題並不在你身上，而是公司指派的工作太多了。不妨養成從「另一種角度」思考的習慣。

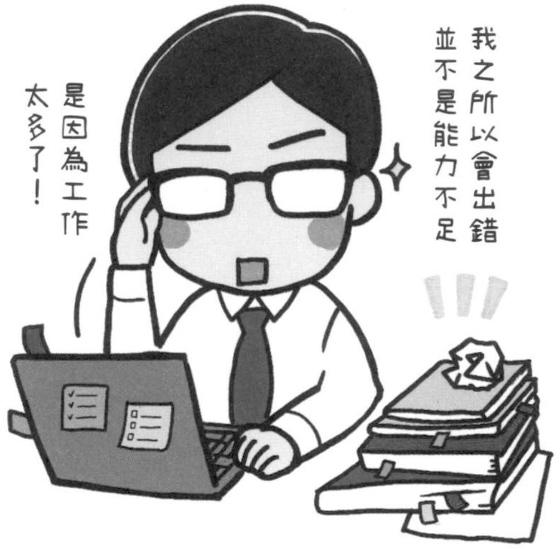
我之所以會出錯
並不是能力不足
是因為工作
太多了！

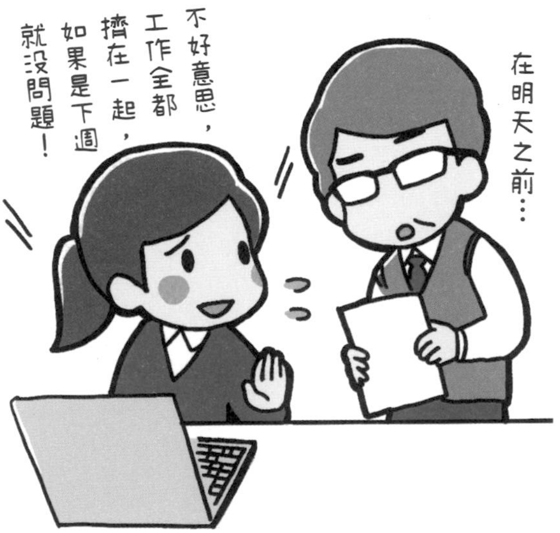
在明天之前…
不好意思，
工作全都
擠在一起，
如果是下週
就沒問題！

整頓環境＆討論

若能掌握自己的特質，了解自己之所以會感覺到困難的原因，便能找出適合的應對方式。例如：「不喜歡待在吵雜的環境，就去別的空間做事吧！」像這樣試著換個環境；還有，「工作全都擠在一起了，下週再交可以嗎？」試著與他人討論溝通，讓自己可以做完交辦事項。

拜託別人、發出求救訊號，也非常重要！

如果是非常不擅長的事，拜託別人幫忙也是一種方法。此外，遇到難關時不要試圖一個人解決，一定要好好發出求救訊號。雖然拜託別人並不是一件壞事，但一定要用言語傳達出自己的感謝之意，並留意要「互相幫忙」，便能使人際關係更和諧順暢。

column 1

關於 SLD（特殊學習障礙）

SLD（特殊學習障礙）是一種雖然在智力發展方面並沒有遲緩，但在特定領域的學習上，必須花費大量時間的發展障礙。即使有妥當的教育環境、本人也很努力，但在閱讀、書寫或計算上還是有顯著的困難。SLD（特殊學習障礙）主要分成三種類型，如下：

閱讀障礙（Dyslexia）

對於閱讀有困難。可能是大腦無法妥善發揮功能，將表記的文字置換成相對應的讀音，或是無法閱讀文字、弄錯文字等。由於還是具有理解能力，如果有人幫忙讀出文章，還是可以回答得出問題。

書寫障礙（Dysgraphia）

對於書寫文字有困難。有些人是可以閱讀、也可以說得出來，但卻無法寫出文字，而有些人也可能同時兼具閱讀障礙。由於漢字的形狀比平假名複雜，在視覺訊息處理能力欠佳的情況下，導致難以書寫出文字。

計算障礙（Dyscalculia）

對於計算等算術方面有困難。像是無法立即掌握數字的大小、沒辦法立刻做出簡單的計算等，在基本的算術上有顯著的困難，也會對日常生活造成問題。

可能會兼具其他的發展障礙，大部分都難以察覺

若是屬於非常嚴重且典型的 SLD，在孩童時期就很容易被發現。但如果是程度較輕微的人，可能會單純認為只是「不太會讀書寫字」、「不擅長數學」，就這麼長大成人，本人幾乎沒有任何自覺。許多 SLD 的人都會同時出現其他的發展障礙，在這樣的情況下會更令人難以察覺學習上的困難，因此並不廣泛為人所知。

第2章

工作上的困擾

在職場中，會遇到更多要求遵守期限與正確性的情況。

不妨使用各種技巧，花點心思準備能輔助自我特質的工具，

創造出一個利於工作的環境吧！

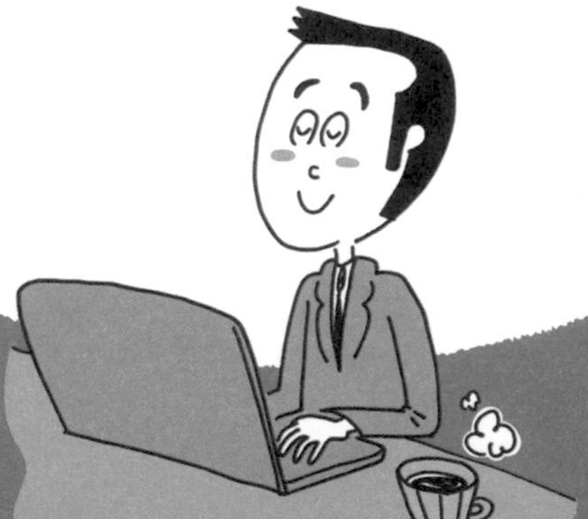

了解自己在工作時，會產生哪些影響？

執行功能的障礙

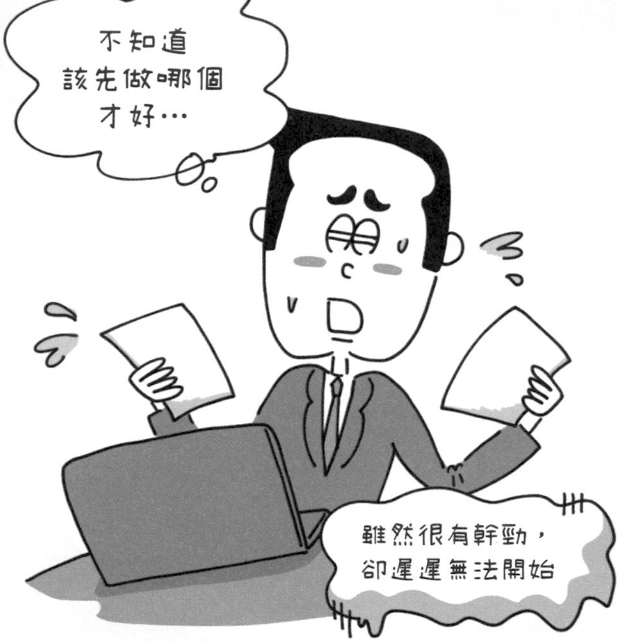
不知道
該先做哪個
才好…
雖然很有幹勁，
卻遲遲無法開始

① **很難做決策**
無法下定決心「開始工作」，不能著手進行作業。

↓

② **很難建立有規律的計畫**
很難為了達成目標而建立起該如何進行某件事的計畫。如果需要做兩種以上的事情，會無法規劃優先順序，也沒辦法排定步驟。

↓

③ **無法執行計畫**
即使告知計畫，也沒辦法按照內容執行。無法同時進行兩種以上的工作，或是在工作途中分心到其他事情。

↓

④ **無法隨機應變**
難以為了達成目標而做出隨機應變的反應。沒辦法配合當下的情況，修改自己的行為或工作。

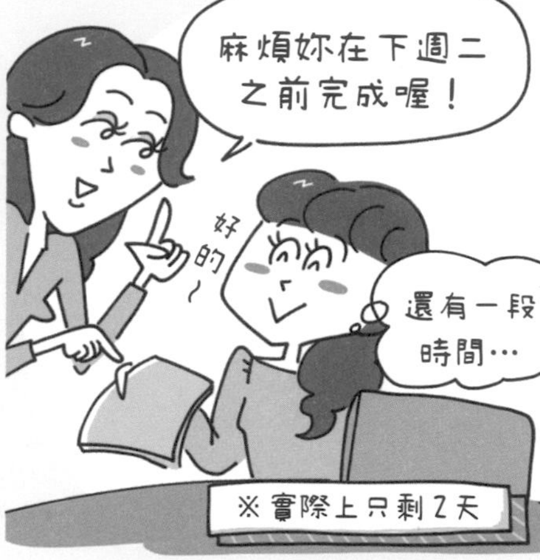
麻煩妳在下週二之前完成喔！
好的～
還有一段時間…
※實際上只剩2天

時間感受不佳

對於時間的預估太隨興

有發展障礙的人，並不擅長掌握時間的感覺，就算有明確告知：「〇〇之前要交。」也無法判斷時間是否充裕，還是會來不及。很多情況下會認為「還有一段時間應該沒問題」，對於時間的預估太隨興，結果卻是「來不及！」而讓自己手忙腳亂。

過於執著細節

過於執著於細節而錯失大局

除了不擅長綜觀全局之外，也會極為執著於自己感興趣的事物。無法將一個步驟做到「剛剛好差不多」的程度，而會過度執著於細節，讓整個工作的進度停滯不前。常會被認為是「不得要領」。

大腦犒賞系統

只對眼前的事感興趣，把重要的事往後挪

所謂的「犒賞系統」是一組跟滿足欲望、獲得快感有關的大腦神經結構。面對需要花時間的事情，很難讓犒賞系統運作。因此，會傾向於先開始做能立刻獲得成果的事，而將該做的事延遲到以後再說。

在工作不順利的背後，隱藏著兩種以上的特質

雖然每個人都會在工作上遇到煩惱，但對發展障礙者而言，工作上的煩惱會比一般人來得更大。

為了讓工作順利完成，公司都會要求員工要在一定的期限內，完整無誤地做好該做的工作。但是，大多數的發展障礙者在執行功能上都有缺失，沒辦法順利完成工作。也就是說，可能是「開始做」的決心薄弱、或是面對目標難以建立計畫並實際執行等。

還有，對於時間的預估太隨興，會優先去做能立刻看到成果的事情、過度執著於細節等特質，也是讓工作無法順利進行的重要因素。此外，**溝通上的困難**也會對工作造成問題；若是有**過度敏感**的傾向，則會因為環境而大幅降低工作效率。

把重要的事往後挪

解決方式

- 找到讓自己有動力的開關。
- 把截止期限「可視化」。

常見的困擾及原因

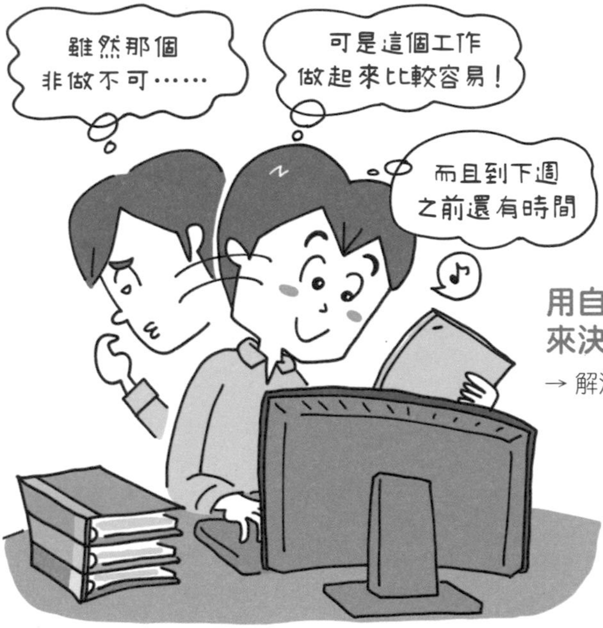
雖然那個
非做不可……
可是這個工作
做起來比較容易！
而且到下週
之前還有時間

用自己的喜好來決定優先順序

→ 解決的方法 ❶

注意力到處亂飄

→ P44

因為對時間較不敏感，難以認知有截止日

→ 解決的方法 ❷

對於自己不擅長的事，很難有動力去做

雖然明白某個工作非做不可，但就是遲遲無法開始動工。一直把工作往後挪的結果，就是來不及在截止日之前完成，在發展障礙者身上經常會出現這樣的煩惱。

雖然無論是什麼職業，都必須重複累積許多乏味的步驟，才能順利完成工作，但對於ADHD個案而言，這樣的過程卻特別困難。因為**只要是沒辦法立刻獲得成果的工作，就很難有動力開始去做**。再加上ADHD個案對時間較不敏感，很容易覺得「還有時間」，也是他們把重要的事情往後挪、先開始做別的工作的要因之一。就結果而言，這也會讓他們被貼上「工作做不好」的標籤。

解決的方法① 找到讓自己有動力的開關

只要一有動力，就會對其他事物視而不見，這也是發展障礙者的特質之一。如果是「想做的事」，發展障礙者就會不顧一切地燃起動力去做。所以不妨換個思考方式：「做了這件事對自己會有好處，趕快去做吧！」改變自己的想法會是不錯的方法。

雖然要從零開始踏出第一步很不容易，不過發展障礙者一旦開始去做，就會出乎意料地非常專注，而且能夠持續做下去。在做事的過程中，可以不斷告訴自己「再一分鐘就好」、「再做一張就好」，在心中降低工作的難度也會是不錯的方法。此外，也建議可以事先決定好要如何獎勵自己。

按上述的方式就能順利做好工作，在慢慢累積成功經驗的過程中，會越來越容易讓自己有動力喔。

我會這樣做

我會把「好想做」、「先來做吧」、「其實比想像中容易喔」這些話說出來暗示自己。與其在腦海裡思考，不如直接說出來，會更容易燃起動力。

先動手再說

打開電腦、看看資料，把當天預計要做的事寫下來等，都算是難度較低，比較容易做到的事，先從這些事開始動手做起吧！

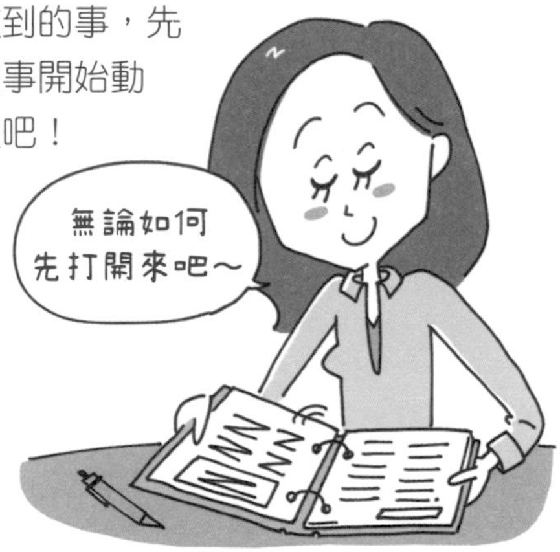

想像結果

可以想像看看，如果做完這項工作、週末就可以出去玩，沒做完就只能加班或在家裡繼續工作等，分別想像「好的結果」與「壞的結果」；也可以試著把結果寫在紙上。

決定好給自己的獎勵

把工作當作是遊戲，先想好「破關之後就可以喝咖啡歐蕾」等，在工作前先決定好要給自己的獎勵吧！

把文件放在目光所及之處

建議將必須處理的文件放在筆電上等目光容易看到的位置。或是使用電腦內建的桌面便利貼功能，將該做的事項顯示於桌面也不錯。

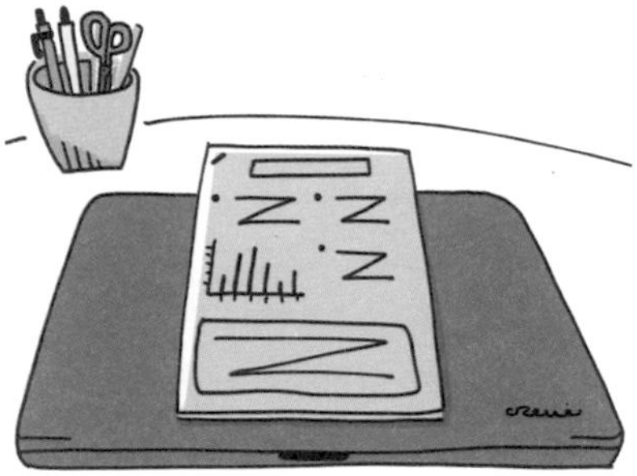

解決的方法2 把截止期限「可視化」

會容易產生「才這樣而已，應該很快就可以做完」、「還有時間」等想法的人，可能是**因為沒有準確意識到截止日的緣故**。為了加強「不可以往後挪、一定要從現在開始」的意念，最重要的就是要用「距離截止日期還有〇天」、「還剩〇小時」這種**具體的數字**來思考。

建議可以使用日曆，把已經過去的日子劃線刪除，就能輕易**看出來還剩下幾天**。或是將指針式時鐘放在目光所及之處也是不錯的方法，藉由時針的位置，就能讓人清楚掌握時間的流逝，以及剩下的時間。

或是也可以和做同一件工作的人一起行動，請對方在適當的時機提醒自己，也是不錯的方式。

倒數計時

千萬不要用「到下星期二」、「到明天」這種模糊不清的方式來看待截止日期，而是要以「還剩幾天」、「還剩幾小時」，利用具體的數字讓自己意識到還剩下多少時間。不要把假日或休息時間計算在內，只要單純倒數工作時間就好。

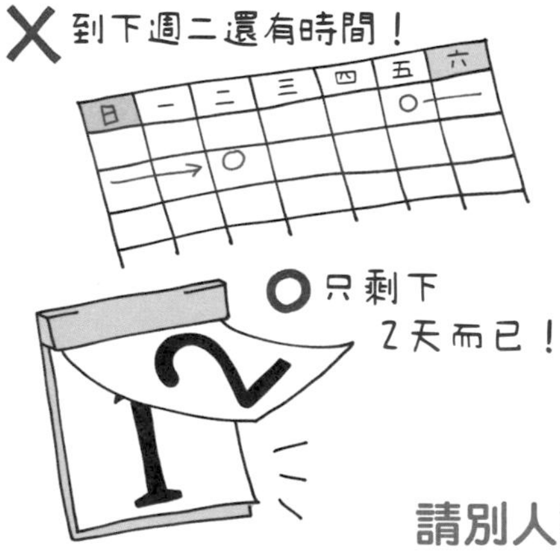
到下週二還有時間！
日
一
二
三
四
五
六
只剩下
2天而已！

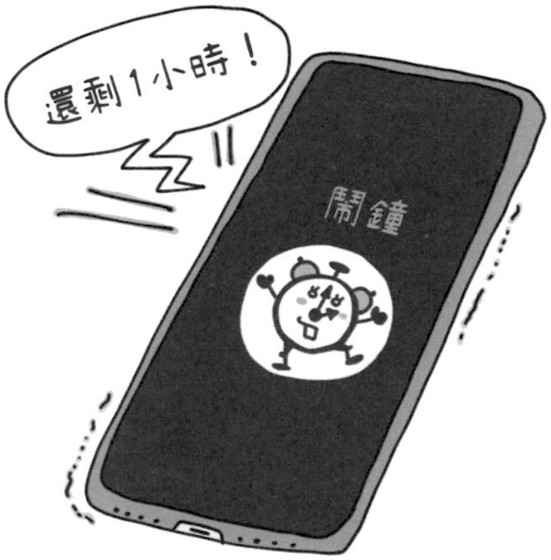
還剩1小時！
鬧鐘

設定鬧鐘

建議可以在預計開始工作的時間，或是「剩下〇小時」、「剩下〇分鐘」等時機，設定鬧鐘響鈴，以提醒自己。

請別人提醒自己

建議可以向上司或團隊成員宣告：「在〇號之前會開始做。」請大家協助自己。不妨多跟別人報告自己目前的進度，或是討論工作內容，這麼一來別人也會比較容易開口提醒：「差不多該開始做那件工作了吧？」

正向思考

「就算壓線完成，但至少有趕上」讓自己轉念也很重要

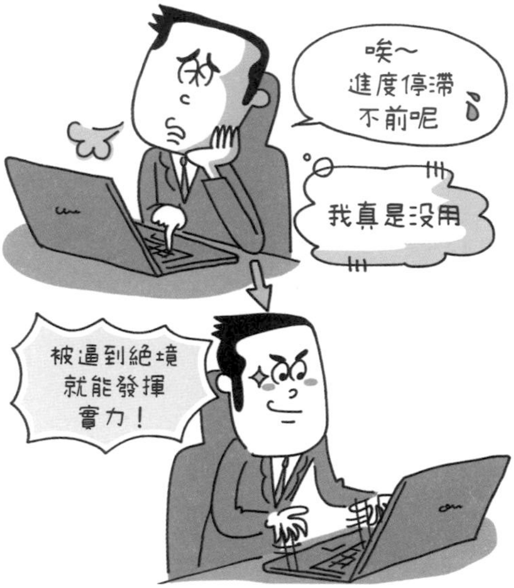
唉～
進度停滯
不前呢
我真是沒用
被逼到絕境
就能發揮
實力！

在被截止時間追著跑的時候，與其悲觀地想：「快沒時間了。」不如以正面積極的態度告訴自己：「在剩下的六小時裡一口氣完成吧！」這麼一來便能加強自己的動力。比起用悲觀的心態渾渾噩噩做事，這樣反而更能提升效率。

就算再怎麼壓底線，只要能趕上截止時間就好，無論何時總會有辦法的。雖然這樣可能會被斥責「太悠哉了」，但與其怪罪「做不到的自己」，不如轉個念告訴自己：「被逼到絕境時，做最後衝刺就能搞定全部工作，這就是我的風格。」這樣遠比責怪自己正向多了。

不過，如果在工作的過程中有受到協助，請一定要好好向對方傳達感謝之意！

我會這樣做

利用「Google 日曆」來管理日程，並且與工作團隊成員一起共用。若使用擴充功能，還能顯示出距離下一個行程剩下多少時間，便能提升「現在就要趕緊開始做」的意念。

周遭旁人可以幫忙的事

不強求一定要「腳踏實地，一點一點做好」

像是使用計時器、每天早上確認當天要做的事項等，這些輔助都會很有效果。不過，若是要求發展障礙者：「不可以拖到最後一刻，每天都要腳踏實地進行。」用這種與別人一致的方式強求，反而會打擊他的信心。請以「過程不重要，只要有成果出來就行了」的態度從旁守護他們，這點非常重要。

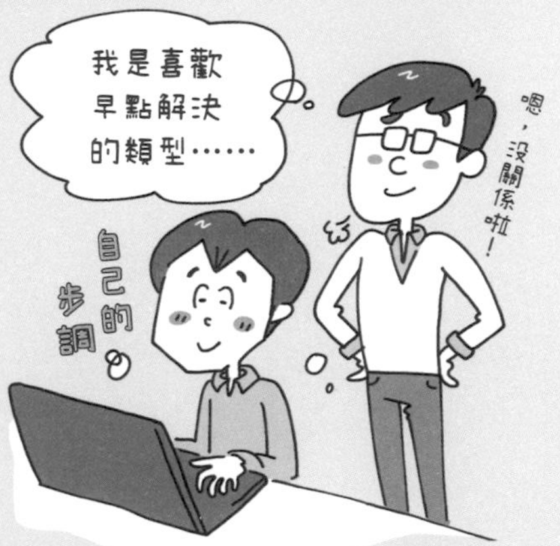
我是喜歡
早點解決
的類型……
自己的步調
嗯，沒關係啦！

工作上的困擾

無法掌握著手的順序

解決方式

- 建立待辦清單，把該做的事項可視化。
- 找到好用的待辦清單工具。

常見的困擾及原因

無法想像自己行動的模樣 → 解決的方法 ❶、❷

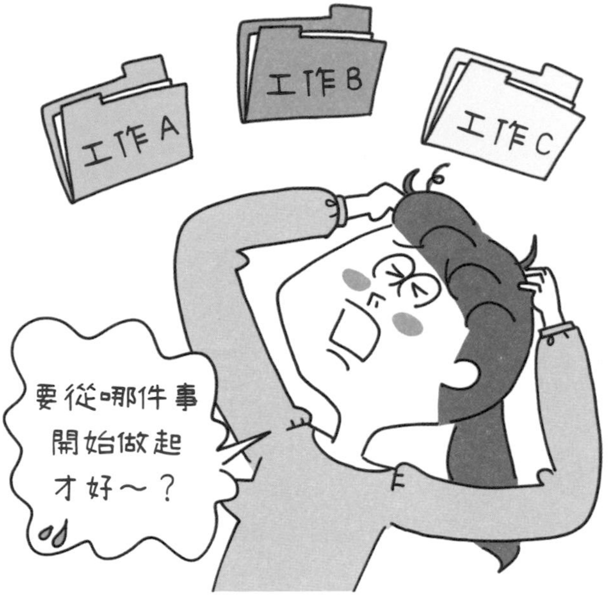

工作A
工作B
工作C
要從哪件事開始做起才好～？

無法排出優先順序 → 解決的方法 ❶、❷

不擅長規劃分頭處理多項工作

在進行工作時，不會只有手邊的工作要處理，也必須報告、聯繫、辦理與業務相關的流程手續等，需要同時處理許多工作事項。

想要有效率地完成多項工作，一定要先建立計畫。不過，若是有執行功能方面的障礙，就算想要將龐大的工作細分出順序，也**無法想像出具體的行動、難以判斷優先順序**，由於受到這樣的特質影響，導致發展障礙者無法妥善規劃出工作步驟。再加上時間感受較不敏感，也是造成他們難以預測工作進度的因素之一。不知道該從何下手、在思考該怎麼做的過程中，漸漸就失去幹勁了，這也是在發展障礙者身上常見的困擾。

解決的方法 1

建立待辦清單，把該做的事項可視化

製作出「待辦清單」，將該做的事情與計畫列在上面。藉由整理所有該做的事項，將這些事項轉變成一目了然的可視化清單，便能更有效率地進行工作。

若能**分別製作出年度、月間、週間、當日待辦清單，使用起來會更方便。**在製作待辦清單時，記得別把假日與休息時間算進去。

建議在前一天工作結束時，或當天早上要開始工作前，先規劃好一整天的詳細計畫，決定工作的順序。**當專注力渙散時可以重新檢視待辦清單**，便能更容易重新投入工作中。

唯一要注意的地方就是，不可以塞進太多待辦事項。把可能需要找東西、或出問題的解決時間也當作前提計算在內，讓自己保有餘裕，建立符合現實的計畫。

待辦清單的製作方式

① 條列式寫下該做的事項

- 計算經費
- 找資料
- A公司的報價
- 提出企劃書

↓

② 依照截止期限，改變排列順序

① A公司的報價（9日17點之前）
② 找資料（10日12點之前）
③ 提出企劃書（17日12點之前）
④ 計算經費（30日17點之前）

↓

③ 做完後就直接刪去

~~① A公司的報價（9日17點之前）~~
~~② 找資料（10日12點之前）~~
③ 提出企劃書（17日12點之前）
④ 計算經費（30日17點之前）

若是不放心，可以請周遭的人幫忙看看，確認截止期限是否正確。

我會這樣做

因為零碎的準備工作通常會花很多時間，因此我在待辦清單或日程表中除了記錄主要的工作之外，還會寫入「回公司途中要去書店找資料」等零碎的事項。

解決的方法❷ 找到好用的待辦清單工具

製作待辦清單的工具除了**市售的記事本**之外、也可以使用**手機APP**等，請選擇自己使用起來比較順手的工具來製作。雖然親手動筆書寫會比較容易記住內容，不過要是不善於書寫或字跡凌亂，反而會導致事後閱讀時難以理解；還有經常弄丟記事本的人，也建議使用手機APP會比較方便。

無論使用哪一種工具，都要**以「條列式」的方式簡單記錄待辦事項，將重要事項用線條框起、改變顏色或做記號，讓自己更容易注意到。**已經做完的工作則可以劃線刪除、改變記號方式等，這樣不只可以獲得成就感，也能讓剩下的工作量變得更明確清楚。

千萬不能只做完待辦清單就覺得滿意了。請將待辦清單隨身攜帶，時常拿出來確認，才能發揮其真正的功用。

便利貼

將每一個工作步驟寫在便利貼上，並按照排定好的待辦順序，依序黏貼在紙上。這麼一來，若是需要變更順序、或加入新的步驟時，就能依照當下情況重新改變，非常方便。不過，便利貼也有容易掉落、不方便隨身攜帶等缺點。

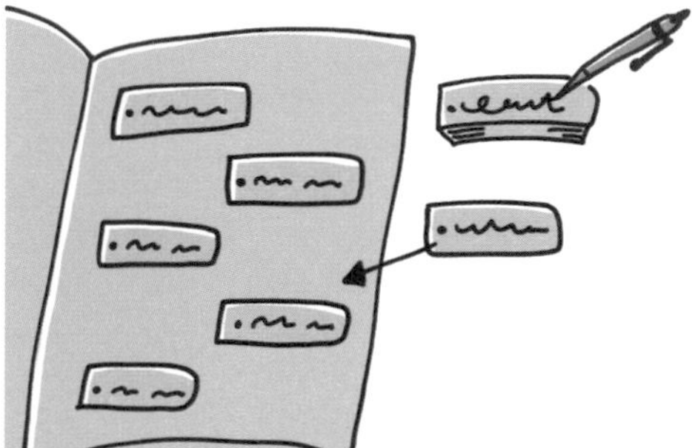

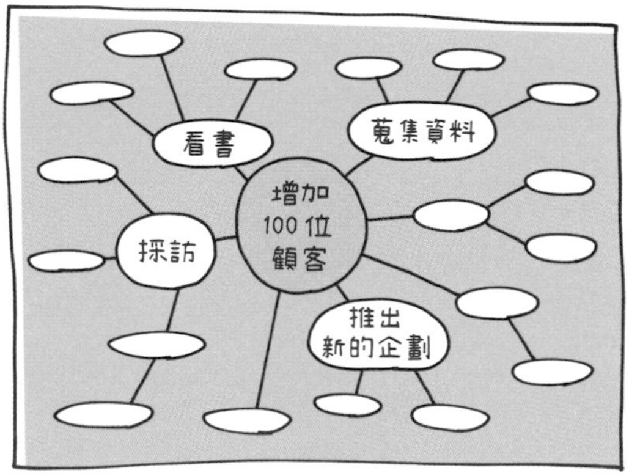
看書
蒐集資料
增加100位顧客
採訪
推出新的企劃

心智圖

在紙張中央寫下「想達成的事項」，再從中央開始拓展，將相關的工作步驟寫在旁邊的分支內。這麼一來，就能讓人以俯瞰的角度綜觀所有該做的事項，更容易掌握全貌。

電腦的桌面便利貼功能

一般便利貼有容易掉落、書寫麻煩等缺點，只要使用電腦的桌面便利貼功能，就能解決上述缺點。不過，這麼做的缺點是，只有在看電腦畫面時才會注意到，不妨在手機也下載同樣的APP，透過設定同步功能來解決。

正向思考　享受完成時的破關感覺

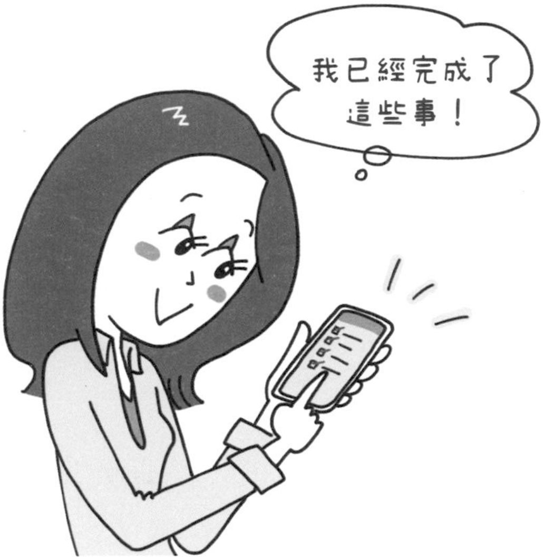

若製作待辦清單本身變成一項「麻煩的工作」，便無法長期持續。不妨貼上貼紙或畫插圖，讓製作待辦清單變成一項有趣的事。也有些人表示：「在用喜歡的鋼筆寫待辦清單時，當下就能收心，而且也比較不會忘記內容，感覺很愉快。」

不需要追求完美，只要完成待辦清單就可以好好感受成就感。就算沒有依照原定計畫完成所有工作，也可以檢視當天已完成哪些工作，告訴自己：「這樣已經算是不錯了。」當天尚未完成的事項，要記得放到隔天的待辦清單內。

我會這樣做

市面上有各種方便的計畫型APP，像是「Google日曆」、「Remember The Milk」、「To do list」、「Microsoft To Do」、「One Note」等，許多都是免費提供下載，可自行利用。

周遭旁人可以幫忙的事

幫忙確認順序

當發展障礙者在思考順序步驟時，旁人不妨陪著一起製作計畫表，提醒「想要把A做好，B也必須要做喔」，或是幫忙確認已經做好的日程表。

如果能有一位幫手在旁邊協助，一定能成為很大的助力，讓發展障礙者能更充分發揮能力。

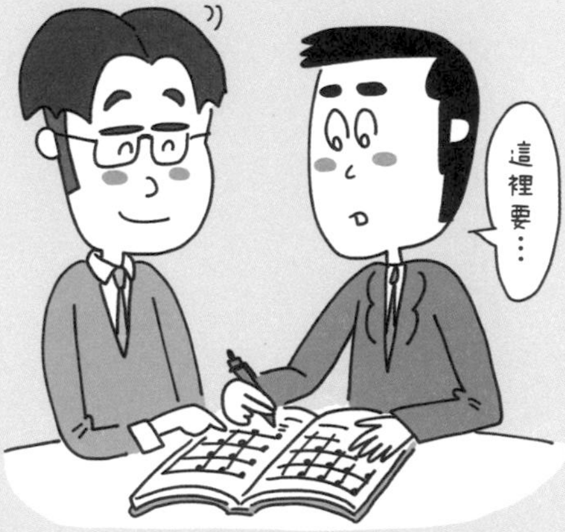

工作上的困擾

無法專心工作

常見的困擾及原因

難以專注在不擅長的工作上

→ 解決的方法 ❶

注意力容易渙散

→ 解決的方法 ❷

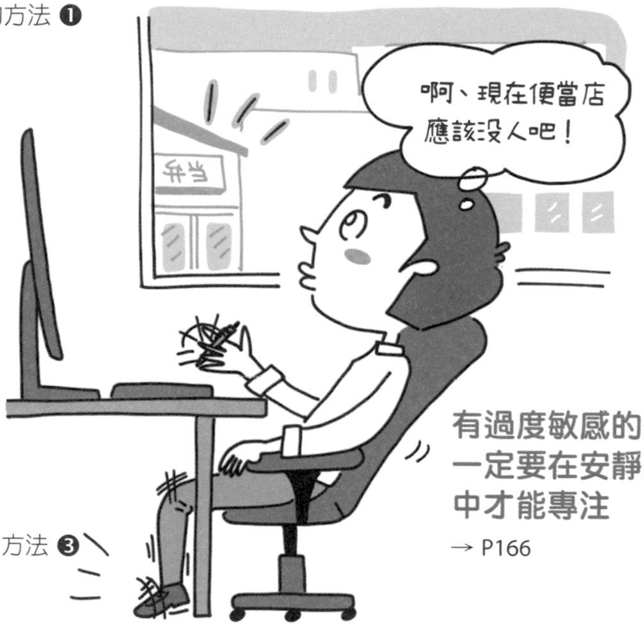

躁動

→ 解決的方法 ❸

有過度敏感的傾向，一定要在安靜的環境中才能專注

→ P166

面對沒興趣的工作時，注意力容易渙散

在工作時若無法專注，工作效率會變差，甚至容易出錯。尤其是發展障礙者，**對於沒興趣的事情更是難以持續專注**，工作到一半就會轉移注意力，開始分心做別的事，或是有容易犯錯等傾向。

不過，**無法專心工作並不等於不能專心**。當發展障礙者在面對自己喜愛的事物上，也可能會「過度專注」，埋頭猛做到忘記時間的程度。由於發展障礙者的專注力是依據對象而定，因此也容易讓周圍的人認為他們是「明明做得到卻不去做」、「愛偷懶」等。

此外，也有些發展障礙者是因為**有過度敏感的問題，而無法專注**。

解決方式

- 測量自己在做不擅長的工作時，能專注多久時間。
- 營造出不易分心的環境。
- 平時就要適度活動身體。

解決的方法❶

測量自己在做不擅長的工作時，能專注多久時間

就算是沒興趣的工作，也並不是完全不能專注在其中，只是無法維持長時間，而且難以延長專注的時間而已。在不專心的狀況下繼續工作，最後也很有可能陷入必須重做的局面。這種時候倒不如測量出自己可以專心工作多久時間，依照自己能專注的時間來規劃工作，會更有效率。在一定的時間內專注工作後，要休息一段時間，接著再繼續工作，以維持工作進度會比較好。

若是不擅長一直持續做同樣事情的人，不妨在早上安排外勤工作，下午再回到公司找資料或製作文件，**安排一天內做兩種以上的工作，就不易感到厭倦**，可以一項一項處理完畢。

區分工作細項

① 測量時間

測量自己可以專注在一項工作裡多久時間。

↓

② 區分工作細項

假設自己能專注工作的時間是 30 分鐘，就可以將工作細分成 30 分鐘左右可以完成的量，一次進行一個工作細項。

↓

③ 休息

完成一項工作後就可以休息。休息時間可訂為 5 分鐘左右，不妨設置鬧鐘，時間到了就再度回到工作模式並重複這樣的循環。

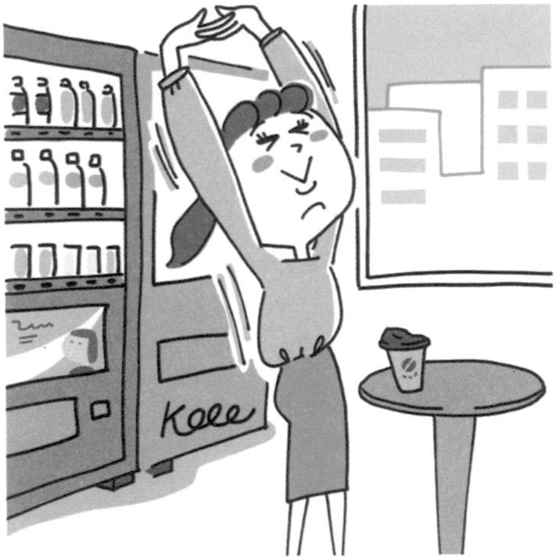

休息時，可做些伸展或喝咖啡、茶飲等，讓自己放鬆。也可以事先決定休息的場所。

我會這樣做

感覺自己快要分心時，我會發出聲音：「好麻煩喔！」、「真討厭」，就能讓自己比較專心。要記住的事情比較多時，我會寫在便條紙上，感覺像是把多餘的思緒暫時先趕出大腦一樣。

解決的方法❷ 營造出不易分心的環境

如果會想要立刻著手做臨時想到的事情、或是比較容易分心的人，一旦待在雜亂或訊息過多的環境下，就會很容易被和工作不相關的事情吸引。**在工作場合中，應盡量清除與工作無關的東西，整頓出一個能夠專心的環境。**

若是有過度敏感的傾向，非常在意旁人的聲音、動作、打字聲等聲響的人，則可以試著**調整工作環境**，讓自己更容易專心。

雖然有些事可以靠自己改變，不過像是更換辦公桌位置等，則需要同事們的理解與協助。**千萬不要想要自己一個人解決，請跟同事及主管商量，一起想辦法吧！**

當腦海中浮現出不相關的事情時…

檢視手邊的待辦清單

確認今天還剩下多少該做的工作沒完成，就能讓心神回到手邊的工作，避免開始做不相關的事情。

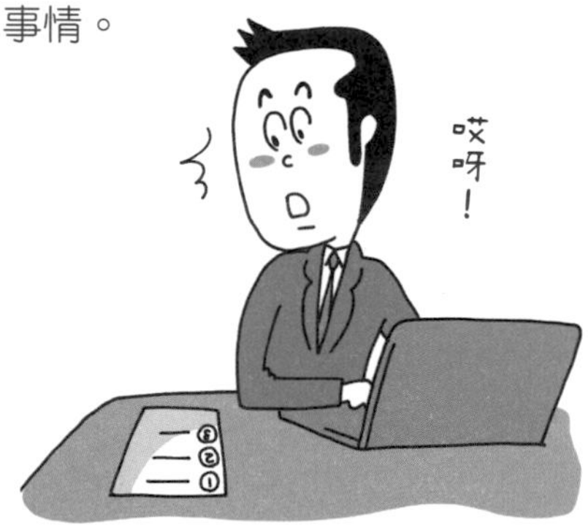

將電腦設定成無法上網

有時候腦海中想到什麼事，就會立刻上網搜尋，結果就開始沉浸在網路裡。工作時請將手機收進包包，電腦也設定成無法上網，盡量讓自己遠離網路。

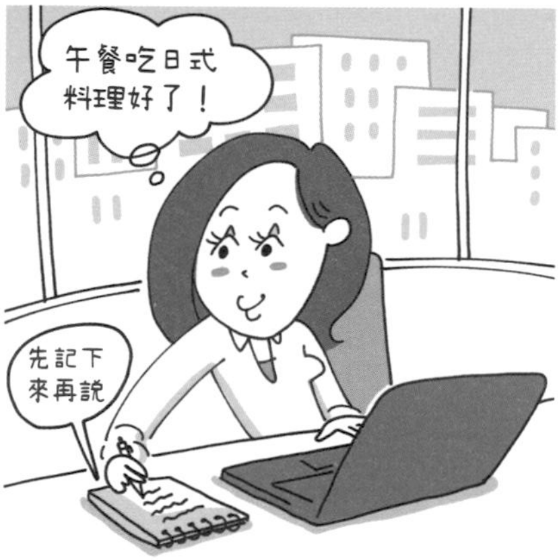

先記錄在筆記本內，再回頭工作

先將腦海中想到的事情記在筆記本後，再回頭繼續工作。等到手邊工作完成後，再回來看看筆記本，思考剛才那件事是否為該做的事。如果是重要的事，就加進待辦清單裡，不重要就可以直接刪除。

解決的方法③ 平時就要適度活動身體

隨時都想動來動去的過動症狀，會隨著年齡漸長而變得比較不明顯，不過那是因為刻意持續努力才得到的成果，過動的特質並不會消失。

這樣的過動特質會藉由在工作中轉筆、身體持續小幅度扭動、無意義的來回踱步、自顧自說個不停等形式展現出來，有時候也會帶給周遭旁人「靜不下來」、「都在玩」等負面印象。

與其勉強壓制過動症狀，不如養成在平時適度活動身體的習慣。出門上班前稍微運動，也可以讓過動症狀不易顯露出來。如果真的忍不住想動，就在別人看不見的桌子底下，稍微活動雙腳吧！

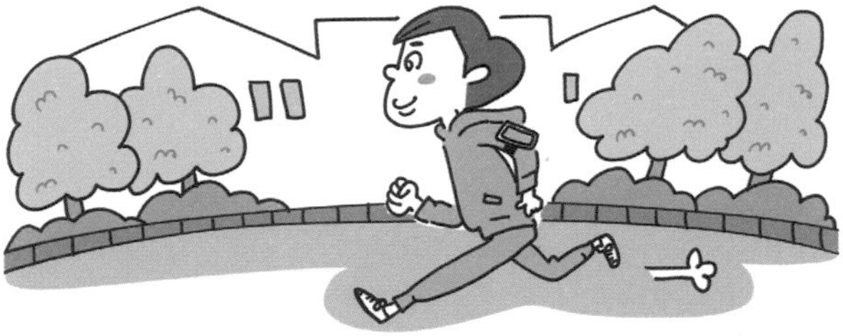

上班前先運動

上班前先去慢跑等，活動身體後再開始工作，通常就比較不易顯露出過動的症狀。一旦養成運動習慣，也能讓人比較容易控制身體的感受與動作。

我會這樣做

我常會在等待電腦開機的時間滑手機，結果就變成只專注在手機上、壓縮到工作時間……，所以我會將手機放在置物櫃裡，等待開機的時間改去泡咖啡。

周遭旁人可以幫忙的事

聆聽對方的需求，在合理範圍內配合

有時候會看到一個人明明很有社交能力，卻表示：「只要旁邊有人就很難專心工作。」也許會感到很不可思議，但如果是發展障礙者，專注力確實很容易受到環境影響。

究竟哪一種環境比較好，這個問題的答案因人而異。有些人可能覺得安靜一點比較好、有些人覺得有音樂比較好；有些人希望用隔板隔開座位，也有些人會希望可以避免坐在會議室、窗戶、影印機、出入口附近。建議可以聆聽本人的需求，在能做到的範圍內配合。

不妨花點心思，在一定程度內，容許對方活動身體，或是多分配一些需要活動身體的工作給他，減少分派單調乏味的工作，定期變換工作內容等，相信一定可以讓對方能發揮自己的能力。

打瞌睡

解決方式

- 白天多活動、夜晚多放鬆，以調整節律。
- 若是極度想睡，則要向醫師諮詢。

常見的困擾及原因

因為發展障礙的特質，使生理時鐘混亂

→ 解決的方法 ❶

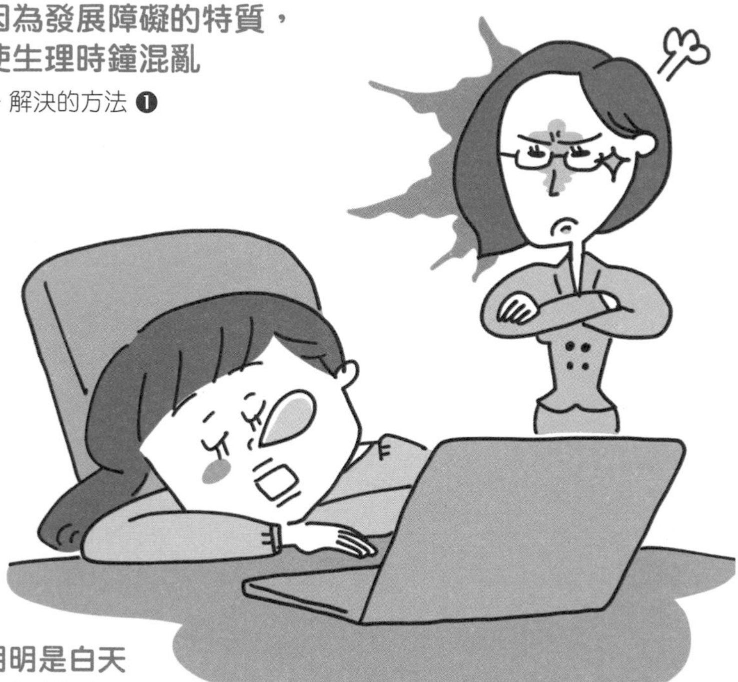

明明是白天卻很想睡

→ 解決的方法 ❶、❷

並非生活習慣不佳，而是特質上的問題

據說，約有一半的發展障礙者有睡眠方面的困擾。尤其是在做不擅長的工作或簡單的步驟時，會特別想睡。

一般認為，這並不是生活習慣不佳的問題，可能是發展障礙的特質之一。發展障礙者**體內的生理時鐘容易混亂，導致睡眠與清醒的節律不穩定**。有些發展障礙者為了配合周遭的作息，每天都過得很緊張，此外，因為容易過度專注，會使大腦疲憊不已，也會造成打瞌睡的現象。

另一方面，有些人並不單純只是發展障礙，而是**同時患有睡眠障礙**的問題。

解決的方法❶ 白天多活動、夜晚多放鬆，以調整節律

生理時鐘、睡眠與清醒的節律有很大的關聯，若能過著有動有靜的生活，便能在一定程度內獲得控制。

白天盡可能多活動，就能保持大腦的警醒程度，不易產生睡意與打瞌睡。不過，若是完全沒有休息一直在工作，則會使大腦過度疲憊，可能會突然被強烈的睡意侵襲，因此白天也必須適度休息。另一方面，到了晚上則要避免使用大腦，慢慢讓大腦休息。就寢及起床的時間不能只有平日固定，即使是假日也要盡量保持一致。

要是優先做自己想做的事情，很容易造成日夜顛倒。請盡量憑自己的力量，調整生活步調吧！

日　不要小睡片刻，設法消除睡意

- 泡茶、去洗手間洗手等，多活動身體。
- 如果情況允許，可以小睡 10 分鐘左右。睡太久會造成睡眠節律混亂，不可以超過 30 分鐘。
- 在嘴裡含薄荷味等散發清涼感、能讓人清醒的糖果，或是喝咖啡等。不過，咖啡因會讓人體產生依賴性，要避免攝取過量。

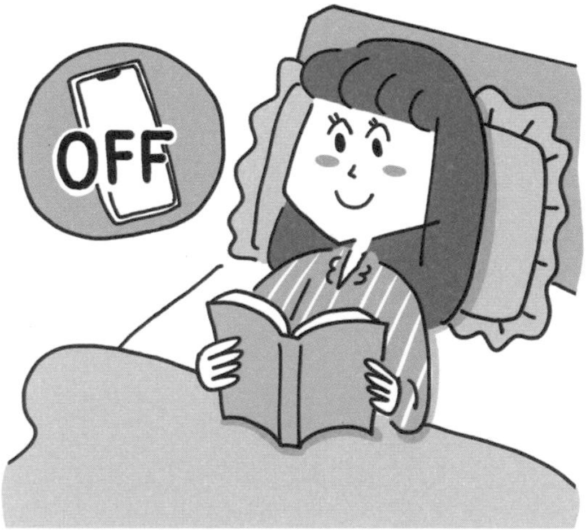

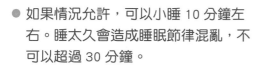

夜　幫助入眠

- 閱讀書籍。
- 寫日記。
- 將擔心的事情寫在紙上。
- 泡溫水澡、稍微伸展身體等，培養習慣的睡前儀式，就能更容易入睡。
- 可播放白噪音（海浪聲、雨聲等）以消除多餘噪音，讓人獲得安眠。

我會這樣做

當睡意來襲時，我會前往便利商店，不僅能活動身體，也能呼吸外面的空氣，讓整個人清醒。此外，也可以按壓能幫助消除睡意的穴位（左右眼頭上方骨頭的凹陷處），將眼睛的疲憊感一掃而空。

解決的方法❷

若是極度想睡，則要向醫師諮詢

若是已經留意並調整生活節奏，但白天的強烈睡意卻還是沒改善，就必須特別注意。因為有可能是別的原因造成睡眠障礙。

有好幾種疾病都會在白天引發強烈睡意，像是睡眠呼吸中止症、晝夜節律性睡眠障礙等。雖然患病原因尚不得而知，但發展障礙者常會同時患有上述疾病。

若是長期為睡眠問題所擾，請向醫師諮詢。有些醫療機構也設有睡眠門診，要是附近醫院沒有睡眠門診，也可以前往精神科或身心科就診。通常會以藥物治療為主，只要接受適當的治療，就可以改善睡眠狀態。

會在白天引發強烈睡意的疾病

睡眠呼吸中止症

在睡眠中，因喉嚨肌肉鬆弛、阻塞呼吸道，導致難以呼吸、大聲打鼾，甚至停止呼吸。這會造成夜間的睡眠變淺，讓白天產生強烈睡意。

晝夜節律性睡眠障礙

因生理時鐘混亂，導致睡眠時間錯亂。在很早的時間就開始想睡、到了深夜卻很清醒，或到清晨才開始想睡、要過中午才會變清醒，都是常見的症狀。

其他

失眠（睡不著、一晚醒來數次）、不寧腿症候群（雙腿一直抽動，導致難以入眠）等。此外，如果白天會突然像發作一樣睡著，就要懷疑可能是猝睡症。

正向思考

在無聊的會議中，想睡是理所當然

在鬆散的長時間會議或討論過程中，感到想睡一點也不奇怪。事實上，可能所有的與會者都在跟睡魔纏鬥也說不定。如果可以事先跟大家提議：「會議請在〇點之前結束。」先暫定結束時間；或是在感覺會議似乎會拖延到很晚時提議：「要不要稍微休息一下呢？」或許大家都會感到很高興呢！

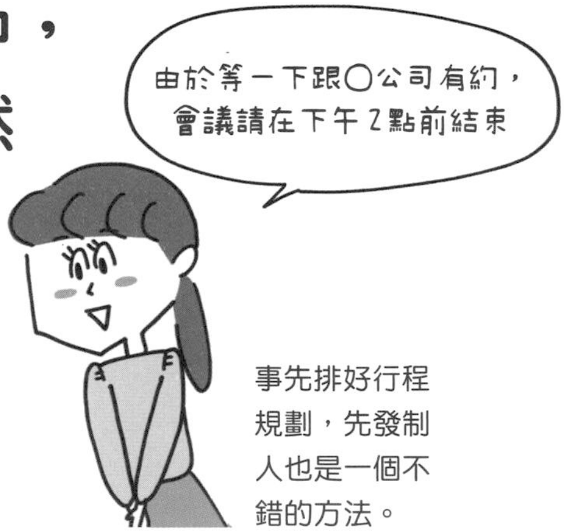
由於等一下跟〇公司有約，
會議請在下午2點前結束

事先排好行程規劃，先發制人也是一個不錯的方法。

周遭旁人可以幫忙的事

別當作是對方不懂事，要探詢背後的原因

面對經常打瞌睡的人，不要擅自認定對方是「不懂事」、「沒分寸」，試著探詢背後的原因吧！也許對方是因為發展障礙的關係，而難以控制睡意也說不定。不妨在對方的工作中加入可活動身體的環節，或是讓其稍作休息也不錯。

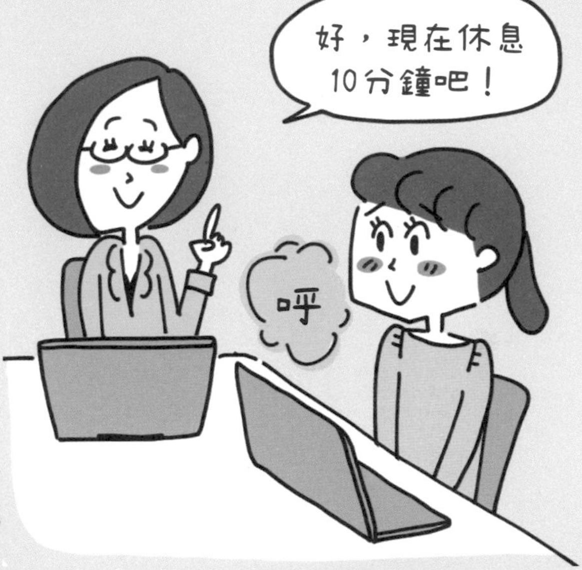

感覺會議會拖延到很晚時，不妨休息片刻。

同時，也必須重新省思工作內容。對於不擅長每天重複做一樣工作、或處理數字的人而言，在做這些工作時，的確會被強烈睡意侵襲。不過，要是被交辦業務或企劃等，需要經常活動身體的工作，也許就能展現出充滿活力的一面。

只要能理解對方的特質，將他分配在適合的位置，一定能讓他發揮優秀的表現。請與對方好好溝通，連同轉調單位也包含在內，積極思考對策吧！

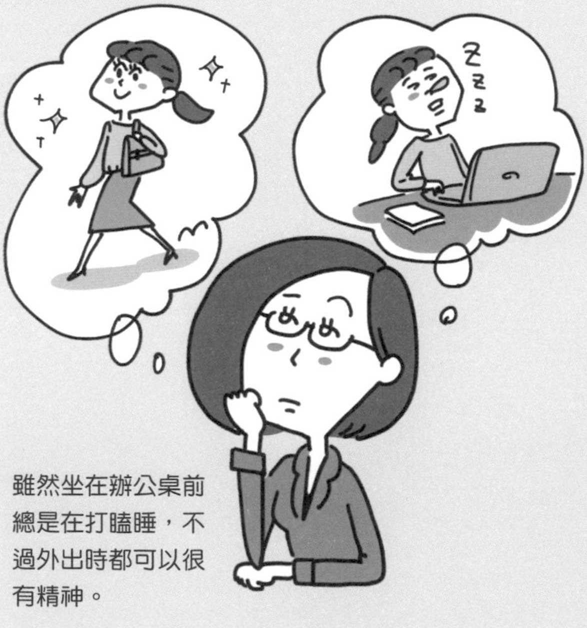

雖然坐在辦公桌前總是在打瞌睡，不過外出時都可以很有精神。

我會這樣做

我在學生時期曾做過文書方面的打工，上班時總是與睡意纏鬥，非常辛苦。正式出社會後做的是業務，有時候會外出一整天，感覺比單純的打字工作更適合我，現在也完全沒有睡意了。

工作上的困擾

因為追求完美而趕不上截止日

解決方式

- 把目標放在完成70%，而非100%。
- 與主管討論，找出真正的重點。

常見的困擾及原因

太追究小細節而忽略重要的關鍵

→ 解決的方法 ❷

執著於自我堅持而花太多時間

→ 解決的方法 ❶

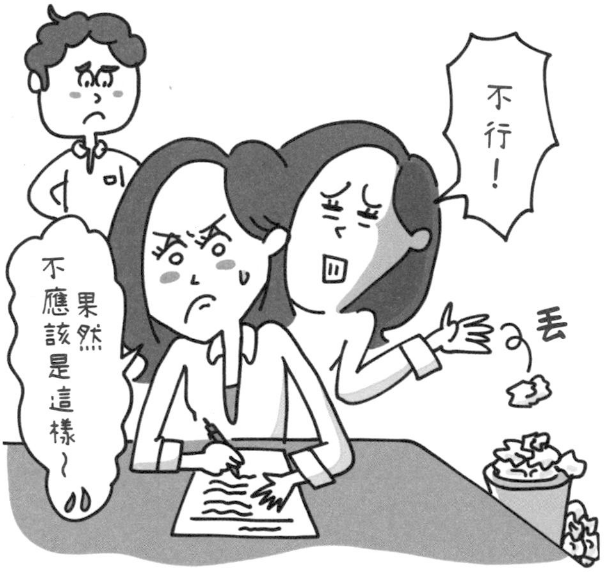

明明花很多時間仔細完成工作，卻不受公司好評

→ 解決的方法 ❶

過度執著於細節，導致看不清大局

由於發展障礙者會過度專注於眼前事物，而容易忘記掌握整體樣貌與流程。太過於執著，想要把工作做到完美，結果就是趕不上原本設定的截止日。

發展障礙者對於時間的感受本來就比較不敏感，要是再加上過於執著細節的這一面，就會容易忽視截止期限，只專注於想要將自己正在做的部分做得更完美，不容許任何偏差，修改到自己滿意為止。

所以，要是明明花了很多時間、整體工作卻毫無進展，就應該思考是否有更有效率的工作方式。

解決的方法❶ 把目標放在完成70%，而非100%

無論將交辦的工作做得多麼完美，只要沒有趕上截止日，就不會受到肯定。舉例來說，在烤肉時有一根木柴沾濕了，如果那當下只顧著想辦法把木柴弄乾，就會變得根本還沒烤肉，時間就結束了。在這種情況下，不如直接放棄那根濕木柴，用其他的木柴開始烤肉；或是將濕掉的木柴放到許多乾柴中間，像這樣**試著找出其他方法解決**，**才能帶來好結果**。

而且，不是花了時間就一定能提高工作品質。不妨改變思考方式，**就算只完成70%也沒關係，最重要的是，要先趕上截止期限，交出成果**。

我會這樣做

我在iPad裡下載了筆記APP「Good Notes」，利用觸控筆製作資料。由於非常容易修改，大幅減少了「因為追求完美而重寫，導致延誤截止期限」情況的發生。

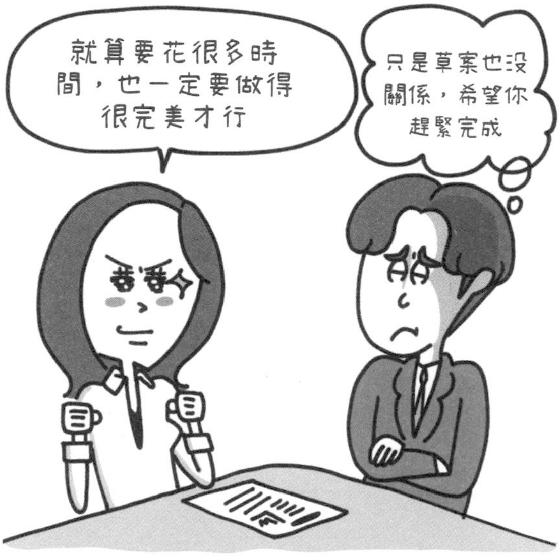
就算要花很多時間，也一定要做得很完美才行
只是草案也沒關係，希望你趕緊完成

趕不上截止日時，先交出70%也沒關係

自己交出去的東西究竟是否達到100%，其實最後是由主管或公司來判斷。就算在自己心裡的完成度只有70%，也要把趕上截止日放在第一優先，先把東西交出去最重要。

不要害怕犯錯

每個人都會犯錯。若是因為太在意犯錯而弄壞身體，就是本末倒置了。偶爾告訴自己：「只不過是犯錯而已又不會死。」適時轉念也很重要。

自己的想法與公司的需求大不相同

自己在意的地方並不一定跟別人相同。要知道，自己堅持的地方從公司的角度來看，可能「一點也不重要」。

一旦開始執著於細節，就要暫時休息

當察覺到自己「開始執著細節部分」時，就試著先暫停工作，讓頭腦休息一下吧！這麼一來就能讓自己重新審視工作內容，回歸到工作的本質。

解決的方法❷ 與主管討論，找出真正的重點

光靠自己思考，無論如何視野都會比較狹隘，讓想法產生偏差。若能在一開始就先與主管確認好哪些才是最該重視的關鍵，也能減少在工作過程中的苦惱，變得更有效率。舉例來說，主管交代「下週之前請交出企劃書」，也要先詢問清楚：究竟是星期幾的幾點之前？企劃書要濃縮在一頁A4之內嗎？需要請主管以外的人幫忙看過嗎？盡可能將細節都確認清楚會比較好。

實際開始著手後，要是自己一人埋頭煩惱：「這樣也不對、那樣也不對。」**只會浪費更多時間而已，不如與主管討論：「我正在煩惱這個部分。」獲得明確的指示**，就能比較快邁向終點。

在一開始及過程中一起討論

不需要全部都靠自己一個人做得盡善盡美。在開始動手之前先確認好重點，過程中只要一感到困惑就要立刻討論，才不會因為過於苦惱而導致整件工作停擺。

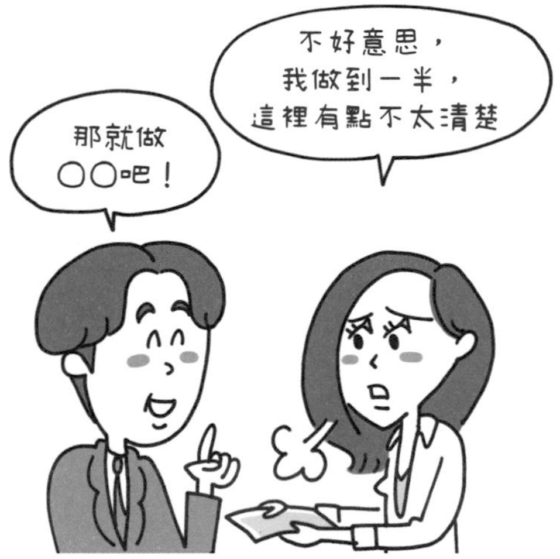
不好意思，
我做到一半，
這裡有點不太清楚
那就做
〇〇吧！

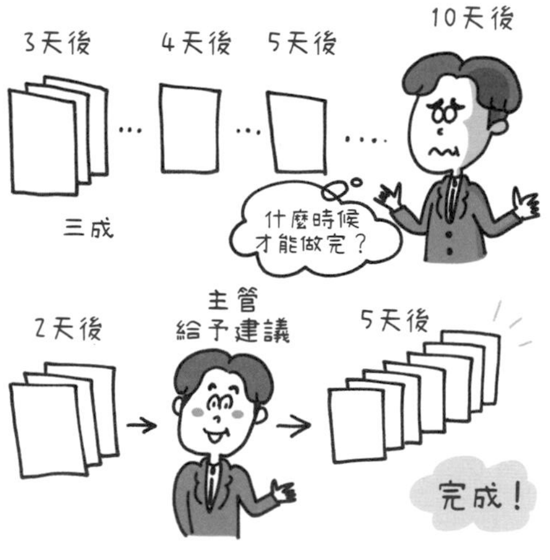
3天後
4天後
5天後
10天後
三成
什麼時候
才能做完？
2天後
主管
給予建議
5天後
完成！

要以時間來劃分進度，不要用完成度來劃分

與主管討論後，就要先決定好「在這一天的這個時間內，要先交出去再說」。到時候請主管確認自己做出來的東西後，再接受下一個指示，整個工作流程會比較順暢。

正向思考

「雖然花時間但正確又仔細！」要對自己有信心

雖然在期限內可以做出完美的成果是最好，但實際上幾乎沒有人可以做到。「儘管會花比較多時間，但可以把工作做得正確又仔細」，在某些工作內容上，這樣的人在公司裡也是非常重要的存在。

如果平時工作時就很仔細，相信一定會有人看到你的這項優點。請對自己「工作做得正確又仔細」的優點抱有自信，努力獲得周圍人士的好評吧！

「這項工作最重要的就是要正確，就拜託他做吧！」為了讓大家能對你有這樣的印象，最重要的是，平常就要多與主管及團隊成員互動、彼此溝通。

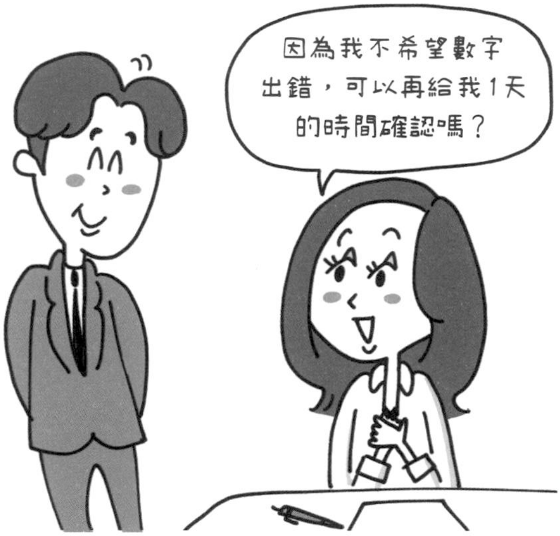
因為我不希望數字出錯，可以再給我1天的時間確認嗎？

我會這樣做

我每週都會跟主管預留一個時間，向他報告工作進度及內容。由於時間是固定的，比較容易與主管討論自己感到困惑的部分，對方也比較方便對我做出明確指示。拜這樣做所賜，工作越來越順利。

周遭旁人可以幫忙的事

明確告訴對方，該注意的重點

若要請發展障礙者製作文件，可以先告訴對方為什麼需要這份文件，明確傳達這份文件的用途、製作目的與原因，讓對方也能明白重點在哪裡，就可以提升工作效率。

此外，也要明確告訴對方該注意的部分，以及不重要的部分。由於發展障礙者不善於綜觀全局，旁人可以偶爾幫忙看看整體，確認工作的過程中是否有問題。

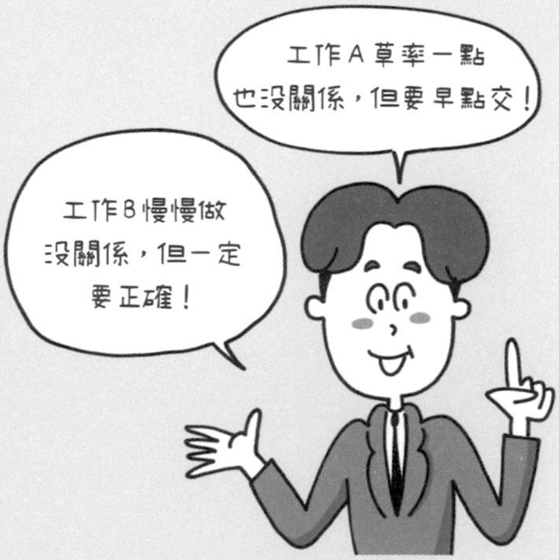
工作A草率一點也沒關係，但要早點交！
工作B慢慢做沒關係，但一定要正確！

因過度專注而妨礙工作

解決方式

- 以時間劃分工作進度，適時休息。
- 掌握自己的疲憊程度。

常見的困擾及原因

對時間的感受較不敏感 察覺不出已經過了好幾個小時
→ 解決的方法 ❶

過於專注單一事項 導致沒辦法做別的工作
→ 解決的方法 ❶

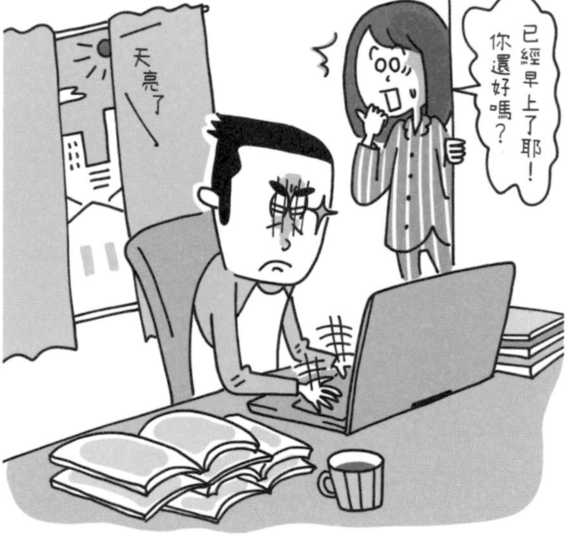

塞了太多工作與計畫
→ 解決的方法 ❷

沒有察覺到自己已經累了
→ 解決的方法 ❷

一回神已經過了好幾個小時

發展障礙者一旦專注於一件事，就會埋頭其中好幾個小時，處於過度專注的狀態，這也是這類人的特徵之一。當他們專注在一件事情上，無論身旁發生了什麼事、旁人再怎麼叫喚也會渾然未覺，廢寢忘食地埋首於其中。

發展障礙者在各種感覺方面的強弱發展，本來就有很大的差異，這也是他們的特徵之一，但當他們**專注於某件事物上時，對於自己身心狀態的感受會變得更遲鈍**。明明已經過度使用大腦，身心也非常疲勞了，但他們卻會在毫無察覺的狀況下繼續工作，很可能會因此弄壞身體。

解決的方法❶ 以時間劃分工作進度，適時休息

發展障礙者即便已經決定好「累了就要休息」，但當他們專注於工作時，卻會完全察覺不出自己已經累了，一心一意持續工作。再加上他們對於時間的感受比較不敏感，也不擅長預估時間，所以就算下定決心：「再做一小時左右應該就可以結束，等到結束後再休息吧！」但實際上卻可能會花上好幾個小時。

在完全沒有休息、長時間維持工作的狀態下，不僅會讓工作效率變差，也會讓後續該做的其他事項與生活受影響。正因為如此，千萬不要以「累了就休息」當作標準，而是應該**經過一定時間後就必須要強制休息。建議可以「每四十五分鐘設定鬧鐘、鬧鐘響後就休息十五分鐘」，在工作時採用這樣的循環會比較好。**

以「工作 45 分鐘」+「休息 15 分鐘」為一循環

① **將鬧鐘設定在 45 分鐘後，開始專心工作**

↓

② **鬧鐘響後，就休息 15 分鐘**

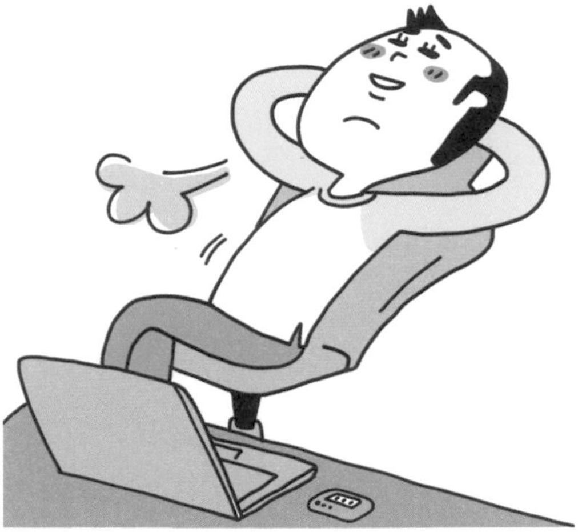

不休息繼續工作也 OK

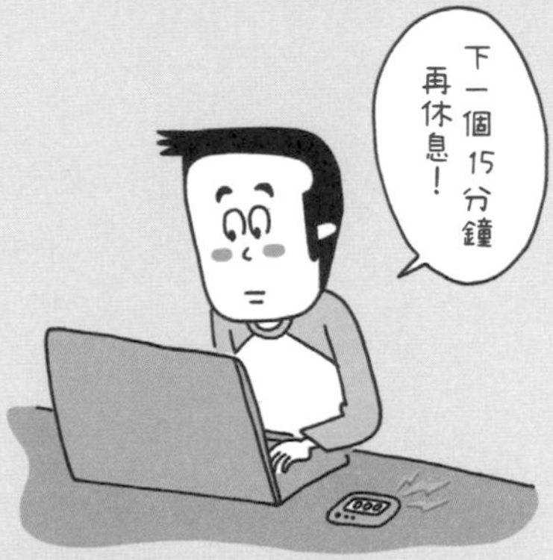

當鬧鐘響起時，若是工作進度延誤，或想要做到一個段落再休息，接下來的 15 分鐘也可以繼續工作沒關係。不過，等到下次鬧鐘響起時就一定要休息。

我會這樣做

我覺得要一一設定鬧鐘太麻煩了，因此我會利用 Siri 或 Google 助理等智慧軟體，只要說一聲「把鬧鐘設定在四十五分鐘後」就可以了，使用起來非常方便。

解決的方法 2 掌握自己的疲憊程度

雖然會自認為「我還不累」，但不知不覺間疲勞已經逐漸累積。受到發展障礙的特質影響而煩惱不已的人，通常在職場中總會一直保持著緊張狀態，可能會比一般人更容易感到疲累。明明沒特別做什麼事，工作一整天後卻會感到筋疲力竭，回家後什麼事都做不了。

一定要先正視「自己比別人更容易累」的事實，掌握自己在不過於勉強的範圍內，可以負荷多少工作量。此外，也千萬別忽視像是頭痛、心情煩躁等，當自己疲累時會產生的反應。**不要全盤接受別人交辦的工作，若是超過自己的負荷，適時拒絕也非常重要**（見頁134）。

察覺自己的疲勞徵兆

比平時更焦躁易怒、睡不著、食慾降低等，都是身心疲勞的初期症狀。一旦出現徵兆，就要早點休息。

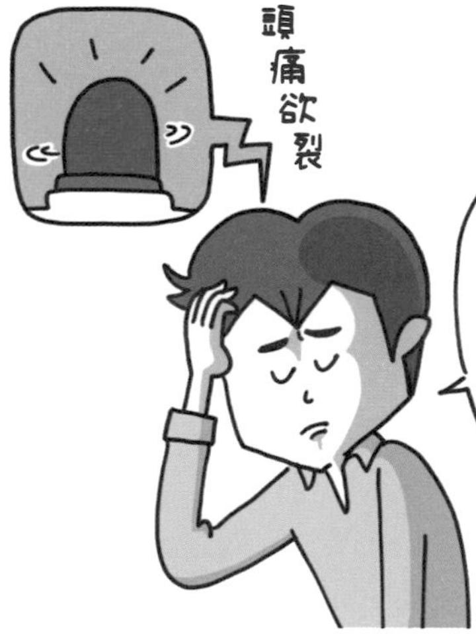

不要安排太多計畫

若自己的特質是不擅長人際關係，光是與人交流就會感到疲憊不已。如果當天已經安排了會議或討論，就要注意不要再安排別的計畫。

了解自己的體力極限

從過去的經驗中分析，自己持續工作多久會感到疲憊。也不妨試著思考，自己是否有體力能一天工作 8 小時、一週工作 5 天？

假日一定要休息

假日要是沒有特別的計畫，就會忍不住開始工作，使身體無法休息，讓疲勞持續累積。建議要事先安排好工作以外的計畫，讓自己能獲得放鬆。

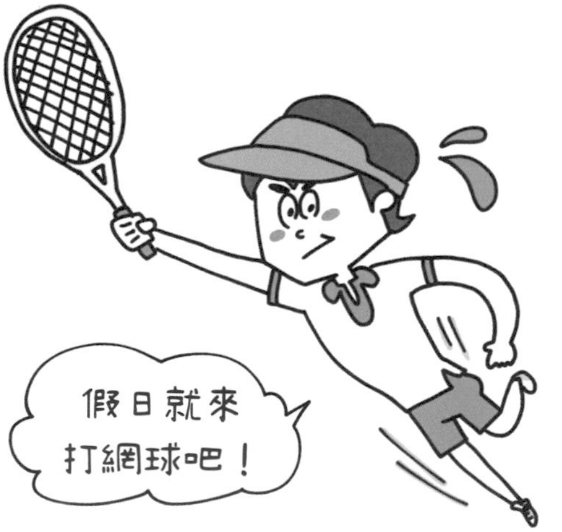

正向思考 如果能自行控制，過度專注並不是一件壞事

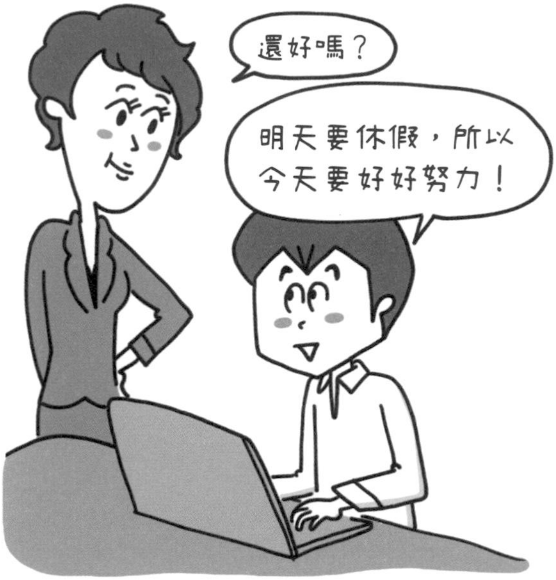
還好嗎？
明天要休假，所以今天要好好努力！

過度專注本身並不是一件壞事。雖然有些職場會規定午休時間，不過若是想要一口氣做下去、不用餐也不休息，在午休時間繼續工作也沒問題。

此外，有些人可能不太習慣細分工作內容、在工作時加入休息時間；也有些人一旦停下手邊工作，就會對工作感到厭煩而無法重新繼續，必須一口氣做完才行。

過度專注會成為問題的分水嶺，在於是否會對生活或身心造成困擾。舉例來說，不要每天都持續專注工作，而是今天加班，但明天早點回家休息，像這樣靈活發揮自己的特質，妥善控制過度專注的問題。

我會這樣做

因為對疲勞的感覺較遲鈍，在家人的幫助下，完成一份確認表。我將「脾氣暴躁」、「身體倦怠」等十項項目寫在紙上並貼於牆上，每天確認這份表格，提醒自己：「今天已經出現五項，該回家休息了。」

周遭旁人可以幫忙的事 若看起來跟平常不太一樣，就出聲提醒吧！

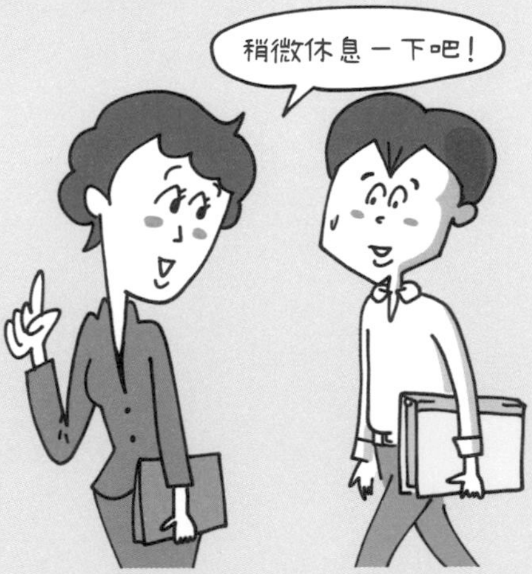
稍微休息一下吧！

有些人就算疲累的程度已經到達極限，卻不會顯露在表情上，而是默默繼續工作。光從看得到的部分來判斷，常會低估或錯過對方的真正狀態。

若是對方出現了比平常多的錯誤、與他說話時反應特別慢等，流露出令人擔心的態度時，不妨出聲關心對方的身體狀況，督促他好好休息。

工作上的困擾

經常粗心犯錯

解決方式

- 藉由做筆記，增加記憶容量。
- 把犯錯當前提，預留確認時間。

常見的困擾及原因

弄錯人名或日期等單純的錯誤
→ 解決的方法 ❷

資訊太多時會記不住
→ 解決的方法 ❶

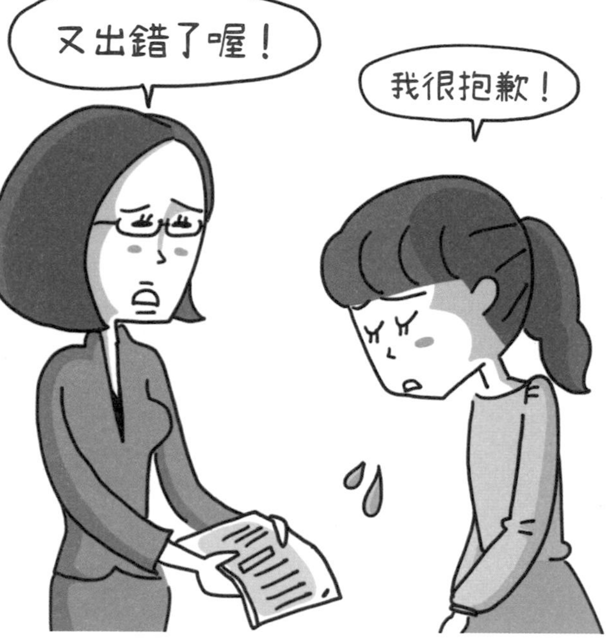

不擅長數字
→ 解決的方法 ❷

自認為有留意，卻還是犯錯

明明有提醒自己要多留意，卻還是一直出錯，這是因為發展障礙帶來的各種特質，累積後所導致。

以忘記在公司寫日報表為例，ASD個**案可能是因為無法理解「寫日報表的必要性」**，導致這件事在心裡的重要程度較低，不小心把這件事從「該做的事」中刪去的緣故。

ADHD個案則可能是因為思緒到處飄忽不定，才剛想到「該寫日報表」，下個瞬間別的事又占滿了思緒，導致忘記該做這件事。無論如何，都要**把「自己會忘記當作前提」來思考預防對策**，就能有效解決問題。

解決的方法❶ 藉由做筆記，增加記憶容量

別人口頭交代的事情，或一時浮現於腦海中的事物，這些暫時停留的記憶我們稱之為「工作記憶」。一般來說，對發展障礙者而言，工作記憶的發展比較弱。由於接收資訊的記憶容量比較少，當大腦接受新資訊時，就很可能漏接，或是排擠掉原本存放於大腦內的資訊。

為了彌補工作記憶的弱勢，必須在外部製造一個可以接收更多資訊的容器。如果是絕對不可以忘記的內容，千萬不要用自己的大腦記憶，而是要**先記在筆記本或手機裡**。即便是覺得不太重要的工作，也要當作是職場上非做不可的事之一，先記錄下來再說吧！

彌補記憶容量（＝工作記憶）

發展障礙者

大腦中接受資訊的容器比較少

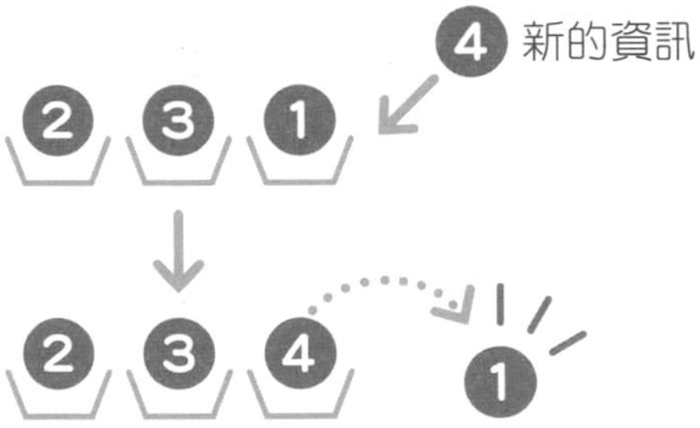

由於大腦中接受資訊的容器較少，當新的資訊 ❹ 進入大腦時，會讓大腦分不清優先順序，變得一團亂。結果導致 ❹ 的資訊無法進入大腦，或是接收了 ❹ 之後，反而排擠掉原本 ❶ ～ ❸ 的資訊。

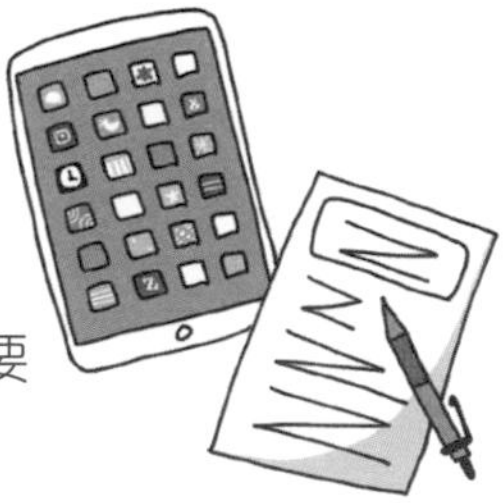

在大腦外增加容器

總之，記下來很重要

正常發展者

大腦中接受資訊的容器比較多

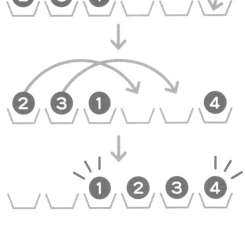

由於大腦中接受資訊的容器較多，當新的資訊 ❹ 進入大腦時並不會造成混亂，可以在保持原本資訊 ❶ ～ ❸ 的情況下，直接再加入新的資訊，而且還可以排列出恰當的優先順序。

我會這樣做

我曾經在 Excel 做出失敗的經驗表，記錄原因及解決辦法，預防再次發生。平靜地將失敗經驗填進表格中，就不會因為自責而感傷。同時也要讓主管看見這份紀錄，便能使對方了解到我的反省過程。

解決的方法❷

把犯錯當前提，預留確認時間

雖然每個人都可能會粗心犯錯，但大部分都是因為身處於各種不利的條件下才會發生，而且很少會演變為嚴重的情況。不過，發展障礙者的粗心程度非常嚴重，例如：忘記朋友婚禮的日期時間、本來打算前往成田機場，卻去成羽田機場等，很可能會帶來嚴重的影響。再加上發展障礙者**頑固又執著的特質，完全不會懷疑自己的錯誤記憶，而且不會確認筆記或行程就直接採取行動，也是造成粗心犯錯的原因之一。**

為了解決粗心犯錯的問題，一定要把「自己會犯錯」當作前提，時常反覆確認才行。養成習慣在還可以挽回的時機確認，以及預留確認的時間，都能夠預防嚴重的失誤發生。

發出聲音確認

在確認筆記或行程時，發出聲音將該做的事項念出來，就能讓眼睛與耳朵同時吸收資訊。藉由發出聲音，也能讓人比較容易察覺到自己原本弄錯的內容。

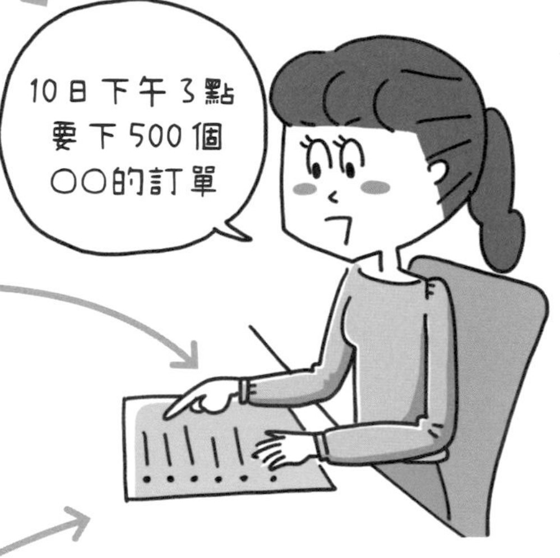

用手指一一指出確認

在確認文件內容時，若只是用眼睛看，很可能會遺漏該確認的部分。如果是絕對不可以弄錯的地方，就要邊發出聲音複誦，邊用手指一一指出，這樣會更放心。

印出來確認

由於電腦畫面中能確認到的項目有限，或是在往下滑動的過程中有所遺漏，因此請盡量印出來，用手指一一指出確認。

在預計的時間點設定鬧鐘

有時候只不過是做了筆記而已，就會讓自己覺得非常滿意，沒有真正進入記憶中。不妨在預計時間的 10 分鐘前、1 小時前、1 天前等各個時間點都設定鬧鐘，每一次鬧鐘響時都重新確認一次正確資訊，便能同時修正錯誤的記憶。

周遭旁人可以幫忙的事

稍微等一下，讓對方能慢慢思考

有些人也兼具 SLD（見頁 30 的說明）計算障礙的特質，對於數字特別不在行。可能是無法掌握 60 分與 70 分的差距，也可能是沒辦法立刻計算出簡單的算術。要是察覺到對方對某方面特別不擅長，預留一段時間讓對方慢慢思考也非常重要。

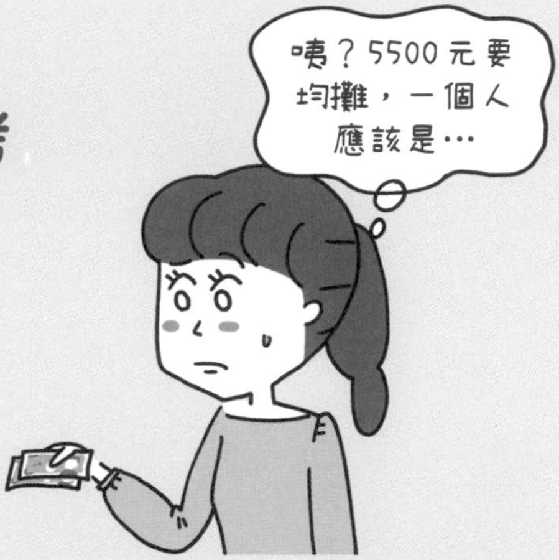
咦？5500元要均攤，一個人應該是…

當對方正在專注時，不要跟他說話

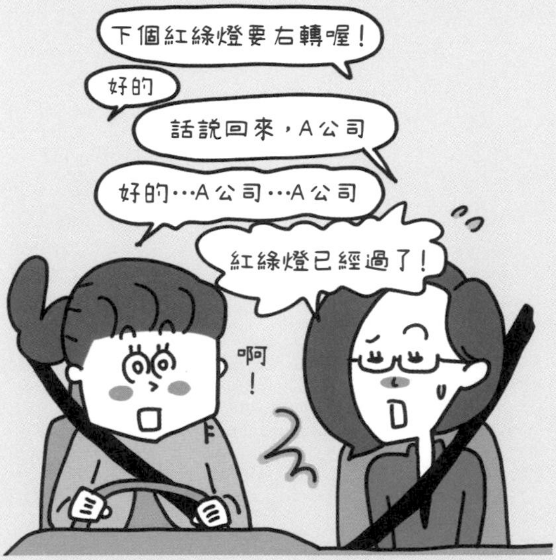
下個紅綠燈要右轉喔！
好的
話說回來，A公司
好的…A公司…A公司
紅綠燈已經過了！
啊！

有些人的工作記憶發展比較弱，不擅長同時處理好幾個資訊或維持記憶。舉例來說，在開車時告訴對方「下一個紅綠燈要右轉」後，在還沒開到紅綠燈前要是又開啟了別的話題，對方就可能會忘記要右轉。由於他在那當下正專注於一開始的指示，因此請在對方順利完成指示後，再提出下一個指示。

預留再檢查一遍的時間

就算對方已經有留意，但還是有可能會沒注意到出錯或遺漏的部分。要是出錯一次就斥責對方，就會讓他在「絕對不可以犯錯」的壓力下，犯下更多錯誤，陷入惡性循環。不要只讓對方一個人承擔所有責任，一開始就先預留再檢查一遍的時間，規劃較為寬鬆的工作日程吧！

我會這樣做

我很不擅長閱讀平面的說明書，把東西組成立體。我會請別人先示範一次，並將過程錄影。這麼一來，遇到不明白的步驟就可以重複播放影片確認，避免產生失誤。

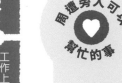

不擅長整理、常弄丟東西

常見的困擾及原因

東西越堆越多、容易忘記
→ 解決的方法 ❶

沒有固定擺放位置把東西堆在旁邊
→ 解決的方法 ❶

有特殊喜好捨不得丟
→ 解決的方法 ❷

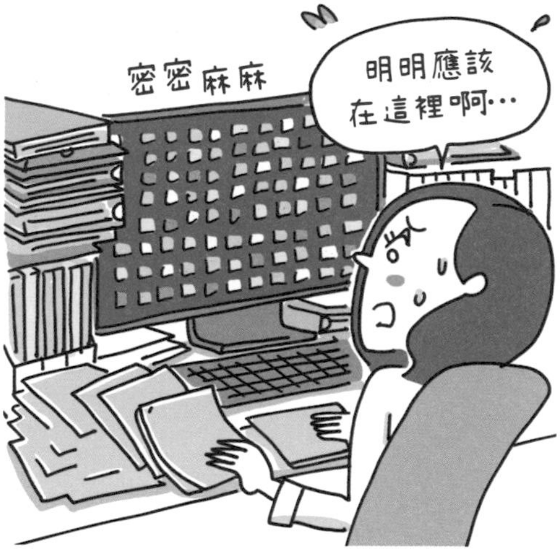

雖然有心想收拾整齊卻一直拖延
→ 解決的方法 ❷

在電腦裡找不到需要的文件
→ 解決的方法 ❸

雖然有心想整理，卻不順利

辦公桌上的文件資料總是堆積如山，電腦桌面的圖示也密密麻麻，總是找不到想使用的物品，「這個不見了」、「那個不見了」，讓自己成天心浮氣躁。這種情況大致可分成兩種原因，**要不就是東西堆太多，要不就是沒有擺放回固定的位置。**

就算有心「想要收拾整齊」，但眼前的東西數量實在太多，讓人不知道該從何收起，必須花很多時間與精神才能整理。若是將整理往後拖延時，東西又會越堆越多。此外，要是東西沒有固定位置，需要用時就會找不到，重複購買許多一樣的東西，越堆越多的下場就是變得更難收拾，持續陷入惡性循環。

解決方式

- 減少物品，放在固定位置。
- 從小範圍開始收拾。
- 電腦桌面的圖示最多只留三列。

解決的方法❶ 減少物品，放在固定位置

首先最該做的就是減少物品。

將東西分類成「需要」、「不需要」、「暫時留著」，把「不需要」的東西處理掉。不知道該不該丟的可以先分類為「暫時留著」，如果真的無法判斷某些文件是否該留，與工作有關的東西則請與主管討論。

此外，**一定要養成習慣，把使用過的東西放回固定的位置**。以自己容易看見、容易擺回去的位置為準，決定固定的擺放位置。萬一收在不容易看到及放回去的地方，很快就會忘記該物品的存在，也會覺得收拾起來很麻煩，結果還是堆得亂七八糟。**選用透明盒、透明箱等可以看清楚內容物的收納工具**，也是重點之一。若是收在不透明的抽屜或櫃子裡，就要記得貼上標籤，才能一目了然。

整理的方法

① 減少物品

準備收納箱，將物品分類成「需要」、「不需要」、「暫時留著」。詢問主管後，不需要的文件放進碎紙機處理。用不到的個人物品請帶回家。

② 決定固定位置

工作上常使用的物品，要放在容易拿取的地方；一定會用到的物品則放在固定位置，方便拿取。

固定位置的示意圖

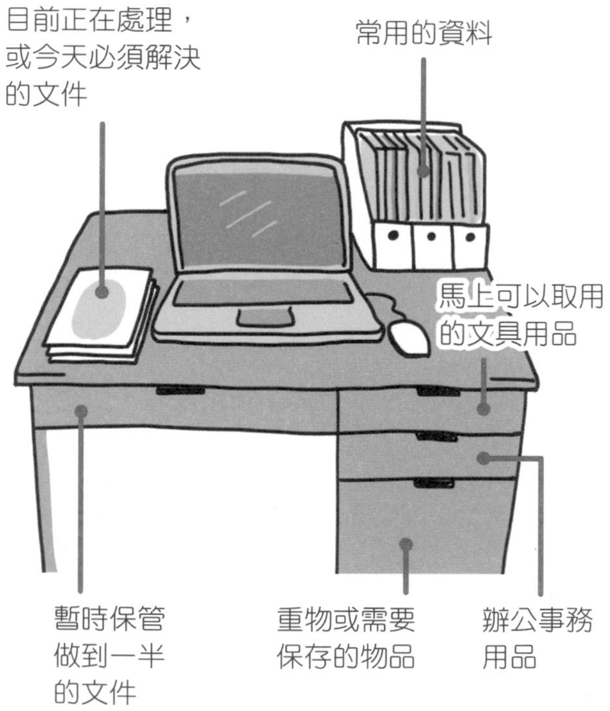
目前正在處理，或今天必須解決的文件
常用的資料
馬上可以取用的文具用品
暫時保管做到一半的文件
重物或需要保存的物品
辦公事務用品

我會這樣做

我會把最常打開的抽屜，當成暫時保管文件的地方，養成習慣在抽屜變得很滿時著手整理。此外，我會把印章等體積較小、容易弄丟卻很重要的東西，放在一個固定的盒子裡，全部收在一起。

解決的方法 2

從小範圍開始收拾

容易堆積物品的人，通常都會想著：「總有一天會用得到。」可是，如果過了一段期間卻一次都沒打開「暫時留著」的箱子，那就代表裡面都是「不需要」的東西。要是無論如何都會擔心，不妨將文件掃描起來、拍照存檔後再丟。

雖然別人送的東西可能會捨不得丟，但要是已經妨礙到工作，就下定決心處理掉吧！如果是公司同事送的物品，在公司丟掉會很失禮，所以請帶回家後再丟。

我們常常會想「有時間再收拾」，但事實上，若想一次收拾完畢，精神與體力都沒辦法負荷。**建議大家不妨縮小範圍與時間，像是「先收拾每天工作的辦公桌就好」、「利用等電腦開機的五分鐘來整理」**，就是維持動力的訣竅！

無法馬上丟棄時

「暫時留著」的箱子，經過半年至 1 年後就可以丟棄

面對不知道該不該丟的東西時，可以先放進箱子裡，在箱子表面註明內容物，暫時收起來。經過半年至 1 年後如果都沒有打開箱子的機會，就可以在請示過主管後，無須開箱，直接把箱子丟掉。

在購買之前仔細考慮清楚

為了避免物品不斷增加，在購物前就要想清楚「這真的需要嗎」？這點非常重要。可以建立起自己的規則，像是買了一個新的東西、就要處理掉一個舊的東西，也是能避免物品不斷增加的訣竅。

無法維持收拾的動力時

下定決心「今天只要收拾這裡就好」，完成後就給自己一點獎勵

從小範圍開始收拾，完成後給自己小點心等獎勵，就能產生成就感。如果可以連續一個月都維持整齊的狀態，就再給自己一點獎勵，像這樣花點心思便能達到不錯的成效。

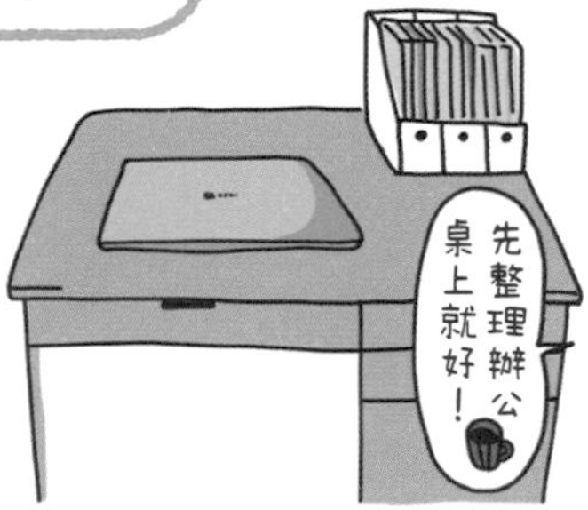

解決的方法3

電腦桌面的圖示最多只留三列

請將電腦桌面上並排的圖示，減少到三列以內，才能夠一目了然。刪掉不需要的資料夾，要是覺得有點擔心就備份下來吧！

建議大家先決定好整理檔案的日子，**每個月固定重新檢視一次**。若是使用電腦內建的垃圾桶，只要經過一段時間就會自動刪除，要是會擔心，不妨**新增一個名為「垃圾桶」的資料夾，暫時先把不需要的檔案移至其中，也是不錯的方法**。

取容易整理、搜尋的檔案名稱

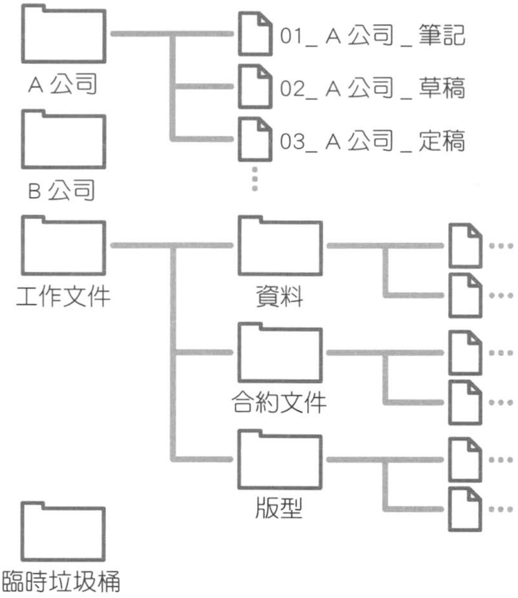
A公司
01_A公司_筆記
02_A公司_草稿
03_A公司_定稿
B公司
工作文件
資料
合約文件
版型
臨時垃圾桶

建議將資料夾名稱取為「資料」、「合約文件」等，就能立即掌握檔案內容。檔案也要命名為「專案名稱_工作名稱_日期」等，統一名稱以便搜尋。可依照處理順序用編號命名，就能讓檔案依照數字大小排列，使用時會更方便。

我會這樣做

如果是筆類，我會買好幾支並分成隨身攜帶用及辦公室用，分別放在胸前口袋、包包、抽屜、筆袋裡。名片也是一樣，為了避免臨時用完或忘記帶，我也會在錢包裡放好幾張名片。

周遭旁人可以幫忙的事

對方會有自己的習慣，只要不造成別人困擾，就別太為難他

在旁人眼裡看來，就算桌上的東西亂七八糟，也許對本人而言有自己的規則也說不定。如果能立刻交出要求的文件、不造成別人困擾，就睜一隻眼閉一隻眼吧！由於看不到的東西會比較難察覺，如果是公司內共用的物品，則請貼上標籤，讓人一目了然裡面的內容。也可以製作一張存放位置一覽表，便能減少尋找物品的時間。

遲到

常見的困擾及原因

因為忘記帶東西而遲到
→ P154

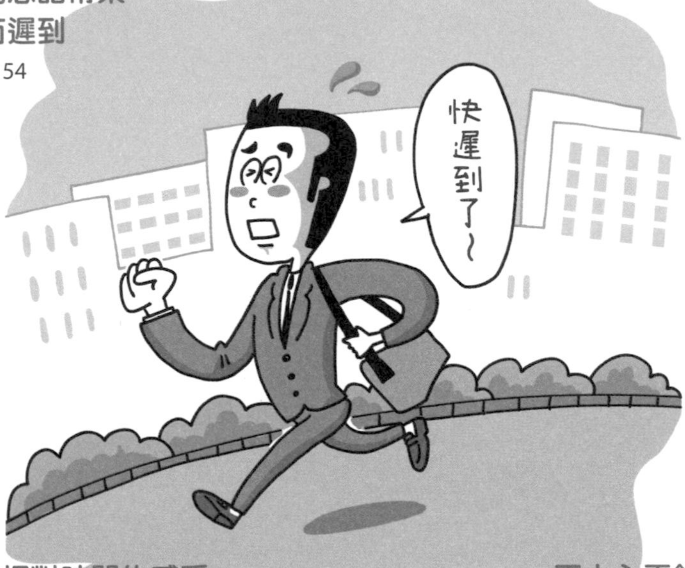

難以掌握對時間的感受總會以為「還有時間」
→ 解決的方法 ❶

不小心弄錯時間或地點
→ 解決的方法 ❷

解決方式

- 彌補預想時間的不足。
- 查好時間及交通，避免估錯時間。

雖然不會遲到太久，但總是會晚到一些時間

難以掌握對時間的感覺、有時間管理不佳的傾向，是在發展障礙者身上很常見的特質。「一個半小時後集合」，聽到這樣的指示時，應該要在腦海中條列出出發前該做哪些事情、預估準備所需的時間，並反推時間進行準備。但是，對於不擅長管理時間的人而言，上述這些步驟會變得相當困難，分不清楚「現在到底該做什麼」。

對時間感受比較不敏感的人常會心想**「反正還有時間」，把出門的準備往後拖延，或是被其他事情帶走注意力，結果導致出門準備的時間不夠**。因此，雖然不會有睡過頭等大遲到的情況，但很有可能會是遲到慣犯。

解決的方法1
彌補預想時間的不足

對於時間感覺比較不敏感的人而言，很容易會低估「出門所需的時間」，無法具體預測出「準備的時間」，常常一回神就已經超過該出發的時間。**如果常會低估所需時間，不妨將行程安排在預計見面的三十分鐘至一小時前**。抵達現場時若還有時間，則可以用來確認郵件等，就能有效安排運用時間（見頁69的說明）。

此外，也建議大家可以玩玩看「猜猜現在幾點」的遊戲，洗完臉、用過早餐後，可以在心裡想想看「因為起床時是六點，現在應該是六點四十分左右吧」，像這樣預測目前的時間，就能在輕鬆有趣的過程中，漸漸學會對時間的感覺。

將時間提早 30 分鐘至 1 小時

對發展障礙者而言，「充裕地出發」是一件很困難的事，所以不妨當作是在騙自己，在行程表上把時間提早 30 分鐘。這麼一來，就算出發的時間晚了、低估交通時間，也還是能趕上約定的時間。

在約定時間前，安插單純事項

建議可在約定地點附近提前安排「先用午餐」、「前往書店一趟」，類似這種就算沒做到也不會出問題的事項，便能促使自己早一點出發。

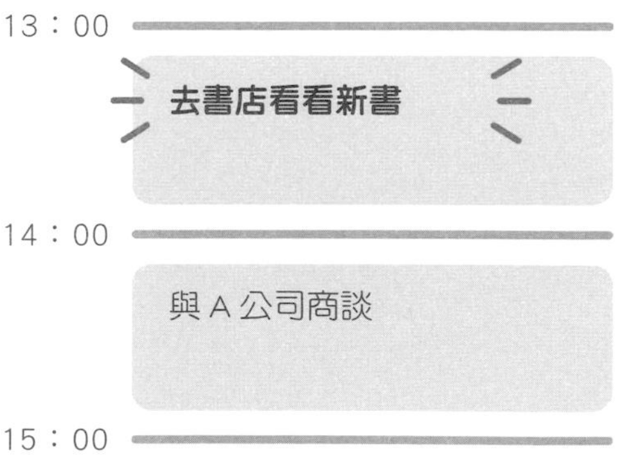
13：00
去書店看看新書
14：00
與 A 公司商談
15：00

使用指針式時鐘

比起電子時鐘，使用指針式時鐘的好處是可以直接看出時針的動向，容易掌握時間的流動，也很容易得知還剩下多少時間。

玩猜時間遊戲

像是在洗完澡後，可以先在心裡預測「現在大概是〇點左右」後，再看時鐘確認。養成習慣之後，心裡對時間的感覺就會漸漸符合實際的時間了。

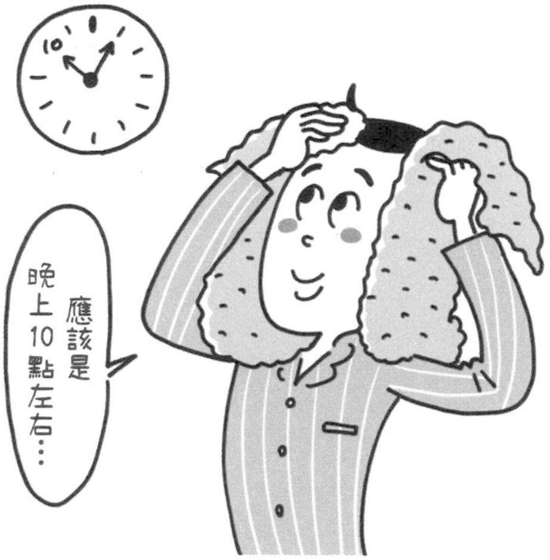
應該是晚上10點左右…

我會這樣做

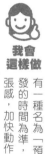

有一種名為「預設倒數計時器」的時鐘，可以反推時間。以預計出發的時間為準，再反推出所需時間，比起直接看一般時鐘會更有緊張感，加快動作出門。

解決的方法 2
查好時間及交通，避免估錯時間

對於粗心大意的人而言，就算事先查好乘車時刻，也可能會沒有把下車後的走路時間算進去。**請將到站後可能會去便利商店或廁所的時間也考量進去，規劃自己的行程吧！**

當腦海中思考的事情過多時，大腦的記憶體會變得很滿，可能會讓人錯過該搭的那班車，或是走錯路，導致大遲到。建議可將在意的事情記在筆記本等，暫時將那件事排除在思緒之外。也可以將約定好的見面場所事先列印出來，或是設定在一打開行事曆就可以立刻看到的畫面。此外，一定要先調查好**「從家裡到約定地點」的交通時間，走路時間也要預估在內，**這樣才能放心。

先略過其他事情

請讓大腦的記憶體一直保持在充裕的狀態。若是在搭車過程中看了朋友傳來的閒聊訊息，就會因為太在意聊天內容而使大腦記憶體過載。在抵達目的地前先忽略朋友的訊息，也是一個方法。

在行事曆中設定好交通方式與地圖的超連結

註明有約定場所的郵件，以及交通方式、所需時間的搜尋結果等，都要在行事曆裡設定好超連結，讓自己能隨時檢視。

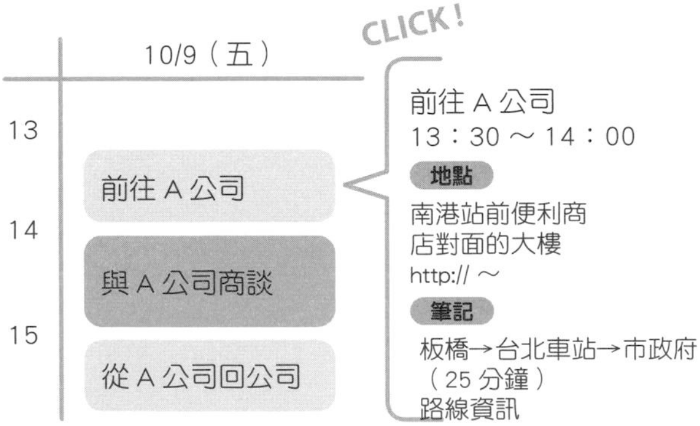

10/9（五）
CLICK！
13
14
15
前往 A 公司
與 A 公司商談
從 A 公司回公司
前往 A 公司
13：30 ～ 14：00
地點
南港站前便利商店對面的大樓
http:// ～
筆記
板橋→台北車站→市政府
（25 分鐘）
路線資訊

先確認目的地、班次

一定要先確認清楚目的地、列車類型，為直達車還是各站都停再搭車，千萬不要在月台上急急忙忙衝進車廂。此外，也要記得事先在地圖上確認好車站出口。

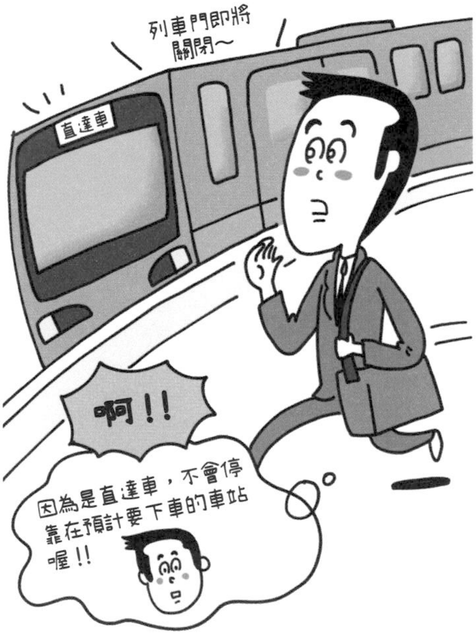

列車門即將關閉～
直達車
啊！！
因為是直達車，不會停靠在預計要下車的車站喔！！

正向思考 要認為早到是賺到，而非吃虧

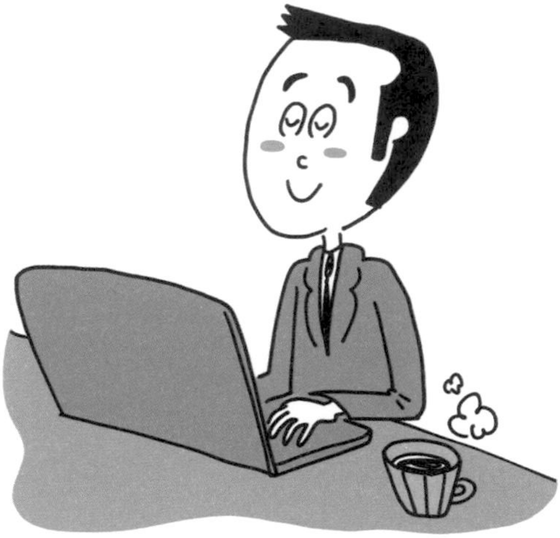

大家可能會認為太早抵達目的地很浪費時間，但如果能有效運用時間，例如：「去咖啡店工作」、「閱讀想看的書」等，就能讓心情轉變為「早點抵達真是賺到了」。不妨在出發前先決定好「若提早抵達可做的事」，最重要的是，只要提前抵達目的地就能從容地行動，降低在開會討論時犯錯的風險。而且也能避免在他人面前留下不好的觀感，在工作上也能獲得成就感。

我會這樣做

使用Google地圖，就能得知從自家到車站的走路時間，非常方便。搜尋路線之後，我會將路線畫面截圖存檔，這麼一來，即使關閉APP也能立刻檢視地圖，讓人安心不少。

若能提早聯繫，通常不太會出問題

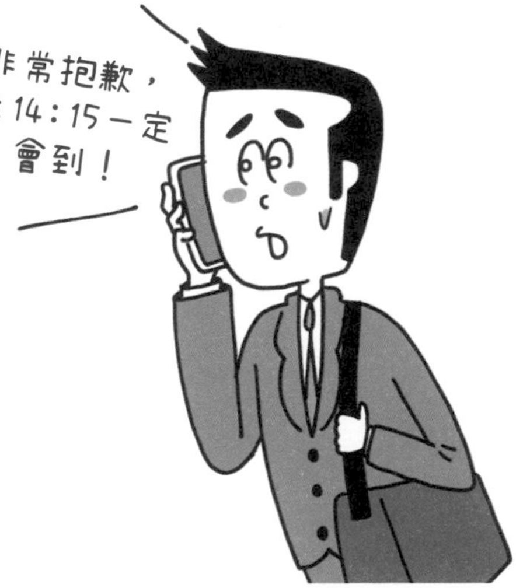

偶爾也會突然發生意想不到的事，讓人沒搭上原本預計要搭的車次。眼睜睜看著列車在眼前開走，一定會令人感到焦慮不已、陷入恐慌。不過，若是因為太過焦急，一心想要挽回遲到的窘境而跳上計程車，也可能會因為塞車而困在車陣裡，或是在抵達目的地後走錯路，反而讓情況變得更糟。

面對趕不上列車的這個事實時，請告訴自己這件事已成定局。當心情靜不下來時，可以透過深呼吸等穩定住心情。接著查詢下一班車次，重新搜尋所需時間，並告知對方自己會遲到幾分鐘，說明具體的時間。只要能夠冷靜應對，便能將對方的困擾降低在最低限度。

工作上的困擾

忘記約定好的事

解決方式

- 不要太相信自己，做筆記吧！
- 在生活動線上貼紙條，自然就能留意。

常見的困擾及原因

無法掌握時間，感覺好像都還很久

→ 解決的方法 ❶

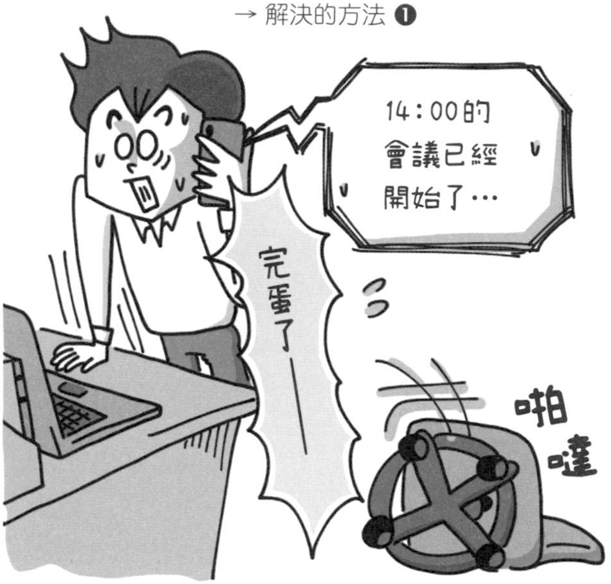

忘記確認、忘記寫在筆記或行事曆上

→ 解決的方法 ❷

原因在於忘記做筆記或記錯時間

有些人明明在行事曆上記錄了正確的約定日期與時間，卻在某階段弄錯時間，就這樣記住了錯誤的時間，結果就導致「忘記約定好的事」。發展障礙者**本來就比較難以掌握日期及星期幾的感覺**，再加上很難意識到眼前看不見的事物，**一不注意就很容易弄錯細節，一旦認定了錯誤的資訊就無法再重新修正**，這也是發展障礙者的特質之一。

要是因為「現在還記得、沒關係」而放心下來，就不再記錄或重新確認行事曆，就會演變成直到當天約好的對象主動聯繫自己時，才會察覺到自己弄錯了而手忙腳亂……，這種例子屢見不鮮。

解決的方法 1 不要太相信自己，做筆記吧！

即便在約定的當下，立刻記住了日期時間，但只要一有新的資訊進入腦海，就會幾乎忘得一乾二淨。尤其是工作記憶容量較少的人，更會如此（見頁59）。

一定要自我警惕「明天的自己絕對會忘記」，就像是對未來的自己留下證據一樣，立刻記錄正確資訊。只要能留下紀錄，即使經過一段時間，也能隨時將腦海中的錯誤資訊更新成正確資訊。一旦產生些許懷疑，只要趕緊確認筆記就好。

毫不懷疑自己可能會弄錯，也是造成失誤的原因之一。**請大家反覆確認行事曆，隨時將記憶更新成正確資訊。**

我會這樣做

我很容易忘記把「下週三一起吃午餐」等不經意的約定記錄下來。一旦懷疑起「到底是什麼時候」，我就會裝作雲淡風輕地詢問對方：「我們是約這週吃午餐吧？」確認後立刻記錄下來。

發出聲音朗讀筆記

藉由出聲朗讀筆記內容，能讓耳朵也同時聽取資訊，防止記下錯誤資訊。如果原本就弄錯了，朗讀出聲也比較容易察覺。

使用自己喜愛的記事本

使用自己喜愛或精心製作的記事本，就能讓人在每一次打開時都充滿期待。養成在記事本上記錄重要事項、確認的習慣吧！

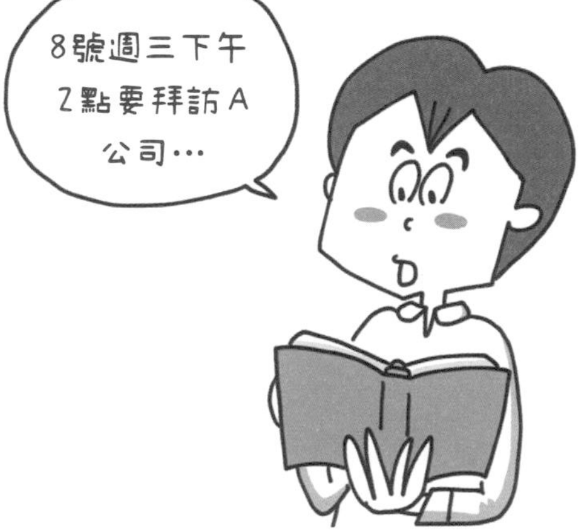
8號週三下午
2點要拜訪A
公司…

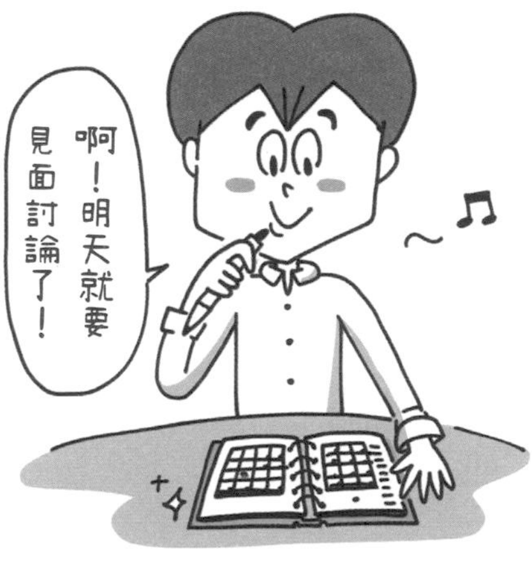
啊！明天就要
見面討論了！

統一管理工作與個人事務

若是把工作與個人事務分開記錄，就很有可能會出現約定時間重疊的問題。請使用同一本記事本或 APP，用顏色區分工作與個人事務即可。

決定好就立刻用文字記錄下來

一旦跟別人約好，就要立刻記在記事本或手機 APP 中。建議可以向對方傳送確認訊息，一方面也可以當作是備忘錄，記錯時也比較容易察覺。

解決的方法❷

在生活動線上貼紙條，自然就能留意

好不容易記錄下來了，卻只因為做了筆記就志得意滿而不去確認，最後還是記錯細節，這樣就本末倒置了。**在日常生活中，不妨將寫有資訊的便條紙貼在目光所及的位置，讓自己每天都看得到正確資訊**，便能隨時修正錯誤資訊，有意識地將約定輸入至大腦裡。

不過，筆電周圍要是貼滿了大量便條紙，各種資訊都變成常態分佈，就會成為轉眼即忘的風景之一，不會刻意讀取裡面的資訊。請盡量頻繁更換、重貼，依據內容而改變張貼位置，也是不錯的方法。

此外，也可以**使用手機的記事APP，設定語音提醒功能**等，花點心思讓自己「察覺到紀錄」也是很重要的一環。

統一做好筆記

就算每次都當場記錄在紙上，也很可能很快就弄丟了。建議選用一款記事本或記事 APP，每天隨身攜帶，避免弄丟。

設定好幾個鬧鐘

將同一個約定設定成好幾個鬧鐘，分別在 1 天前、1 小時前、10 分鐘前提醒自己。這麼一來就能避免自己徹底忘掉約定好的日期與時間。

叮鈴鈴！ 與 A 公司商談 1 天前

叮鈴鈴！ 與 A 公司商談 1 小時前

叮鈴鈴！ 與 A 公司商談 10 分鐘前

在走道上張貼便條紙

可以在玄關門口或廁所附近等，每天生活中都會自然而然注意到的地方，張貼寫有約定資訊的便條紙。也很推薦使用可以貼便條紙的手機殼。

使用智慧型手機的小工具

若是在 APP 中做了記錄，卻沒有打開 APP 檢視，也一樣會忘記。建議將記事 APP 的畫面顯示於手機桌面，就能在每次打開手機時自然而然看到資訊。

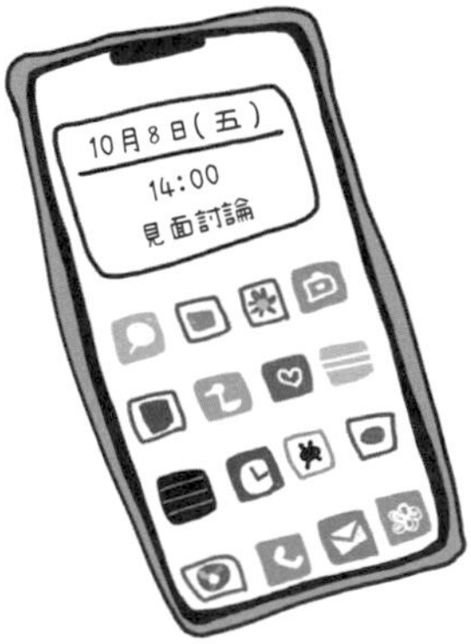

正向思考

以誠實的態度，將危機化為轉機

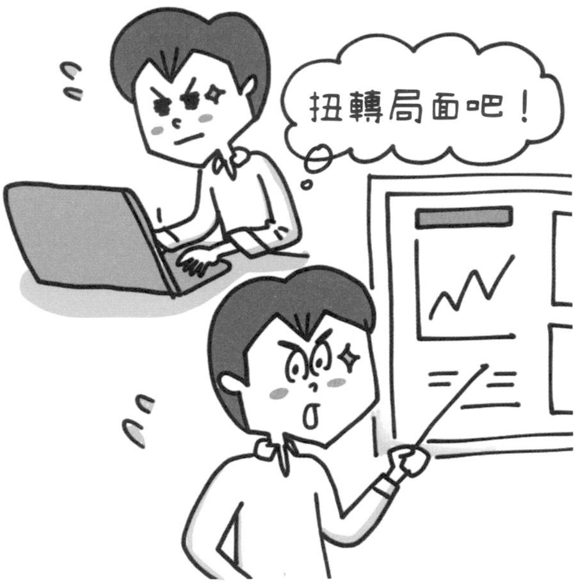

面對自己犯錯的事實，難免會一直放在心上，因而感到灰心喪氣。不過，越是陷進負面情緒裡，越會使大腦記憶體失去餘裕，引發下一次的犯錯，讓事態變得越來越嚴重。所以，犯錯時最重要的就是轉換心情。千萬不要一直找藉口，只要誠實地向對方道歉，盡全力彌補自己造成的局面就好。

正因為已經犯錯，為了挽回錯誤，有時也能發揮出比平常更好的表現。全力做出好的成果，就能讓人將你之前忘掉約定的事一笑置之。此外，要記得想好解決對策，避免下次再重蹈覆轍。

我會這樣做

我常會混淆數字4與7，弄錯「14日」與「17日」，也曾經記錯朋友的婚禮時間而大遲到。我現在會使用可以語音輸入的LINE聊天機器人「待辦小精靈」，一有約定就立刻輸入進去。

周遭旁人可以幫忙的事

最重要的就是要「提醒對方」

若是在講重要事情或約定時，對方沒有立刻做筆記，就要敦促對方趕緊記下來。甚至可以與對方共用行事曆，互相掌握彼此的行程，或是將說過的內容再用郵件傳送一次，將約定內容化為文字，也是不錯的方法。在約定日期的前一天，也要再次提醒對方「明天10點在A公司前面集合」，便能更放心。

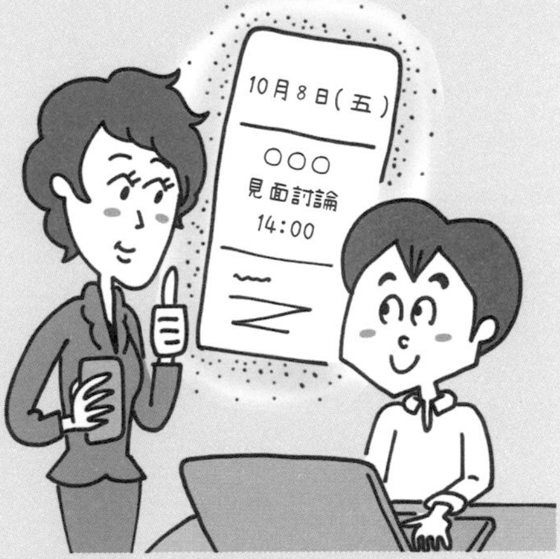

工作上的困擾

不擅長開會及與人討論

常見的困擾及原因

沒辦法同時進行兩件事，例如一邊看資料一邊說話
→ 解決的方法 ❶

只要與超過兩個人說話，就跟不上談話內容
→ 解決的方法 ❷

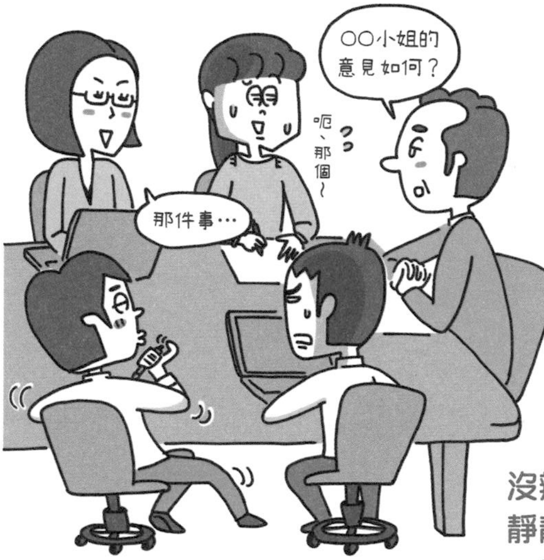

不擅長一邊出示資料、一邊用口頭報告
→ 解決的方法 ❷

沒辦法靜靜坐好
→ 解決的方法 ❸

不擅長一心多用，同時做兩件事情

有些人光是在會議或討論場合中聽別人說話，就會感到昏昏沉沉。在一般的會議或討論場合中，通常都必須一邊閱讀資料、一邊聆聽超過兩個人的發言，並將每個人的想法及板書記錄下來，最後再發表自己的想法。**對於工作記憶較弱、不擅長同時進行兩件以上事情的人而言，可說是非常難熬的場合。**

在會議中報告也是一樣，必須在切換投影片的同時，一邊告訴大家重要的部分、一邊繼續發言報告，也是屬於需要同時進行兩件以上事情的工作，許多發展障礙者都很不擅長這樣的工作。

此外，要一直維持相同姿勢坐在位置上，對於發展障礙者而言也很困難，**如果是過動傾向較強的人，要在會議中一直保持不動真的會非常痛苦。**

解決方式

- 使用數位器材，減輕自己的負擔。
- 確實準備好自己的想法或簡報。

解決的方法❶ 使用數位器材，減輕自己的負擔

若能使用數位器材、並拜託周遭的人多幫忙，就可以減輕自己的負擔。舉例來說，**可以利用手機拍攝板書，以錄音器材錄下會議過程**，或藉由語音輸入法與錄影等方式，減輕「書寫」方面的負擔，便能把心力專注在「聆聽」上。

不過，**若是擅自拍攝板書、在會議中錄音，也有可能會惹得別人不高興，因此千萬別忘了要事先向大家道歉：「為了以防萬一，請讓我在這裡拍照（錄音、錄影）記錄。」**

有時候閱讀資料的當下，會難以立即發表想法，這種時候則盡可能拜託別人在開會之前先提供資料給自己；或是提議「是否要先統籌好團隊內的想法」，也是不錯的方式。

利用手機拍攝板書

在會議中不要一一抄下板書，而是可以利用手機拍攝白板上的內容。建議事先跟大家說明：「為了以防萬一，請讓我在這裡拍照記錄。」

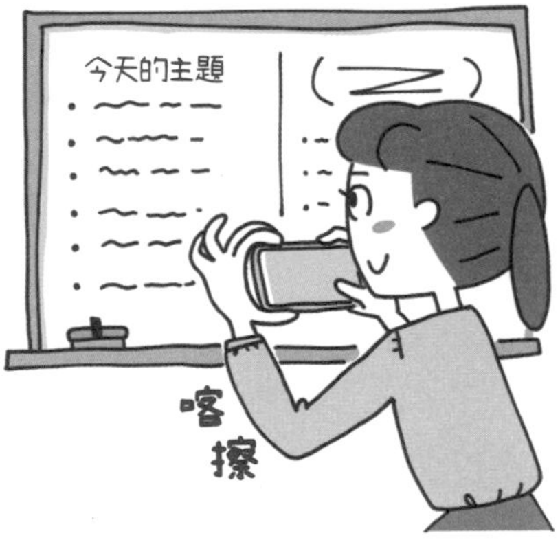
今天的主題
喀擦

以錄音的方式做會議紀錄

可以使用錄音或語音輸入功能，直接將聲音化為文字，就不必做筆記。如果是視訊會議，錄影也是不錯的方式。

資料一發下來就要立刻閱讀

資料發下來的瞬間就要用眼睛大致掃過，理解大部分的內容。如果可以，請在會議前就拜託對方先提供資料，並將自己的想法寫下來，便能減輕在會議中的負荷。

無關緊要的話題可以略過

會議中總免不了會閒聊幾句，但讓無關緊要的事情占據工作記憶，就會忘了真正重要的主題。這時不妨保持笑容閱讀資料，在不破壞氣氛前提下，略過這些閒聊。

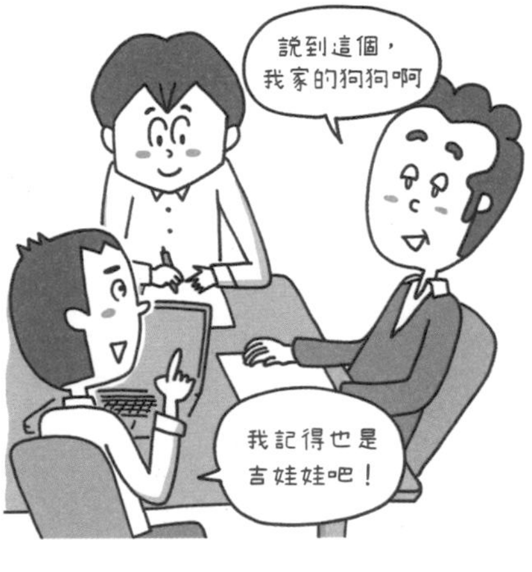
說到這個，
我家的狗狗啊
我記得也是
吉娃娃吧！

我會這樣做

我會使用Google的語音輸入功能，將會議與討論的內容記錄下來，之後再整理成文章、統整內容，傳送給所有的與會者，這麼一來大家都會很高興。

解決的方法❷ 確實準備好自己的想法或簡報

注意力不集中或衝動特質較強的人，在會議或討論進行到一半時，就會開始分心想其他事情，忍不住說出口後，就會偏離原本的討論主題。請先將該傳達給大家的內容記錄下來，一邊確認筆記、一邊發言吧！

做簡報時，掌握時間也是一大關鍵。請先準備好閱讀資料，一定要在限定的時間內報告完畢。此外，請大家以**「一頁投影片講一個重點」**為準，製作出簡潔易懂的簡報資料，而且要**先整理好重點，每一頁投影片大概講一分鐘左右**。

應該有些人很不擅長邊出示投影片、邊用言語解說，建議可在同事的幫忙下事先練習，或是在**練習時自行錄影，便能確認簡報中是否有多餘的部分**。

先把自己的想法記錄下來

如果只是在自己的腦海中整理思緒，事到臨頭很可能會突然忘記，或是說起無關緊要的話題。請事先記錄好自己的想法，一邊看著紀錄一邊報告，就能確實說出想講的話。

製作簡潔易懂的簡報

先將自己想講的話全部都寫下來，並整理成可以在限定時間內報告完畢的內容。一張投影片大約講一分鐘左右會比較恰當，請適度取捨內容，做出簡潔易懂的簡報。

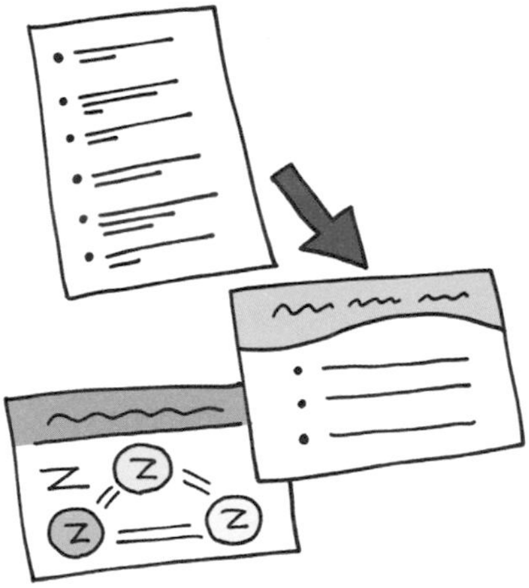

反覆練習

只要反覆練習簡報，就一定能越來越進步。可以先想好別人可能會發問的內容，事先準備好答案。也可以請同事或主管幫忙示範簡報。

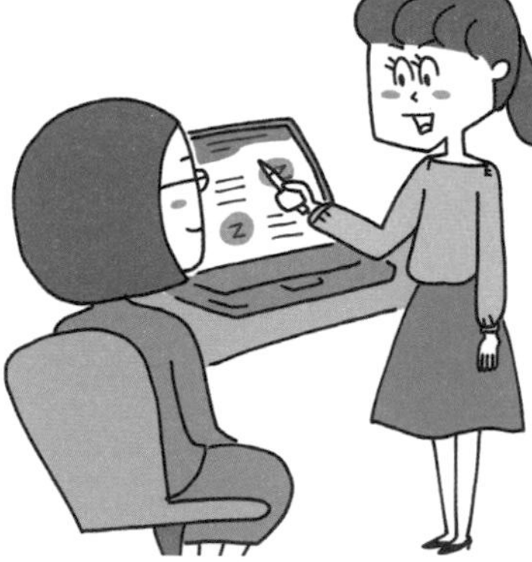

解決的方法 3

在他人看不見的地方，抒發過動的症狀

有些人會需要自言自語、轉筆、身體動來動去，才能讓自己專注在會議的內容裡。雖然長大成人後並不會像小時候般，出現明顯的過動症狀，但還是會保有些許跡象。不過，就算再怎麼專注，也要在別人看不見的地方抒發過動的症狀，避免影響到他人。

如果會被外面的光線或雜音影響，可以先向周圍的人說一聲，再起身關閉窗簾或窗戶。

偷偷活動身體

若是讓別人看到自己在會議中活動身體，可能會帶來不好的觀感，建議可在桌子下安靜地活動雙腿，或在口袋裡放一顆柔軟的球偷偷握住，讓心靈沉澱下來。

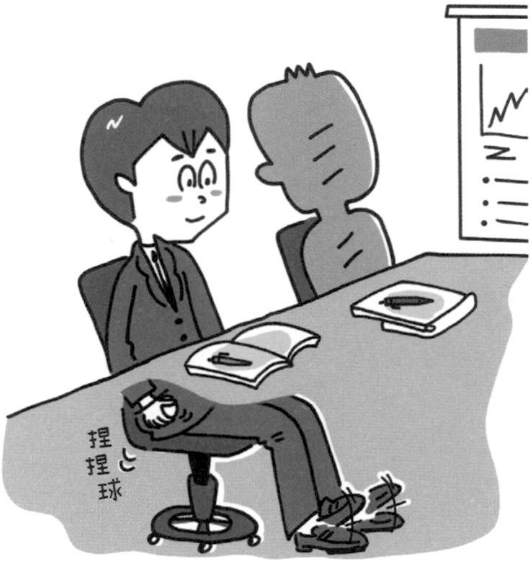
捏捏球

婉轉說明自己的需求

若有過度敏感的傾向，可以婉轉說明自己的感受「光線有點刺眼，我看不見白板上的字」，或「外面的聲音讓我覺得有點在意」等，用別人也可以接受的理由表達需求。

我會這樣做

在會議或討論的過程中，我總是很難忍住想打呵欠的感覺，對我來說非常困擾。我現在會解釋：「因為我過敏。」進而戴上口罩開會。這麼一來，別人就看不到我的口部動作，真是幫了大忙。

周遭旁人可以幫忙的事

思考如何讓會議更有效率

會議場合會對發展障礙者來說，會造成特別大的負荷，請盡可能減少與會人數，利用投影布幕或白板呈現出大家的想法，這樣就結果而言，對所有與會者都會很有幫助。請將以往認為「理所當然」的事情再從頭檢視一遍，思考能否刪減不必要的步驟，讓會議變得更有效率。

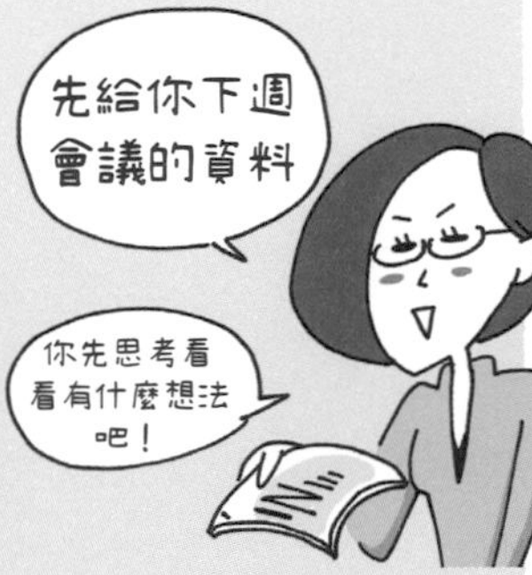
先給你下週會議的資料
你先思考看看有什麼想法吧！

工作上的困擾

在郵件上出錯或失誤

解決方式

- 先上傳附加檔案、再填收件者。
- 設計出讓郵件更好讀的格式。
- 整理收件匣。

常見的困擾及原因

忽視收到的郵件
→ 解決的方法 ❸

傳錯郵件
→ 解決的方法 ❶

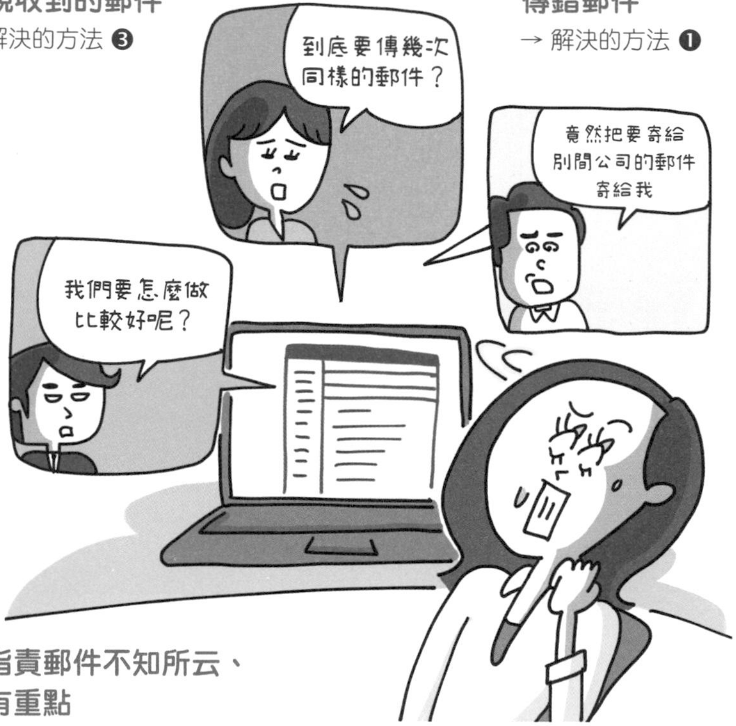
到底要傳幾次同樣的郵件？
竟然把要寄給別間公司的郵件寄給我
我們要怎麼做比較好呢？

被指責郵件不知所云、沒有重點
→ 解決的方法 ❷

經常粗心犯錯，搞不清楚規則

對ADHD個案而言，要注意到各個面向會比較困難，很可能會經常犯下粗心的錯誤，像是**忘記上傳附加檔案、沒有區分副本與密件副本**等等。

此外，郵件是在聯繫工作時不可或缺的工具，在使用郵件時，會有一些大家都心知肚明的規則及禮節，但對於難以理解「潛規則」的人而言，便**很容易傳送出被大家認為是「不懂得察言觀色」的郵件**。雖然偶爾的失誤大家還可以包容，但要是失誤太頻繁，就可能會給人「這個人很沒禮貌」的負面印象。

解決的方法❶ 先上傳附加檔案、再填收件者

像是忘記上傳附加檔案、內文還沒寫完就直接按下傳送，這些失誤都是因為心裡想到什麼就寫什麼，沒有檢查就按下傳送鍵所致。只要**改變書寫郵件的順序**，就能有效預防這些問題。

例如容易忘記的附加檔案，就要在開啟新郵件時先上傳，接下來寫主旨與內容，從頭到尾閱讀一次後，再填入收件者，才能按下傳送鍵。在尚未填寫收件者之前，就算是不小心按到傳送鍵，郵件也不會寄出，無須擔心失誤。

在工作郵件中，任何發言都必須負起責任。如果是重要的郵件，可以請別人幫忙確認，或是在傳送出去之前先寄給自己確認，多設下幾次確認的防線，就能有效避免發生失誤。

我會這樣做

如果是使用 Google 的 Gmail，只要在郵件內文中提到「我附加了〇〇」，當忘記上傳附加檔案時，就能從 Gmail 收到提醒：「您是否可能忘記附加檔案？」非常方便。

改變書寫郵件的順序

① 上傳附加檔案

有時候容量太大的附加檔案會無法傳送，若是超過 3mb 以上的檔案，就要使用可傳輸大檔的雲端硬碟。此外，也要確認公司在這方面是否有相關規定。

② 書寫主旨及內容

請填上精準的主旨，讓人在打開郵件之前就能掌握這封郵件的大致內容。郵件內容的書寫方式請參考下一頁，務必「正確、清楚、簡潔」。

③ 輸入收件者並傳送

確認過內容後，再輸入收件者。如果有同名同姓的收件者，則應該在加入收件者時就先輸入公司名稱，會比較方便確認。

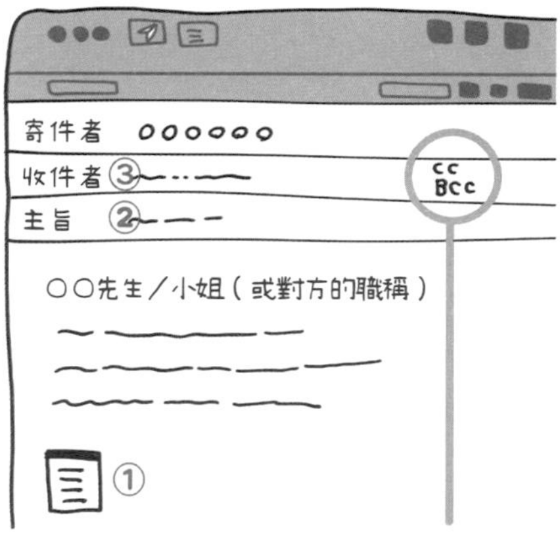

區分使用副本與密件副本

這兩者都是將同一封郵件傳給多人的功能，不過若是在副本中輸入收件者，所有人都會看到該帳號。建議收件者填入自己的帳號，其他人則全部使用密件副本傳送，避免帳號曝光。

按下「傳送」鍵之前要先確認

傳送前，要從頭到尾讀一遍，確認內容是否正確。若能製作一張確認清單會更好，在還不熟悉之前也可以請主管幫忙確認。

善用取消傳送功能

有些郵件軟體可以在設定好的時間才傳送出去。按下傳送鍵後若是發現錯誤，就可以立即取消傳送。

解決的方法❷ 設計出讓郵件更好讀的格式

只要掌握住幾個重點，就能寫出更簡潔易懂的郵件。**設計好專屬的「格式」，每次書寫郵件時就能輕鬆完成，不再感到苦惱**。

雖然在商業書信中必須包含開頭、結語、季節問候語，但在郵件中則無須使用。在郵件的開頭，若是對公司外部人士要寫「長久以來受您關照了」；若是公司內部人士則要寫「辛苦了」。

除了郵件之外，商業場合中的用語都和日常生活不同，學習起來也許會有困難。這種時候，不妨**參考別人寄給自己的郵件**。只要是感覺不錯的用語或書寫方式，就可以積極模仿，藉此設計出自己的格式。

長久以來受您關照了。我是●●公司業務部的◆◆◆，今天這封郵件主要是想通知您新產品發表會的相關事宜。這次的新產品是全新口感的洋芋片，採用巧妙的切片方式，研發出大人小孩都會喜歡的產品。希望您可以在百忙之中前來試吃，麻煩您了。
時間為 2024 年 1 月 22 日（週一）下午 1 點，場地在▲▲飯店的飛翔之室。

✕ 難以閱讀的郵件

文章沒有斷行，叨叨絮絮寫了一大串，乍看之下難以掌握重點。

↓

長久以來受您關照了。
我是●●公司業務部的◆◆◆。

今天這封郵件主要是想通知您敝公司推出新品，
新產品發表會的相關事宜如下。
這次的新產品是能讓人體驗到全新口感的洋芋片。

………………………………………………

新產品發表會

◆時間：2024 年 1 月 22 日（週五）下午 1 點開始
◆場地：▲▲飯店的飛翔之室

………………………………………………

希望您可以在百忙之中前來試吃，
麻煩您了。

我自己也試吃過，由於採用巧妙的切片方式，
研發出大人小孩都會喜歡的口感。
請●●先生／小姐也試吃看看，
希望可以提供您寶貴的意見。

衷心期盼您的到來。

○ 簡潔易懂的郵件

一行文字控制在 30 字左右，在好讀的前提下斷行。

一段內容維持在三、四行，換下一段時要記得空一行。

重要內容要以條列式書寫。

明確寫出希望拜託對方的事。

應極力減少自己的想法。如果一定要寫，就跟重要事項分開來寫。

解決的方法❸ 整理收件匣

若是工作記憶容量較少的人，會因為收到大量郵件而感到混亂不已，可能因此遺漏重要的郵件。**請定期刪除不需要的郵件**。

若是需要多一點時間才能回覆的郵件，可以先回覆一封：「我了解您的意思了，確認清楚後再回覆您。」就算**只是先讓對方知道自己會盡快處理，也能讓人感覺比較安心**。另外，**請靈活運用收件匣分類或貼標籤等功能**，讓自己不至於遺忘未處理的郵件。

預留一段時間確認郵件

不可等到「感覺不對」時再確認郵件，每天請在固定時間確認。

先傳送一封通知信

如果不知道該怎麼回覆、或是需要與主管確認後才能回覆的郵件，可以先傳送一封「我了解了，稍後回覆」的郵件，就不會讓對方擔憂。

區分出尚未處理的郵件

建議可區分收件匣類別、或是做上記號，讓自己一目了然「這是尚未處理的郵件」。若是廣告郵件，則應盡速刪除。

電子報請登記私人信箱

電子報或廣告信請寄到私人信箱，不要寄到公司信箱。

我會這樣做

就算是已經讀過、也回覆過的郵件，只要尚未處理內容，我就會把整封郵件標示為「未讀」。由於粗體字比較明顯，讓人不容易忘記，而且累積多了之後就會覺得「真麻煩」，反而會記得要處理。

周遭旁人可以幫忙的事

傳達複雜的內容前，請先確認

請一邊對照公司內部的規定或示範手冊，一邊具體地告訴對方，他的郵件哪裡寫得不好。若能依照右側的步驟從旁協助會更好。

STEP 1
傳送前先確認郵件內容。

STEP 2
請對方把自己加入副本。若郵件有不妥之處便能立即處理。

STEP 3
交給本人處理的同時，也營造出能隨時討論的環境。

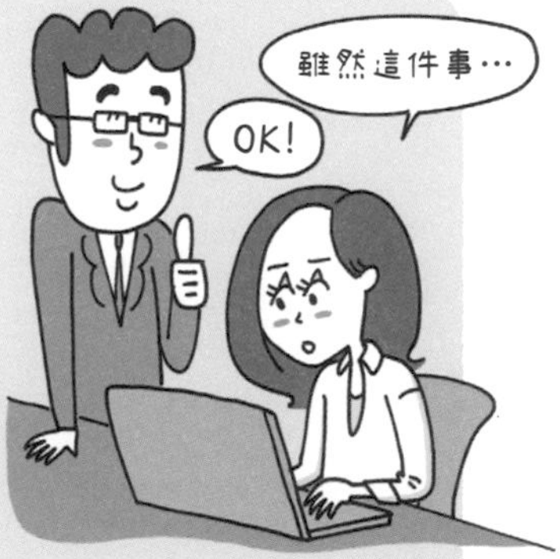

工作上的困擾

沒辦法同時處理兩件以上的工作

常見的困擾及原因

正在做某件事情時
突然安插了別的工作就會驚慌失措

→ 解決的方法 ❶

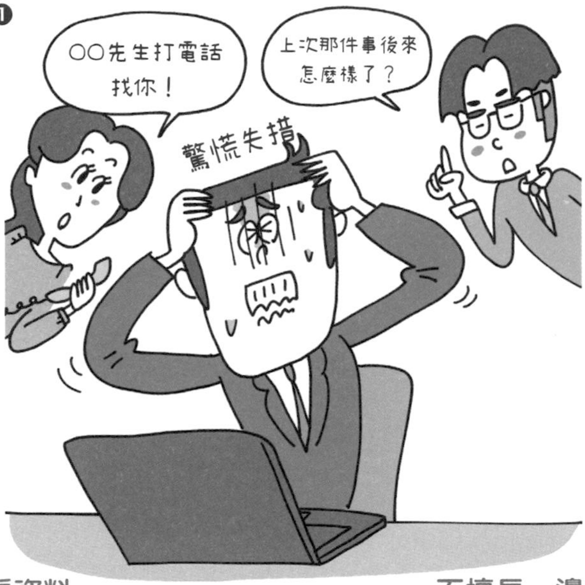
○○先生打電話找你！
上次那件事後來怎麼樣了？
驚慌失措

不擅長一邊看資料、一邊製作文件

→ 解決的方法 ❶

不擅長一邊聆聽、一邊做筆記

→ 解決的方法 ❷

由於不擅長整理資訊，無法妥善分配注意力

具有過度專注或注意力不集中特質的人，很難將注意力同時分配給許多不同的事項，會顯出不擅長多工處理的傾向。

不過，在公司裡工作時，很容易臨時被交派別的工作或是有電話、訪客，必須得在處理眼前工作的同時，也解決其他的工作，這對不擅長整理複數資訊的人而言，可說是非常辛苦的環境。但話說回來，為了促使自己在面對每一件工作時都能迅速應對，**在桌上擺放了許多不同種類的書籍、電腦裡開了許多視窗，反而會讓自己無法專注在原本該做的工作上。**

解決方式

- 使用能輕易切換工作的工具。
- 將交辦事項寫在紙上或錄音。

解決的方法 1 使用能輕易切換工作的工具

可以做到多工作業的人，並不是因為能夠同時思考兩件以上的事情，而是**很擅長在短時間內依序處理單一作業的緣故**。反之，工作記憶較弱的人，很難在頭腦內切換不同的單一作業，因此建議可利用一些工具來輔助。

首先，**依照工作項目來分類文件是一件非常重要的事**。桌上只擺放當下所需的物品，要是臨時聽到跟別項工作有關的內容，就取出該項工作文件的資料夾，結束後再立刻收好。

此外，若電腦裡開了兩個以上視窗會感到難以閱讀，或當下切換視窗後，就會忘記之前視窗中寫了什麼的人而言，可以在工作環境中**加入副螢幕**。

我會這樣做

工作時若收到郵件，我習慣立刻處理，導致很難回到原本的工作上。所以我現在都刻意關閉郵件的通知功能，並設定鬧鐘，提醒自己每三小時確認一次信箱。

依照工作項目來分類文件

只要依照工作項目分類，將文件分別裝進不同的資料夾，就能在別人詢問工作進度時，立刻從正確的資料夾中取出文件回應。若能使用直立式文件盒來區分收納，使用起來會更方便。

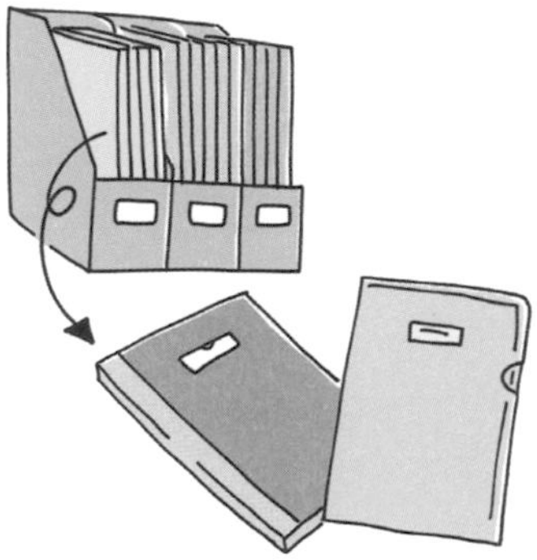

使用「虛擬桌面」

所謂的虛擬桌面是指在一台電腦中，可以設定兩個以上的桌面，只要按一下就能切換。例如以「桌面 1 是工作 A」、「桌面 2 是工作 B」的方式區分，只要切換桌面，就能同時處理兩件以上的工作。

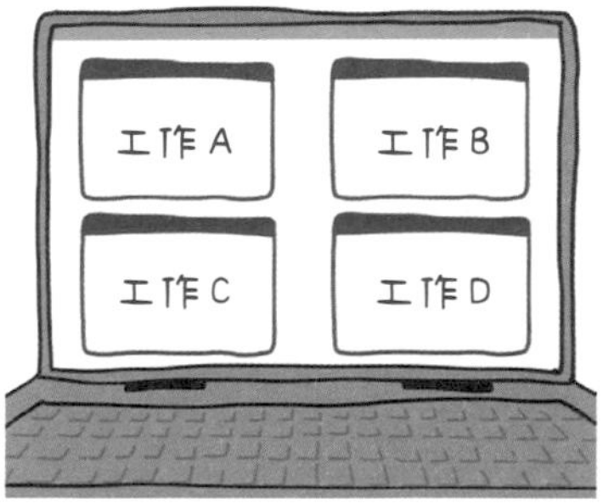

準備副螢幕

一邊上網查詢、一邊書寫 Word 檔時，不妨再多使用一台平板或電腦，架設出雙螢幕的工作環境。副螢幕用來查詢資料，主螢幕則用來製作文件，讓工作更有效率。

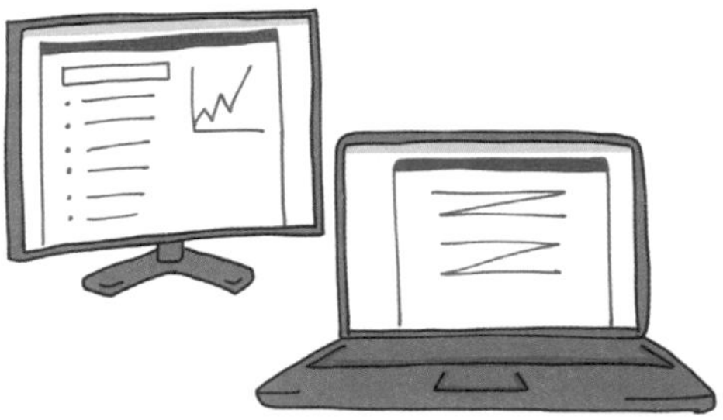

解決的方法❷ 將交辦事項寫在紙上或錄音

對沒辦法同時做兩件以上事情的人而言，「一邊聆聽一邊做筆記」可能會是相當困難的事。為了避免在做筆記時產生遺漏，**請別人將指示記錄在紙上、或用郵件傳達，而非口頭說明**，會是不錯的方法。

儘管如此，職場有時也會遇到只能用口頭或電話交派任務的情況。這種時候不妨**事先取得對方的同意，以錄音或語音輸入的方式記錄**。

此外，若是一心想要「以正確的文字做筆記」，反而會讓自己更混亂。在趕時間的情況下，不妨轉念告訴自己：「只要之後看得懂就好。」全部都用注音書寫也無妨。

請對方將交辦事項寫在紙上，或用郵件傳達

製作專屬的「交辦表格」，請別人在表格寫下交辦內容；或請對方用郵件傳達，並在郵件主旨標明【交辦】，像這樣事先建立好規則也不錯。

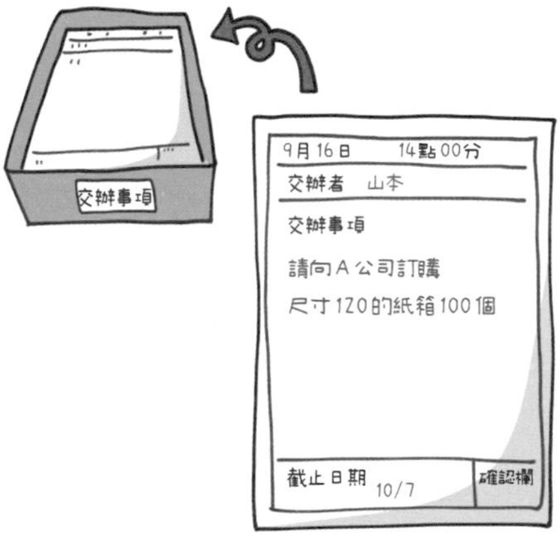

使用注音做筆記

在比較趕時間的情況下，直接用注音來做筆記會比較快。也可以使用手機裡的語音輸入功能，直接複誦對方說的話，用自己的聲音記錄下來。

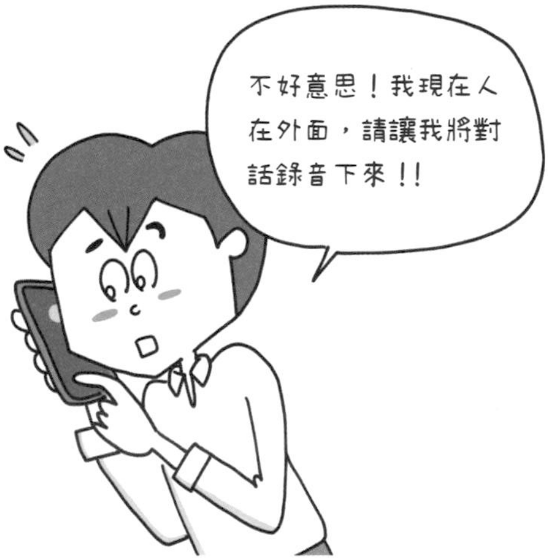

不好意思！我現在人在外面，請讓我將對話錄音下來！！

使用「通話錄音 APP」

像是因為外出而不方便做筆記的情況下，使用通話錄音 APP 會很方便。不過，由於是要錄下對方的話語，因此一定要事先詢問：「請問我可以將對話錄音嗎？」才合乎禮儀。

正向思考

一次只做一項工作，才能提升效率

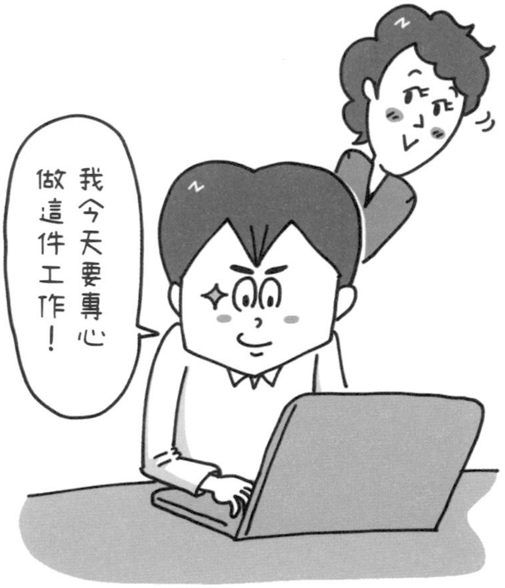

若一個人無法同時將注意力分配在兩項工作上，同時進行，事實上就代表這個人很擅長專注在一件事上。這樣的特質在工作上常會是好事。

因此，在工作時千萬不要太貪心，這個也想做好、那個也想做好，依照順序進行工作，確實處理完畢就好。若是不太清楚工作的優先順序，不妨向主管確認：「哪一項工作應該先做呢？」確定完成期限再開始。

將手邊所有工作都整理出優先順序後，可以向同事表示：「我今天一整天（或現在開始一小時）都要專心做這項工作。」確保自己接下來這段時間內可以專注處理工作。就算不能同時進行兩項以上的工作，只要最後能在各自的期限內完成所有工作即可。

我會這樣做

我會對公司外部人士表達「緊急時請電話聯繫」，暗示對方「平時的聯繫請以郵件為主」，這麼一來便減低使用電話聯繫所造成的困擾。另一方面，我也會定時確認郵件，盡量迅速回覆。

周遭旁人可以幫忙的事

將指示明確地寫在紙上，不要用口頭說明

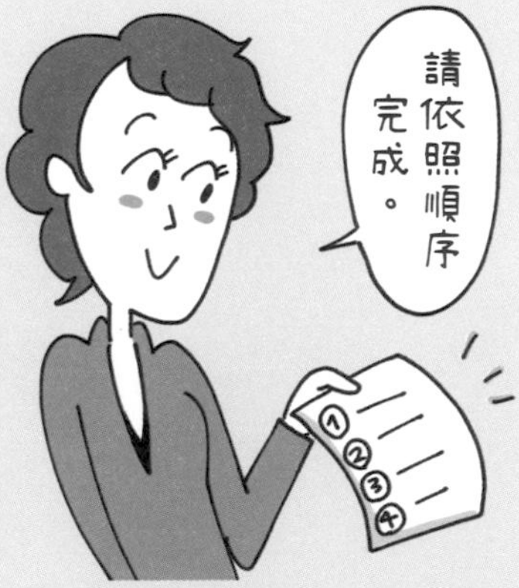

在下達工作指示時，不要一次傳達太多事，而是要依照順序告知工作內容與截止期限。比起用口頭下指示，明確寫在紙上就能避免有所遺漏。若是因為太過忙碌而導致對方驚慌失措，則請等待對方沉澱後再做出指示。

此外，有很多人都沒辦法一邊聆聽電話、一邊做筆記，請盡量在可做到的範圍內，配合對方的需求。

不擅長隨機應變

解決方式

- 平時就要培養適應力，將變化視為理所當然。
- 計畫一有更動就先深呼吸。
- 不要把行程塞得太滿。

常見的困擾及原因

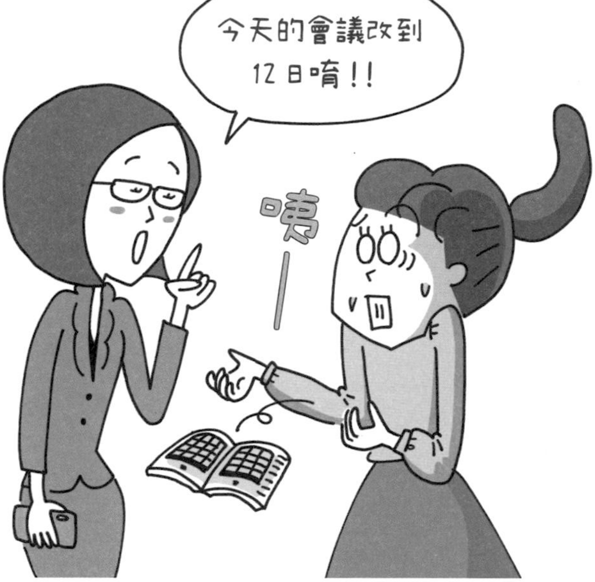

突然安插進意料外的工作、行程臨時更動，便無法立刻應對

→ 解決的方法 ❶、❷

不擅長更動行程

→ 解決的方法 ❸

堅持度高，對於改變會感到不安

像是在更動原計畫時無法立刻做出應對、沒辦法更動行程，這都是發展障礙者的特質，也就是「**難以接受改變**」。一旦面臨改變，就會感到混亂不已、手忙腳亂，而且會因為感到不安，而立刻回答「做不到」，有些時候可能會給人很任性的負面印象。

擅長按部就班的人，只要計畫沒有更動，就能順利進行工作。不過，要是**計畫發生更動，或突然發生意想不到的事情，就會立刻感到非常不安**。由於這樣的人也很容易注意到事物的細節，只要有些微的變化就容易驚慌失措。

解決的方法 1

平時就要培養適應力，將變化視為理所當然

雖然每個人都希望工作可以順利進行，但幾乎不可能如此。平常就要**保持「能順利進行真是太幸運了」的心態**，一旦面臨突如其來的更動時，就比較能保持平常心。

若能將以往的經驗作為基礎，在做得到的範圍內思考解決辦法，就可以不慌不忙地繼續推動工作。不妨**將以往曾發生的問題及解決辦法記錄下來，針對頻繁發生的問題，甚至可以做一本解決手冊**，養成習慣翻閱，便能培養出面對問題時的適應力。

雖然計畫會產生更動，但並非全部改變，一定還是有不變的部分。請著眼於不變的部分，冷靜面對改變吧！

我會這樣做

每當別人要求我修改或變更內容時，我都會覺得「明明已經這麼努力了」，而感到沮喪。現在聽完變更後，我會告訴自己「這邊還是維持不動」，把焦點放在沒有改變的部分上，便能穩定心情。

事情順利發展時要認為是幸運

要是一心想著「工作千萬不能出錯」，面臨改變時就會無法順利解決。請換個想法告訴自己：「隨時都可能會出問題。」

將以往的問題記錄下來

把以往曾發生過的問題與解決辦法都記錄下來，時時拿出來翻閱，告訴自己：「雖然發生這麼多事，還是順利度過難關。」培養出自信，便不會懼怕改變。

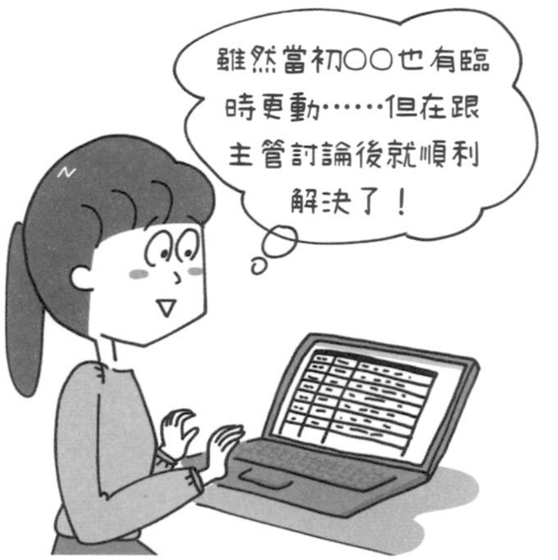
雖然當初○○也有臨時更動……但在跟主管討論後就順利解決了！

著眼於沒有改變的部分

就算計畫臨時變更，但應該不至於連時間、場所、對象等所有內容都改變。這時請不慌不忙地告訴自己：「只有時間有更動！」冷靜下來解決問題

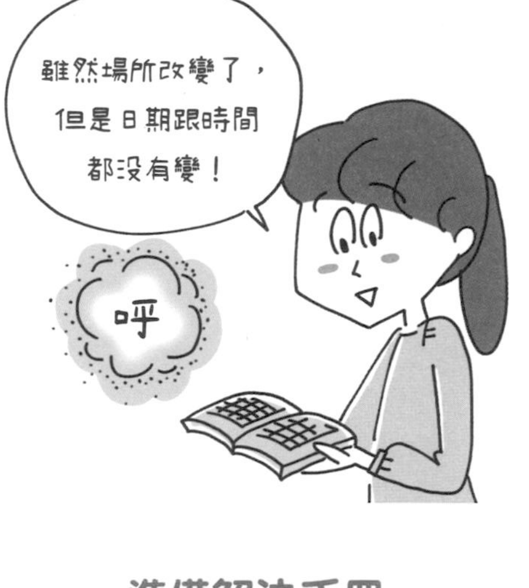
雖然場所改變了，但是日期跟時間都沒有變！
呼

準備解決手冊

整理好專屬於自己的解決手冊，開始工作前先看一遍，就能在有狀況時順利解決。

解決的方法❷
計畫一有更動就先深呼吸

若是資訊處理能力較弱，面對新資訊時便無法順利做出判斷。因此，要是在工作時突然發生意料之外的事，就會因為資訊量過多而感到混亂。這種時候**最重要的就是要冷靜，只要冷靜，就能看出接下來該採取什麼行動。**

為了讓自己冷靜，請同事稍微給自己一點時間，暫時離開原本感到心煩意亂的辦公室。建議可以先找到一個能讓心情沉澱的空間，無論是洗手間或茶水間都好；**若真的不方便離席則不妨先深呼吸，因為光是深呼吸就可以讓人稍微冷靜。**

等自己冷靜後再思考解決辦法、與主管討論。此外，也建議可在平時就拜託同事，工作方面若有更動請盡早通知自己，才能更從容地思考解決辦法。

臨時接到「這個很急，要趕快做好」時

先冷靜下來

先回覆慣用句

建議先回覆：「我要確認一下行程，能給我點時間嗎？」讓自己有時間冷靜。

讓心情沉澱下來

先告訴大家：「不好意思我離開一下。」出去外面深呼吸，或是前往刺激較少的安靜場所。

↓

冷靜下來之後

↓

冷靜思考，重新安排計畫

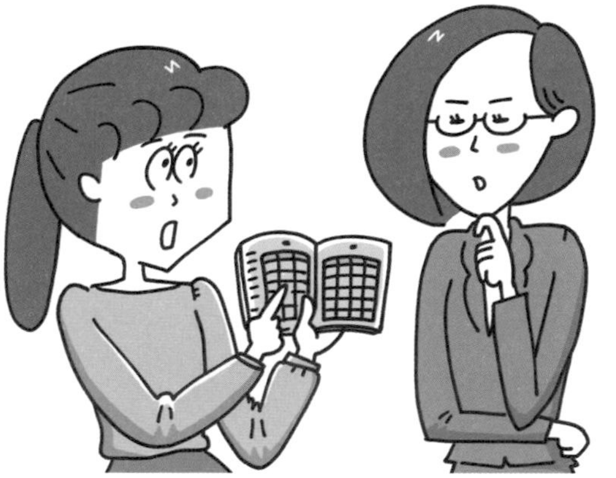

「讓您久等了，請問截止期限是什麼時候呢？」建議像這樣詢問對方，確認工作的時間及優先順序，並重新安排行程，與主管討論內容。

事先告訴大家「離席」的原因

要是為了冷靜情緒而經常離席，可能會讓人覺得很奇怪。不妨在事前就先告訴大家：「因為我不太擅長隨機應變，為了讓自己冷靜，偶爾需要離席。」這樣也是不錯的方法。

解決的方法❸ 不要把行程塞得太滿

無論於公於私，都不要把行程排得太滿，否則很難隨機應變。在面臨緊急更動時，若想要處變不驚地應對，行程不要塞得太滿也是很重要的一環。若是不擅長更動行程的人，不妨先判斷**每個行程的優先順序**，再決定要如何更動，如下：

- 最重要　婚喪喜慶或家人生病
- 次重要　休假時的安排
- 第三重要　工作上的約定

建議如上決定好優先順序，當行程重疊時才不會感到驚慌失措，可以依照順序重新安排行程。

選擇適合自己的行事曆

請選擇簡明易懂的行事曆，方便修改行程。市面上的行事曆有以月或週間的設計，也有紙本或手機 APP，請選擇使用起來最順手的款式。

第二順位的日期也要寫進行事曆裡

如果是還沒確定的約定，要記得把第二順位的日期也記錄到行事曆。這麼一來就能避免與其他事撞期，也不會忘記第二順位的日期。

決定好優先順序

休假時突然有工作安插進來時，一定會讓人不知所措，若因此沒有好好休息，也很可能會因為疲憊導致工作出問題。請思考對自己而言，什麼是最重要的，以此判斷順序。

我會這樣做

週五我會盡量不安排會議或討論等與人相關的工作。這麼一來，就算在週四前有些工作還沒做完，或因為變動而增加的工作量，就能在週五集中精神處理，讓我感覺比較放心。

周遭旁人可以幫忙的事

沒有變動的部分也要記得傳達，讓對方放心

交辦工作時，要事先說好「計畫可能會更動」，告訴對方「要是更動就這麼做」，先假設計畫可能會改變，並說明備用計畫，明確講清楚會比較好。萬一真的發生變動，也可以告訴對方「這個部分沒有改變」，只要讓對方感到放心，就能減少不安。

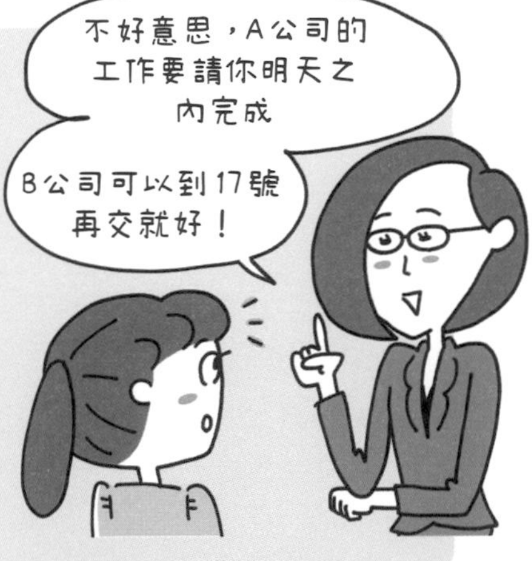
不好意思，A公司的工作要請你明天之內完成
B公司可以到17號再交就好！

工作上的困擾

被提醒要留意服裝儀容

解決方式

- 以乾淨整齊為前提，穿著適合上班的服裝。
- 決定好固定三套穿搭，交替穿著。
- 回家後要立刻脫下西裝。

常見的困擾及原因

被提醒看起來髒兮兮的

→ 解決的方法 ❶、❸

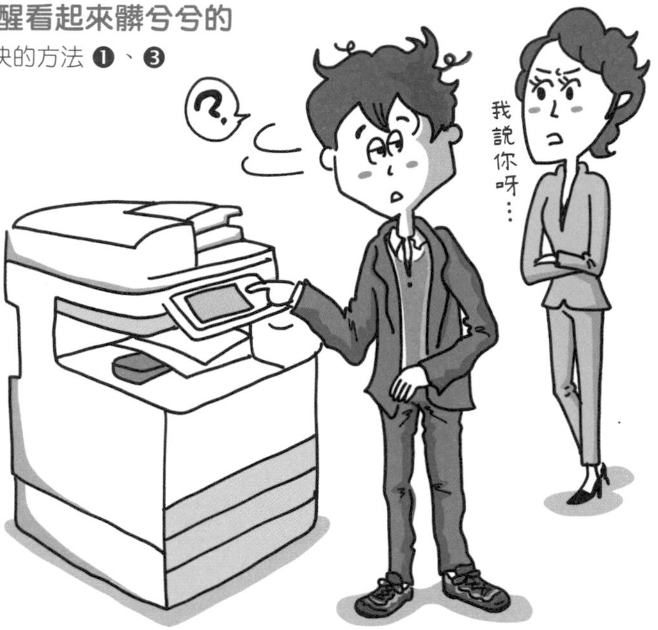

不知道要怎麼配合場合穿衣服

→ 解決的方法 ❶

每天早上選衣服時都覺得壓力很大

→ 解決的方法 ❷

不在乎旁人的眼光

若是衝動特質較強的人，常會明明是要去買工作用服裝，到了現場卻改買假日穿的衣服，或是優先穿著自己喜好的服裝等。因此，也很容易煩惱沒有適合上班穿的衣服，或在職場中穿著不恰當的服裝而遭受白眼等，陷入尷尬的窘境。

對於服裝漠不關心、不在意旁人眼光的人，也可能會每天都穿著同樣的衣服、頭髮亂七八糟，看起來髒兮兮的、毫無清潔感。此外，由於**不擅長維持物品狀態也是發展障礙者的特質之一**，可能會穿著工作服就躺在床上翻滾、把衣服弄皺，或是忘記拿去乾洗店，西裝上的汙漬一直保持原狀等，都是常有的事。

解決的方法①

以乾淨整齊為前提，穿著適合上班的服裝

維持最低限度的服裝儀容、不給旁人帶來不良印象，也是使工作順利的關鍵之一。雖然每個職場的文化都不同，不過**一般而言，上班與在家穿的服裝一定要有所區分**。有時候帽T、丹寧褲、短裙或華麗的服裝，也可能會被視為是問題穿著。

下方列出的是不會有問題的服裝範例。此外，平常也可多觀察同事的穿著，慢慢模仿別人也是不錯的方法。

職場穿搭最重要的就是乾淨整齊。要是好幾天沒洗澡、也沒換內衣褲，就會在不知不覺中散發出難聞的氣味。每次換下的內衣褲都要清洗，平時也要沐浴、洗髮，讓自己維持乾淨整潔。出門前，**養成照鏡子確認服裝與髮型的習慣**吧！

適合辦公室的服裝範例

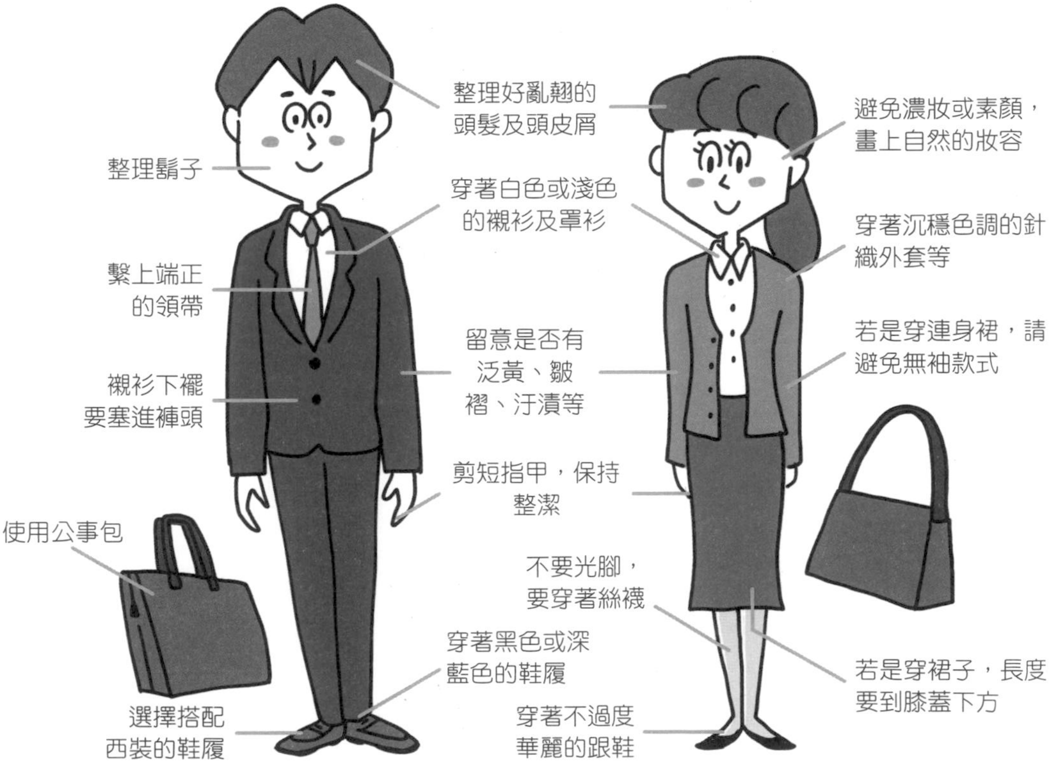
整理好亂翹的頭髮及頭皮屑
整理鬍子
穿著白色或淺色的襯衫及罩衫
繫上端正的領帶
留意是否有泛黃、皺褶、汙漬等
襯衫下襬要塞進褲頭
剪短指甲，保持整潔
使用公事包
不要光腳，要穿著絲襪
穿著黑色或深藍色的鞋履
選擇搭配西裝的鞋履
穿著不過度華麗的跟鞋
避免濃妝或素顏，畫上自然的妝容
穿著沉穩色調的針織外套等
若是穿連身裙，請避免無袖款式
若是穿裙子，長度要到膝蓋下方

我會這樣做

由於自己很難判斷服裝是否合宜，每天早上出門前，我都會請家人明確指出服裝儀容是否有奇怪之處。在購買工作用服裝時，也會請家人陪同挑選。

解決的方法❷

決定好固定三套穿搭，交替穿著

如果是對時間較不敏感的人，每天早上光是煩惱「今天要穿什麼」就可能會遲到。建議大家可以**先決定好固定的穿搭方式**，就不會多花時間在衣著上，能立刻選好該穿的服裝。

舉例來說，只要準備好三套西裝與三件襯衫，就能搭配出九種穿搭方式，這麼一來便能解決一週的服裝問題。若是女性則可以各準備三件襯衫、針織外套及裙子（或褲子），這樣互相搭配組合就沒問題了。此外，也可以事先決定好**雨天的穿搭，就不會因天氣影響而不知所措**。

在選購工作用服裝時，**以單一色系及簡單設計為主**，方便搭配其他單品。

可以變出九種穿搭造型

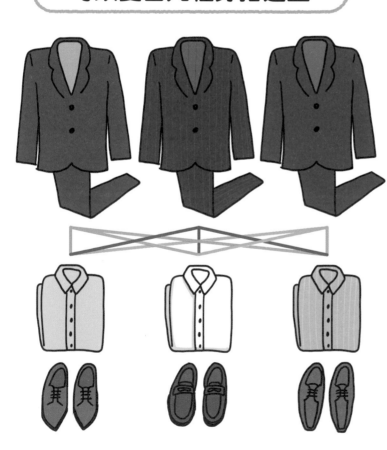

搭配服裝時要試穿

思考服裝搭配時，一定要實際試穿，確認是否有奇怪之處。若是女性，也很推薦「針織外套＋連身裙」的搭配。

鞋子要每天替換

要是每天都穿同一雙鞋子，很容易磨損，因此最少請準備兩雙鞋子交替。此外，若能準備一雙雨天專用鞋會更方便。

解決的方法❸ 回家後要立刻脫下西裝

請千萬不要因為回家後很累，就直接穿著西裝用餐、臥躺，要是弄髒或產生皺褶，看起來會顯得很不乾淨。回家後請立刻脫下西裝，掛回衣架吧！

襯衫每次穿完都要清洗；若是覺得熨衣服很麻煩，不妨選購稍貴卻不易變形起皺的襯衫，或是送至洗衣店清洗。至於**西裝的清洗，夏季應兩週洗一次、冬季則一季洗一次**。建議可記錄在行事曆上，避免忘記。

不要穿著工作服裝臥躺

雖然每一件西裝、襯衫及裙裝的材質有所差異，但大多很容易起皺褶。一回家就應該立即清洗或掛回衣架，並確認是否有沾染髒汙。彩妝也應及早卸除，才能減輕肌膚的負擔。

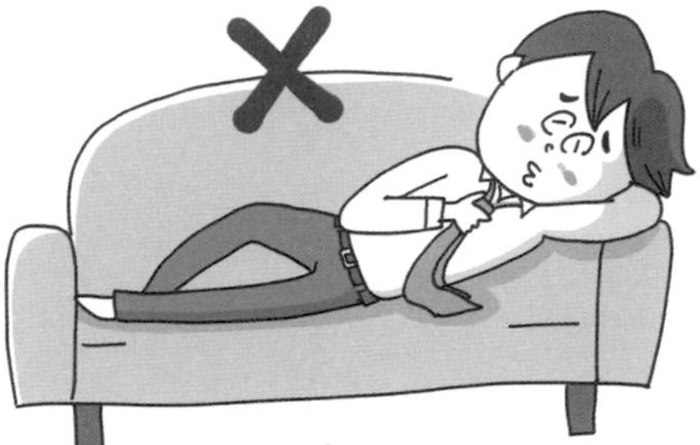

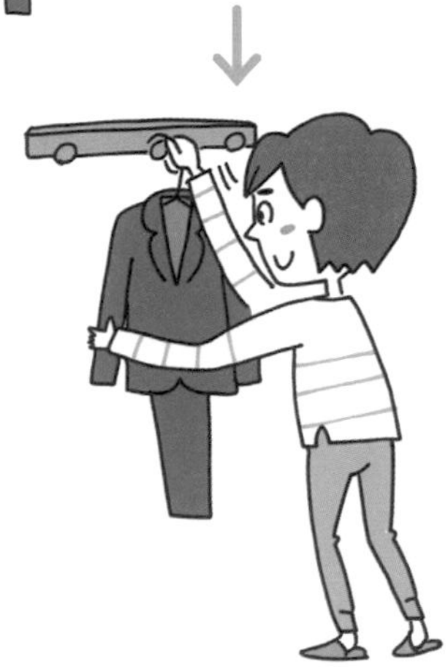

我會這樣做

早上出門前，我會準備好一套家居服及衣架，放在客廳。這麼一來，回家後就不必再特地去寢室拿，可以直接換衣服，西裝就不會起皺摺了。

周遭旁人可以幫忙的事

若是本人毫無自覺，可溫柔告知

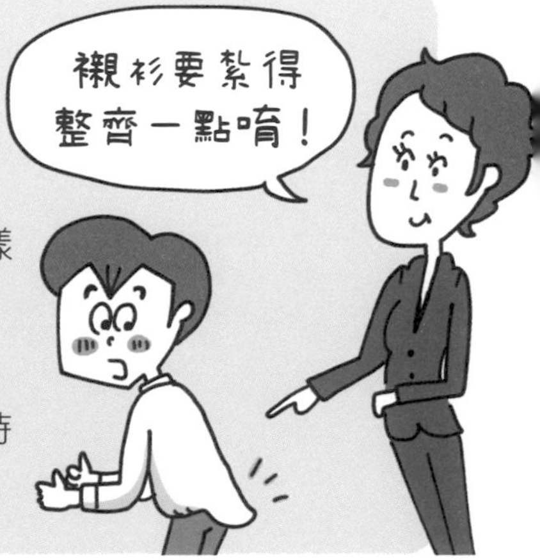

由於發展障礙者可能毫不在意別人如何看待自己的樣貌，或是根本沒有餘力顧及服裝。當對方服儀不整時，不妨若無其事地告訴他就好。

有些人會因為感覺遲鈍而難以感到炎熱或寒冷，此時不妨建議對方：「快要變冷了，穿上外套會比較好喔。」

column 2

居家工作時，該怎麼做才不會偷懶呢？

對於不擅長同時做兩件以上事情、具有過度專注特質的人而言，居家工作是可以專注工作的大好機會，是比較容易展現出努力成果的工作方式。但是，這樣的人其實並不擅長決策、建立計畫，而且對時間的感受不佳，加上容易粗心大意，居家工作時，也可能進度緩慢。

我會這樣做

先換衣服再說

一直穿著居家服，會讓人無法切換成工作模式。雖然起床後要換衣服很麻煩，但只要換好衣服，就能開始順利行動。

決定好工作用的桌面

若是在餐桌或客廳工作，會讓我無法集中精神。我會在看不見電視的位置擺放一張工作用桌子，桌面上不放工作以外的東西。

坐在平衡球上

由於我沒辦法一直靜靜坐著不動，所以購入了平衡球。坐在平衡球上不小心就會滑下來，能讓我一直保持緊張感。要是坐膩平衡球，會用運動來轉換心情。

定期與主管聯繫

我會定期與主管利用電話或網路聯繫，報告工作進度，降低偷懶的頻率。

說出自己正在做的事

當我分心時，我會說出：「現在正在準備簡報用的資料」、「〇點之前一定要完成這項工作」，預防思緒飄到別的地方。

前往咖啡店

只帶當天一定要做的工作前往咖啡店，由於沒有別的事情可做，就算不想做也只能工作。待在咖啡店時，別人的眼光也會讓我產生工作時的緊張感。

租借共享辦公室

為了不浪費租金，我每天都會前往辦公室，只要到了辦公室就會自然將心態切換成工作模式，對我而言非常舒適又方便。

安排視訊會議

我會盡量每天都安排一次視訊會議，只要能跟人說話，頭腦就會變得比較清醒，工作便能順利進行。

第3章

人際關係的困擾

在工作的過程中，會需要與主管及同事互動。

只要學會溝通的技巧，

就能解決在職場上感到渾身不自在的困擾。

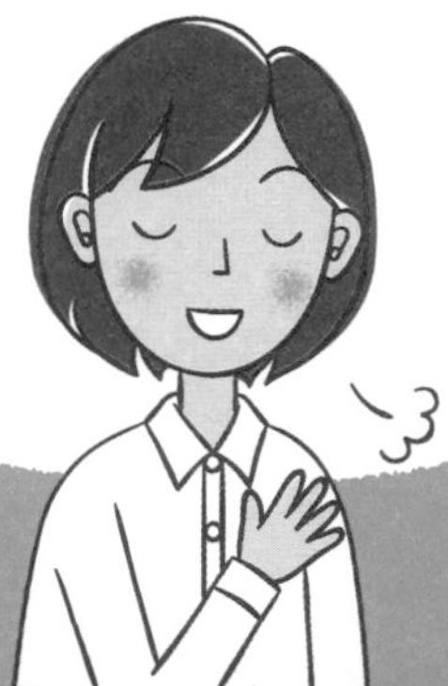

人際關係的困擾

了解自己在工作時，會產生哪些影響？

溝通上的問題

難以掌握言語以外的資訊

由於發展障礙者不擅長從別人的臉部表情或音調中判斷情緒，只能按照字面上的意思理解對方的發言，故有時會因為聽不懂玩笑話而感到困擾。

想到什麼就直接脫口而出

不會意識到「說了那件事對方會怎麼想」，心裡想到什麼事就直接脫口而出，因此常惹人生氣。

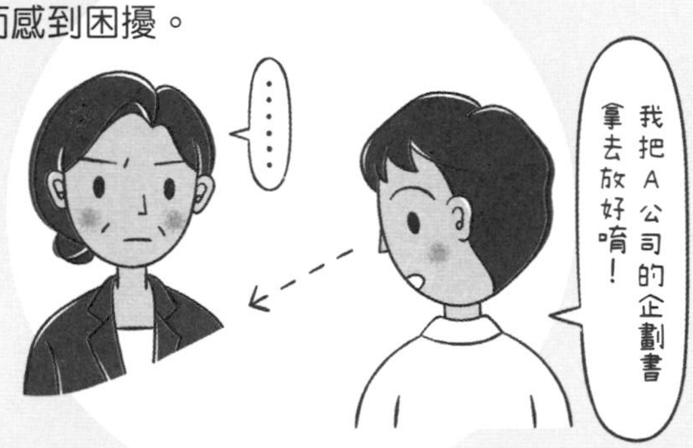

難以和別人進行眼神交流

發展障礙者在和別人對話時，經常會不看對方的眼睛、用面無表情的方式說話，因此很容易被別人認為沒有禮貌，招來誤會。

難以理解抽象的言語

「如果可以，麻煩您幫忙了。」對發展障礙者來說是抽象的句子，他們可能會理解成「做不到就不用做」，進而被誤會。

很難只用聆聽來理解事物

對發展障礙者而言，光是聽別人口頭描述並不容易理解含義，因此經常會被覺得：「明明就講很多次了，怎麼還不懂！」

容易堅持己見

發展障礙者感興趣的範圍比較狹窄，因此較難參與別人的話題。反之，如果是自己想說的事情，則會一直說到滿意為止，所以通常難跟別人「對話」。

不擅長沒有主題的閒聊

尤其是 ASD 的人特別不擅長閒聊，他們無法從沒有主題的對話中找出意義。

粗心大意與衝動的問題

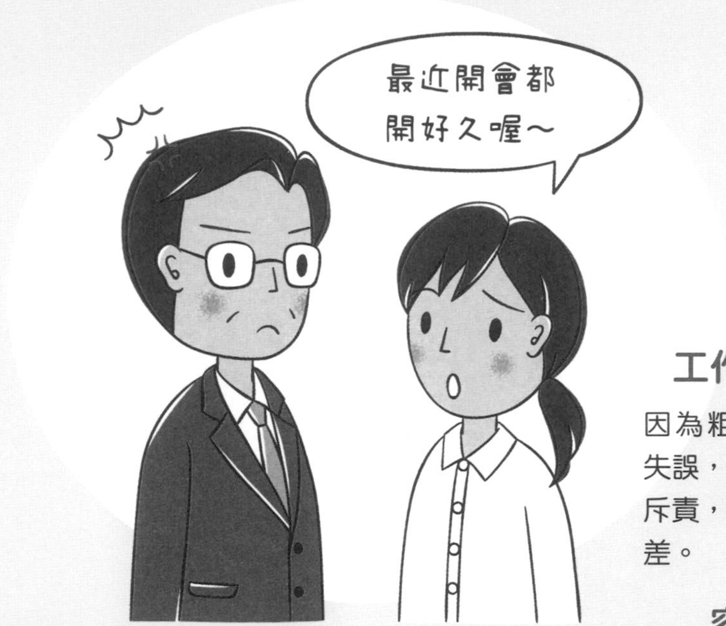

工作經常出錯

因為粗心大意而不斷失誤，越來越常被主管斥責，導致人際關係變差。

容易暴怒

明明只要忍過一段時間就可以冷靜應對，卻經常衝動暴怒，忍不住回嘴。

想到什麼就說什麼，經常失言

常會因為粗心大意、不顧後果而失言，惹對方生氣。

ASD與ADHD的人際關係不佳問題，原因並不相同

大部分的發展障礙者都會有人際關係方面的煩惱。雖然造成ASD與ADHD的人際關係問題並不相同，但他們各自的特質所造成的問題，卻是相通的。

ASD個案相當不擅長從表情、眼神交流、聲音與肢體動作中**讀取言語以外的資訊**，因此難以妥善掌握非語言的溝通，經常會被別人覺得「不知道這個人在想什麼」招致誤會。

ADHD個案雖然溝通障礙的問題比較少，但**因為容易粗心大意導致工作出差錯，或講出衝動性的言語，進而對人際關係造成阻礙**，出現問題。

人際關係的困擾

不擅長報告、聯繫、討論

解決方式

- 先決定傳達方式，再整理資訊。
- 搭話時要注意對方的狀態。

常見的困擾及原因

不知道該報告什麼才好
→ 解決的方法 ❶

不知道何時才是適合搭話的時機
→ 解決的方法 ❷

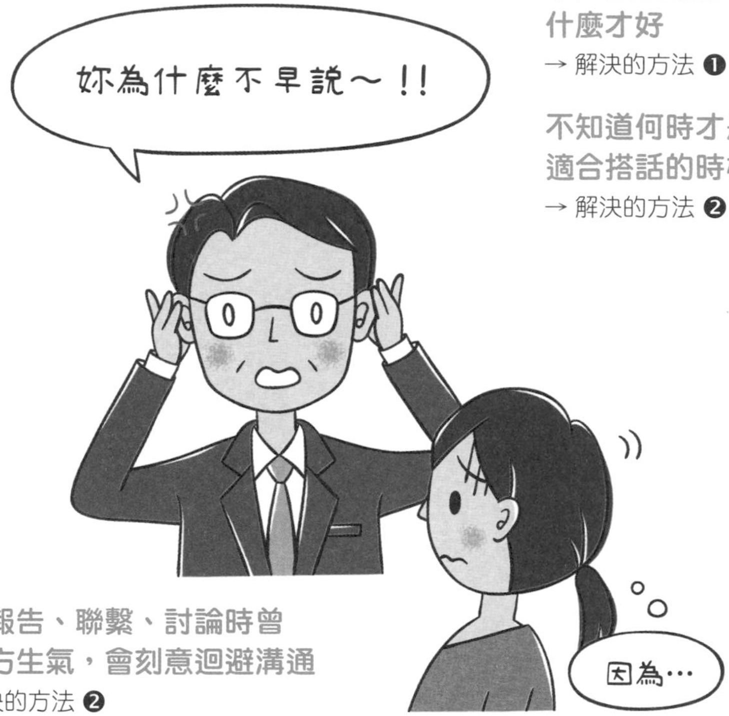

以往報告、聯繫、討論時曾惹對方生氣，會刻意迴避溝通
→ 解決的方法 ❷

無法掌握必要性和恰當的時機

在許多人一起工作的職場中，必須藉由報（報告）、聯（聯絡）、商（商量、討論）來交換資訊，才能使工作順利進行。但如果是「沒有明確規則」就無法行動的人，只要沒有像開會一樣預先決定好時間，就會把自己需要報告的事情忘得一乾二淨。

另外，如果是不擅長整理資訊再傳達的人，就會覺得報告本身是一件很麻煩的事，也因此可能錯過報告的時機。

工作上明明發生了問題或失誤，卻忘記向別人或上司報告，或是因為擔心被罵而延遲報告，只會使狀況越來越糟，甚至可能引起大亂。

解決的方法① 先決定傳達方式，再整理資訊

首先，要掌握的是自己要**向誰**、**何時**、**報告什麼事情**，同時也要先確認好「除了直屬主管以外，還需要向誰報告」。

在報告、聯繫的過程中，最重要的就是要簡潔地報告重點。如果是不擅長靠大腦整理資訊的人，可以事先製作**「報告表格」，一旦發生問題，就在表格中用文字填入事件、結論、原因、對策（或是討論）**。以客觀的角度整理事情的始末，也許就能在整理過程中，自行解決原本想要跟別人討論的問題。

另外，也建議可以先跟主管一起決定好類似「每週五早上十點進行報告」的共識，這樣就無須煩惱開口時機。不過，要是突然出現失誤或問題，還是必須立即向主管報告。

報告、聯繫的範例

事情 與 A 公司的交易

結論 被告知「無法立刻回覆」

原因 目前是人事異動的時期，非常忙碌

對策（或討論） 5 月中旬再聯絡

傳達方式

向誰 基本上要報告給直屬主管。若是團隊合作，也要告知團隊負責人和組員。

事情 關於自己負責的工作，必須報告進展到什麼程度，也必須將該共享的資訊分享給大家。有需要時，也要跟大家討論。

何時 應與主管討論後，決定好每週固定的日期和時段，定期向主管報告工作進度。當工作發生問題時，則應立即回報、討論。

傳達的工具

面對面電話 有機會見面時、趕時間時、重要事件、想要更快傳達時使用。

Email 不急時、想要以文字確實傳達時使用。

訊息 對方希望用訊息溝通時使用。

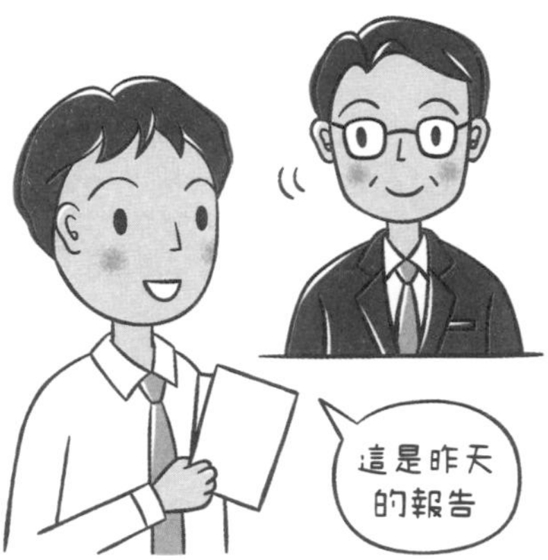

我會這樣做

發生我不明白的事情時，我會先思考十分鐘，若仍無法得出結論，我就會與人討論。發問時以具體的方式詢問，不要說「我該怎麼做才好？」而是要說「我在煩惱要不要這樣做」。

解決的方法❷

搭話時要注意對方的狀態

當你想要向人報告、與人討論時，是不是曾經被回一句「等一下再說」，收到冷淡的回應呢？可能是因為對方本來就是一個難以取悅的人，但也有可能是因為自己詢問的時機不恰當。出聲與別人搭話時，應該要先觀察一下對方的狀態。可參考左側的注意事項，重新檢視自己的搭話方式。

另一方面，在提出要提早下班或休假時，若原因是要做自己有興趣的事或出去玩，只要說「私下有事」就好，若老實說「我要出去玩」，可能會讓有些人覺得「我們明明都在工作」而感到不滿。**除了要及早告知大家，自己要提早下班或休假，也要事先完成工作，不要造成周遭旁人的負擔。**

搭話方式

在對方獨自一人時向他搭話

選擇對方一個人坐在辦公桌時向他搭話，反之，如果對方處於右側這些忙碌狀況時，請盡量避免打擾。

✕ 計算中。
✕ 正在說話。
✕ 腳步急促地走路時。

先稱呼對方的名字

請先稱呼對方的名字「〇〇先生」，再接著說：「請問您現在有時間嗎？」若是比較緊急的情況，則可以說：「〇〇這件事有點急，想跟您討論方便嗎？」

✕「那個～」。
✕ 沒頭沒尾就先說事情的內容。

待對方回答「可以」，再開始說明

要是對方回應：「等一下再說」，就要回覆：「了解，請問大概幾點方便討論呢？」

✕ 若是直接回問：「請問是幾分鐘之後呢？」會讓人覺得你在不高興。

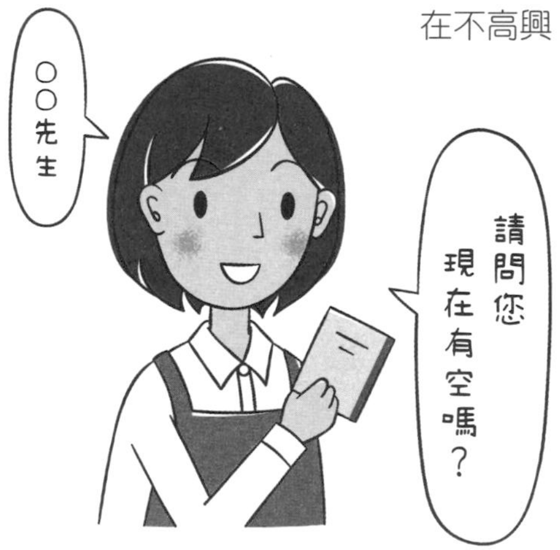

正向思考 比起不報告引起問題，不如早一點討論比較好

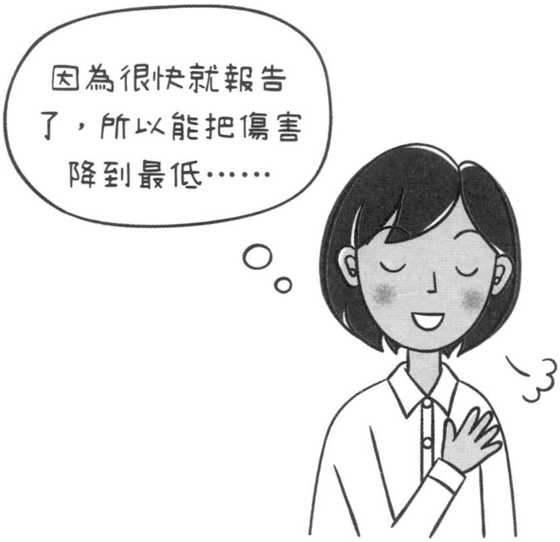
因為很快就報告了，所以能把傷害降到最低……

你是否覺得報告或聯繫等，「很麻煩」、「很難」、「會惹對方生氣，所以不想面對」，總是站在負面的角度看待這一切呢？所謂的「報、聯、商」並不單純只是形式上應付主管而已，做好這些工作不僅可以消除自己的不安，也能減少沒必要的工作內容。此外，這些工作也能幫助自己與主管及同事好好溝通，讓工作更順利進行。

雖然要報告工作上的失敗，是件非常令人難過的事，但若是報告得太遲，可能就沒有挽回的機會。為此，請正面思考「現在報告就能早點放鬆，比之後再惹大家生氣好多了」。

我會這樣做

「課長，請問可以占用您五分鐘嗎？」只要下定決心詢問對方，通常都不會被冷淡拒絕。當對方不在座位上時，我會以郵件傳送今天的報告或在便條紙上留言，黏貼在資料表面，放在對方的辦公桌上。

周遭旁人可以幫忙的事 無論是怎麼樣的報告，都不要責罵對方

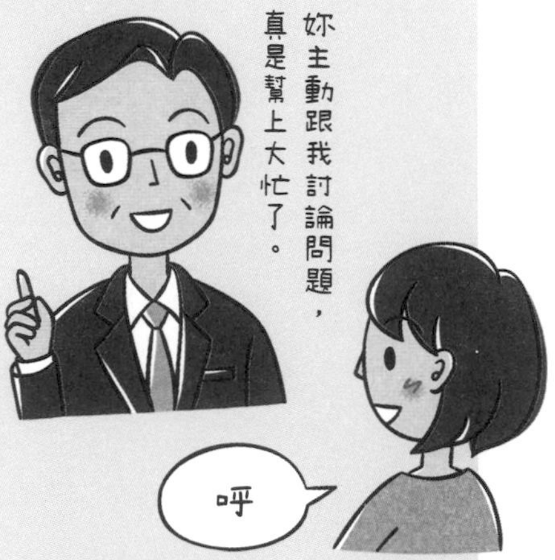
妳主動跟我討論問題，真是幫上大忙了。
呼

若是對於前來報告的對象大發雷霆，很可能會讓對方對於「報告、聯繫、商量」感到畏懼，以後會更容易引發問題。與其發脾氣，不如做出具體的指令，力求挽回，營造出一股「只要及早報告、討論就不會引發問題」的氛圍。

另外，為了定期報告而約好的會議，則可以依照對方的情況延後時間，或增減報告的次數。

人際關係的困擾

情緒會立刻寫在臉上

解決方式

● 在情緒爆發前冷靜下來。
● 放下情緒，只專注於事實。

常見的困擾及原因

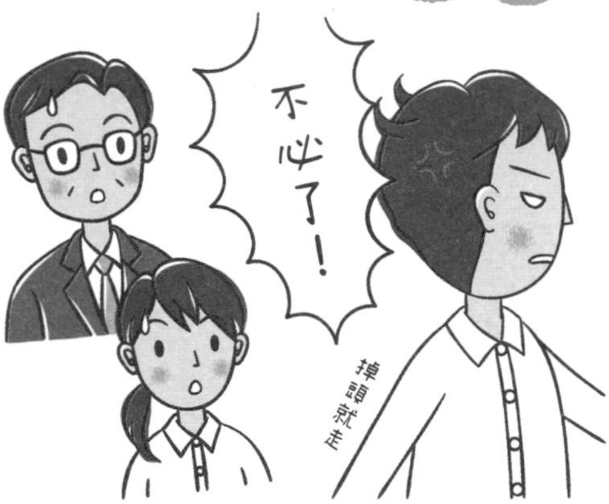

一時衝動的發怒
→ 解決的方法 ❶

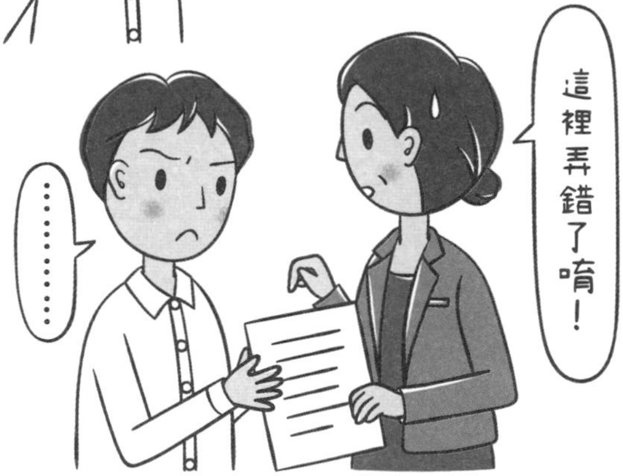

把對方的指教當成負面批評
→ 解決的方法 ❷

不擅長控制情緒，也是發展障礙者的特質之一

情緒方面的問題，也會影響人際關係。ADHD個案由於容易衝動，**憤怒般的強烈情緒對他們而言，非常難以忍耐，因此一旦心底湧出怒意，就會直接發洩在對方身上**。

不只會造成與對方的關係惡化，事後也會因為後悔及自我厭惡而飽受折磨，使得當初的那些言行都回到自己身上。

另外，若是容易以負面角度看待事物的人，就算只是被他人稍微評論，也會受到強烈的挫折而惱羞成怒。若是不擅長轉換心情，就會一直處於負面情緒中，進而影響人際關係。

解決的方法 1

在情緒爆發前冷靜下來

心浮氣躁、憤怒等負面情緒，不可能立刻消除。若想要勉強壓抑住憤怒，不僅會累積壓力，且在不斷忍耐之下，可能會導致情緒大爆發。

與此相對，我們應該學會正確的應對方式，讓內心湧現的憤怒不會突然爆發，這就是所謂的「憤怒管理」（為了妥善面對憤怒情緒的心理訓練），進而掌控自己的怒氣。待憤怒的高峰過去之後，就能冷靜思考自己剛才為何如此憤怒，接下來再試著好好向對方表達自己的感受。

此外，也不妨重新檢視工作量、注意身體健康等，不要在日常生活中持續累積壓力，這點也很重要。

我會這樣做

我覺得冥想對我很有幫助。透過冥想，不僅睡眠變得更深層，也讓我更能妥善控制自己的情緒。以前要是工作夥伴比較情緒化，我也經常會被對方影響，但現在已經能冷靜應對。

控制怒氣（憤怒管理）

只要一感覺到強烈的情緒好像快要爆發時，就先向對方說一句「不好意思」，暫時離開現場，讓大腦冷靜下來。

- **反覆緩慢地深呼吸。**
- **反覆發出聲音對自己說「我沒問題的」，類似這種能讓自己冷靜下來的話語。**

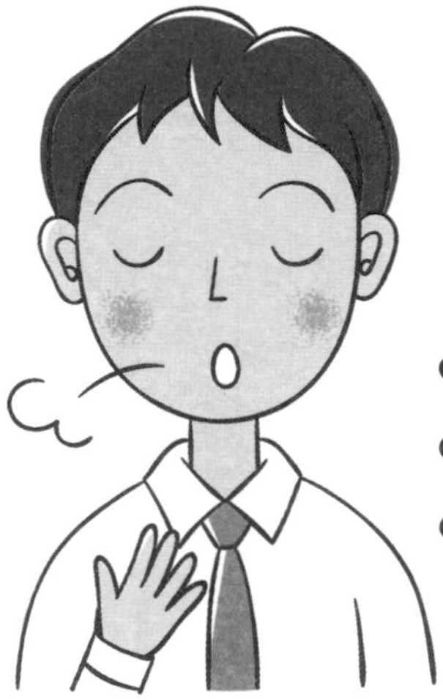

- **喝水、喝飲料。**
- **去洗手台洗臉。**
- **緊緊握住某個物品。**

傳達給對方

當自己因為對方的言行感到憤怒不已時，採用「我訊息」（I-Message）就能將自己的感受妥善傳達給對方。什麼是「我訊息」？就是主詞不要用「你」，而是「我」。

例如：

「你不必這樣說話吧！」

→「聽了您的指教，我深感遺憾。」

萬一怒氣已經爆發，怎麼辦？

要立刻道歉，並可以說「我沒有多想就爆發怒氣，真的很抱歉」、「我沒辦法控制好情緒，真的非常抱歉」等，直接坦承自己的想法。

解決的方法❷ 放下情緒，只專注於事實

憤怒的情緒不可能立刻消除，不過可以用不同的角度來看待對方的言行，憤怒情緒就能有所轉變。**在易怒的表面之下，也跟自己常用負面心態看待事物有關。**

發展障礙者由於自身特質的關係，經常會感受到失敗、受到責備的經驗不斷累積，這些挫敗的經驗會讓人越來越否定自我，也會更負面地看待別人的言行。別人也許只是無心的一句話，發展障礙者卻可能會視為責備或惡意攻擊，容易產生怒意。

若能先暫時將心裡湧現出的情緒放一邊，只專注於事實，就有助於抑制怒氣爆發。

將情緒放一邊，只專注於事實

例如：被指出數字的失誤時

這裡是重點

一旦陷入負面思考……

可能會誤以為「他覺得我工作都做不好」、「他瞧不起我」，或是陷入「連這種事情都做不好，我真沒用」的沮喪情緒中。

生氣
悔恨
悲傷
屈辱

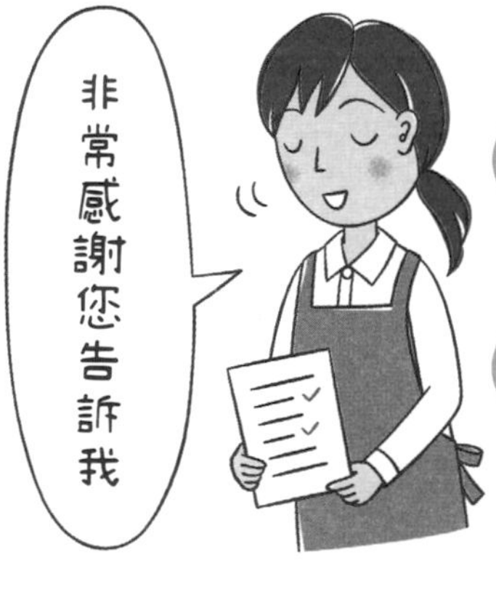

將情緒放一邊，只專注於事實

他只是告訴我錯在哪裡

他只是跟我說，希望我修改數字的錯誤而已

要是照著錯誤的數字繼續進行下去就糟了，真是幫了大忙

雖然剛開始會比較困難，但只要養成以正面角度看待的習慣，心態上也會變得比較柔軟。

周遭旁人可以幫忙的事

等對方冷靜後，再聆聽事情的原委

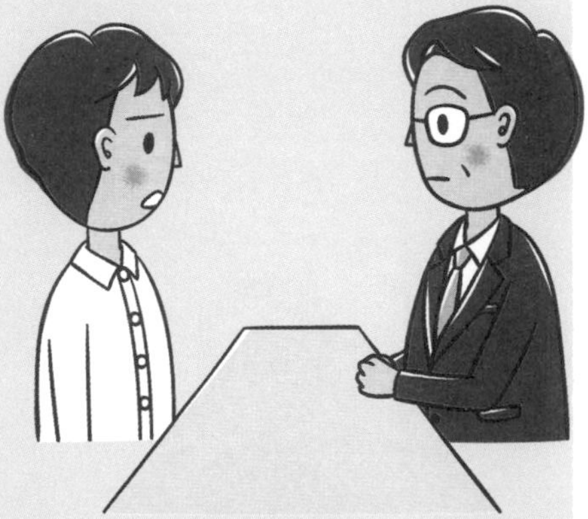

當發展障礙者跟同事起口角時，應先制止他們繼續爭吵。等到他冷靜後，再聆聽雙方起口角的原因。也許他的主張才是對的，卻因為表達方式較為笨拙而引起爭端。此時可以告訴他：「以後如果發生惹你生氣的事，記得要先跟主管聊聊。」

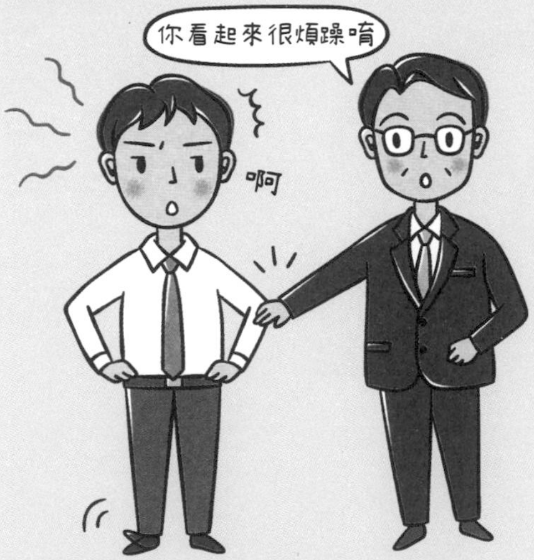

讓他本人察覺到，自己正煩躁不安

發展障礙者不容易察覺出自己的情緒，若是看到他流露出煩躁不安的表情或態度時，不妨直接告訴他、讓他有所自覺。此時不妨建議他早點休息，有助於冷靜。

前往別的空間冷靜

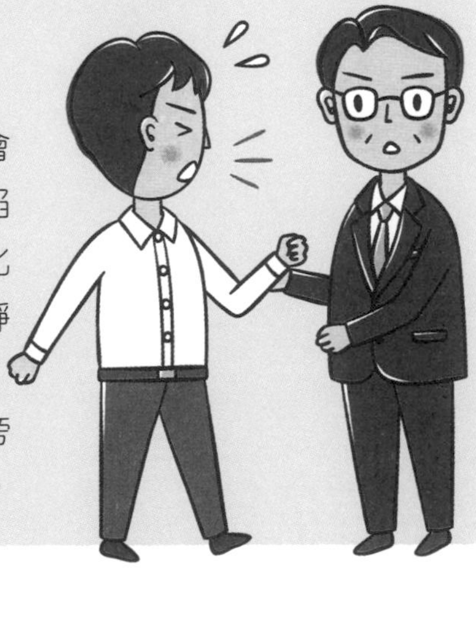

有些人在被逼著要做出意料之外的應對時，會感到腦袋一片混亂、手足無措、煩躁不安，甚至陷入恐慌。雖然當一個人的表情與態度突然產生變化時，可能會讓旁人覺得很奇怪，不過，請在一旁靜靜守護對方即可。

若對方開始摔東西或大聲說話，請不要袖手旁觀，可以請對方先到其他空間，讓自己冷靜下來。

我會這樣做

之所以會生氣別人的遲到，是因為不知道要等到何時。當我察覺到這點後，會主動詢問對方還要多久才會抵達。如果是十分鐘之內，我會邊滑手機邊等待，若是超過十分鐘，我就會先前往他處，減緩焦慮。

惹對方生氣

解決方式

- 話說出口前，要先預留時間。
- 請周遭的人幫忙，學習了解他人的情緒。
- 改變說話方式與態度。

常見的困擾及原因

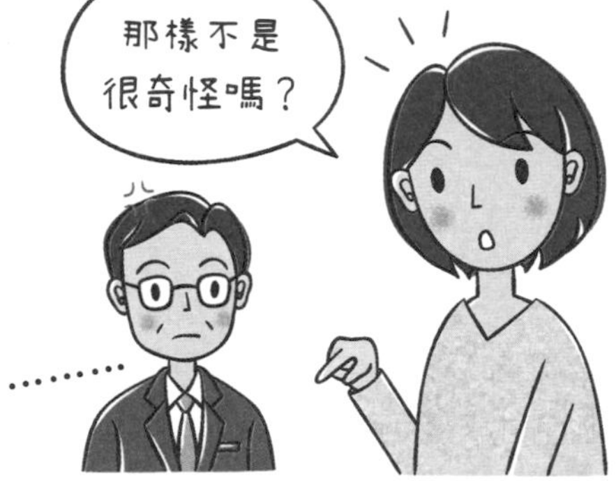
那樣不是很奇怪嗎？

因一時衝動而失言

→ 解決的方法 ❶

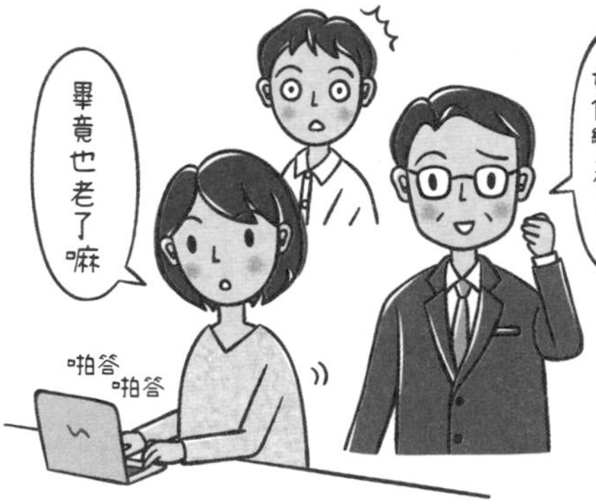
最近眼睛好像變差了……
畢竟也老了嘛
啪答啪答

沒有察覺到對方的情緒，想到什麼就說什麼

→ 解決的方法 ❷

不看對方的雙眼說話

→ 解決的方法 ❸

說出對別人來說「不中聽的話」

自己明明說得沒錯，或是為了對方好才說的話，卻惹得對方生氣，很多人應該都曾有過這樣的經驗吧！

若是ADHD傾向較強的人，由於個性非常衝動，經常會直接打斷對方說話開始高談闊論，或是突然說出不中聽的話。至於大部分ASD傾向較強的人，則是會把自己看到、感受到的事情直接說出來，導致容易被別人討厭。這類型的人容易直接說出「我覺得不是這樣」、「那個是搞錯了吧」、「這個比較好吧」等，**以斷定的語氣說話，進而得罪他人**。

此外，ASD個案在說話時，沒有看著對方的雙眼，也可能會讓他的怒氣直線飆升。

解決的方法1 話說出口前，要先預留時間

總是後悔自己反覆失言的人，在把話說出口之前，應該稍微等待一段時間再說。只要稍微預留一點時間，思考自己隨心所欲說話會有什麼下場，就能減少因衝動而造成的失言。為此，不妨規定自己，發言前要在心裡數到三再說。

另外，也不要沒聽完對方的話就立刻反射性地發言，而是要提醒自己，必須把對方的話語聽到最後，這點也非常重要。等對方說完之後，要先給予肯定的回應，再思考自己該如何回答、要使用什麼樣的措辭發言，才能避免失言、惹對方生氣。

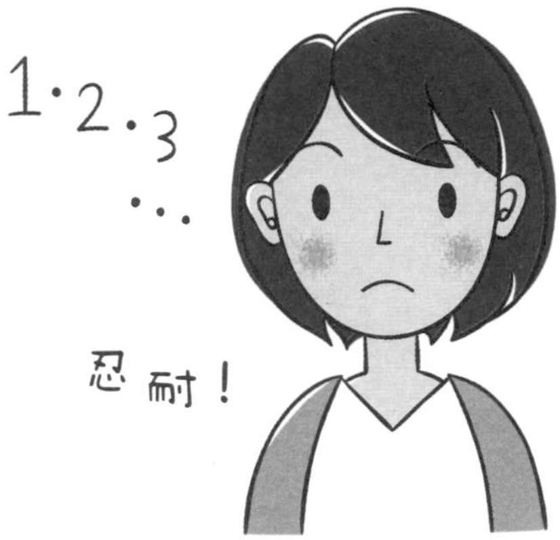

等待幾秒的時間

想要衝動發言之前，先在大腦中數幾秒或深呼吸。

將想法化為文字，有助於讓自己冷靜

為了預留一段時間，讓自己思考衝動發言的後果，建議可以把在腦海中浮現出的話語寫成文字。在反覆閱讀文字的同時，自己就能變得比較客觀，冷靜思考該如何說出不會惹對方生氣的回應。

先從肯定的回應開頭

先回覆一句「的確如此」、「沒錯」等肯定的話語，表示自己理解對方的話。在理解的前提下，當自己抱有不同意見時，可以再說一句：「那麼這樣如何呢……」、「我需要稍微想一下」，不要立刻說出自己的結論。

✕ **「我覺得那樣很奇怪！」**

↓

◎ **「原來也有那樣的想法呢。不過關於這方面，我覺得可能會有點困難。」**

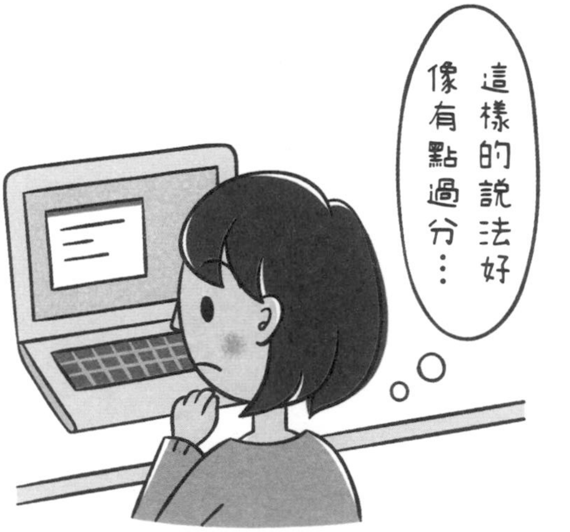

我會這樣做

當我不知道該怎麼反駁時，會先詢問值得信賴的同事或家人，請別人幫忙確認，這麼一來就能獲得客觀的建議，對我非常有幫助。

解決的方法❷ 請周遭的人幫忙，學習了解他人的情緒

不擅長從表情或音調來觀察別人心情的人，很可能會說出「不會察言觀色」的發言。

舉例來說，當主管說：「最近眼睛變得看不太清楚……」若是貿然回答：「喔，應該是老花眼吧！」想必會得罪對方，因為不管怎麼說，主管都會希望下屬能尊重自己。**無論你的回答再怎麼邏輯正確，但要是從頭到尾都只顧邏輯正確，對方可能會因情緒受到忽視而生氣。**

如果真的不擅長判斷別人的情緒，不妨與旁人商量，或是觀察別人遇到同樣情況時會怎麼回答，就能慢慢學會該如何體貼別人的感受。

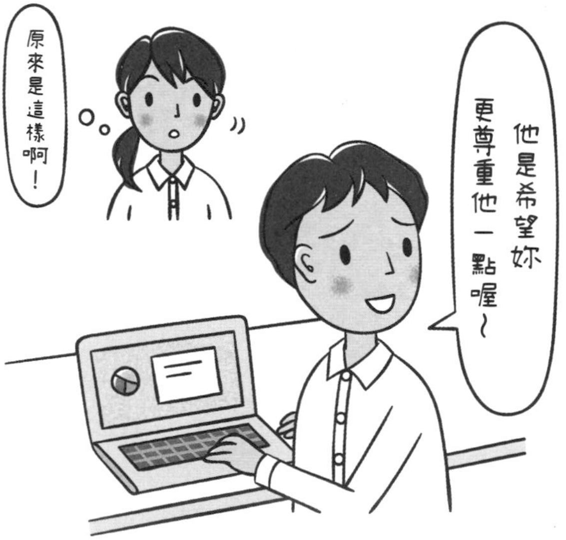
他是希望妳更尊重他一點喔～
原來是這樣啊！

與旁人商量

若自認已經有體貼別人的感受，卻還是會遇到「不知道別人在什麼時候會生氣」、「不明白別人的感受」等狀況，不妨與另一個非常了解對方的人商量，或許就能獲得具體的建議。

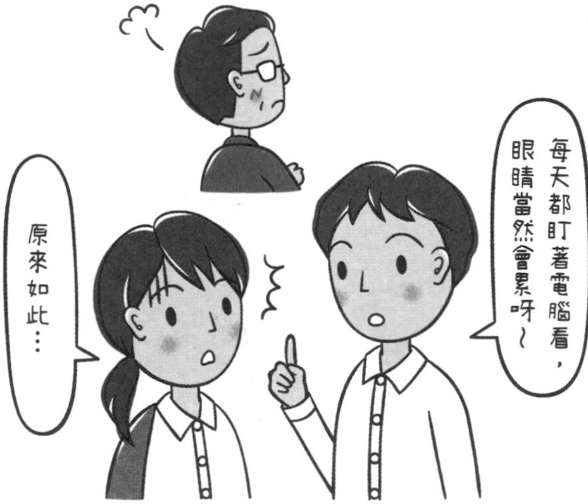
每天都盯著電腦看，眼睛當然會累呀～
原來如此⋯

觀察別人的對話

不擅長人際關係者，建議可多看看人緣好的人，他們是用什麼方式與其他人對話，並試著模仿，觀察別人如何回應。

解決的方法3 改變說話方式與態度

說話時，不只要注意內容，說話方式、表情與態度都有可能會成為惹人生氣的原因，因此，不妨試著改善言語以外的溝通技巧。（見頁112）

聆聽別人說話時，不要一邊做別的事，應該停下手邊的事情、抬頭來聆聽。光是這樣就能給對方好印象，感覺你「有在聽人說話」。另外，**只要看著對方眼睛下方的位置，就能給人直視眼神的感覺**，請大家慢慢開始練習吧！

看著對方的眼睛（眼神接觸）

如果一直目不轉睛、盯著對方看，也會帶來壓迫感與不悅的感受，因此，眼神偶爾可以抽離沒關係。

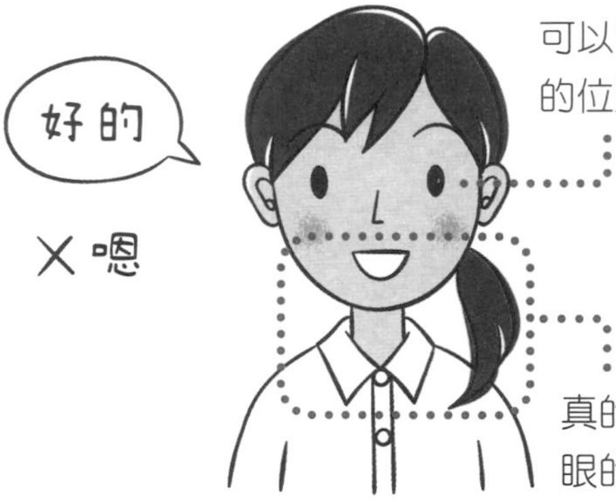

看著對方的眼睛，若是難以做到，則可以看著眼睛下方的位置。

真的無法直視雙眼的人，可以看著方框內的範圍。

給予適當的回應

笑容是表示自己沒有敵意、散發友善態度的基本訣竅。不過，有時可能會難以區分需要面帶笑容的場合。其次，也有可能會擺出不自然的虛假笑臉，反而更不好，這時就可以點點頭、給予適當的回應，表現出自己「有在聆聽」的態度即可。

我會這樣做

對我來說，把自己惹別人生氣時的情況記錄下來，就能漸漸掌握原因。現在，我會特別留意：「有時不要說出真心話會比較好」、「講話一定要有禮貌、使用敬語」、「不要直接否定別人的想法」等。

周遭旁人可以幫忙的事

不要求對方學會「察言觀色」

想必大家都常會被發展障礙者的發言嚇到，不禁會想「他竟然在這個場合說這句話？」、「對方難道不在意嗎……」。不過，事實上他沒有惡意，完全沒有要侮辱別人的打算。

這時不妨給予建議：「這樣說話會讓別人不高興，換個方式說吧！」、「想否定對方，要先從肯定對方開始說。」像這樣指導發言、給予具體的指示，對發展障礙者來說很有幫助。

自己一個人滔滔不絕

解決方式

- 聆聽對方說話，給予適當回應。
- 從對方的表情中解讀情緒。

常見的困擾及原因

一直想到要說的事情，想趁自己還沒忘記時趕快說出來
→ 解決的方法 ❶

沒辦法等到對方把話說完
→ 解決的方法 ❷

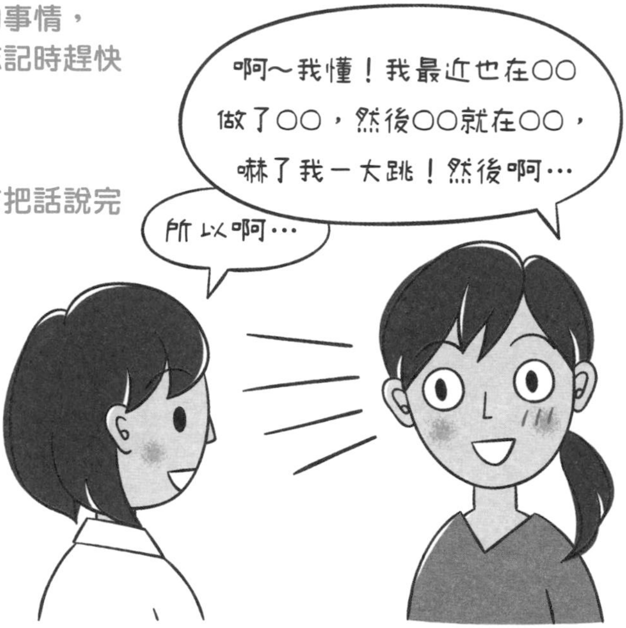
啊～我懂！我最近也在○○做了○○，然後○○就在○○，嚇了我一大跳！然後啊…
所以啊…

說話速度太快、讓對方感到很疲倦
→ 解決的方法 ❷

不顧慮對方感受，只講自己感興趣的事
→ 解決的方法 ❷

比起顧慮對方的心情，會以自己的心情為優先

有些發展障礙者會因為聽別人說話到一半時，就得知對方的結論，便不耐煩再繼續聽下去。再加上個性衝動的特質，常會忍不住先說出結論「所以就是○○嘛」，或是開始說起自己的事「如果是我……」。

另外，還有一種情況是工作記憶不足。由於沒有自信持續記住腦海中浮現的事情，當對方講完話時，會想要立刻告訴對方。此外，如果是不擅長解讀別人表情，感興趣事物非常有限的人，也很可能察覺不出別人對自己的話題感到無聊，自顧自地滔滔不絕，因而讓人覺得反感。

解決的方法1 聆聽對方說話，給予適當回應

聆聽別人說話時，提早判斷出對方還沒說的言外之意，並延伸出新話題，這樣的人也可以說是腦筋動得很快。不過，要是沒有掌握對方話語中的重點，只針對其中一句話做出強烈反應，就容易產生誤會、扭曲話題的原意。

站在對方角度，也許他想傳達的意思並非如此，又或許他希望你把話聽完，卻被中途打斷，當然會覺得不高興。

為此，就算你已經知道對方究竟想要說什麼，在對方還沒說到一個段落之前，還是要保持沉默，只需適時給予肯定的回應即可。或者偶爾也可以**重複一句對方剛剛說過的話**，例如「原來你去了○○呀」，**像這樣給予適當的回應，就能更專注於當下的話題**。

不要先說出結論

雖然明白對方想說什麼時，我們就會很想先說出結論，但無論是誰，被打斷說話時一定會很不高興。聽別人說話時，應給予適當的回應，讓對方繼續說下去。

詢問跟對方有關的事

請先壓抑住「想要講自己的事」的念頭，待對方的話都說完之後，若對方問起「你覺得呢？」時，再開始發表意見。

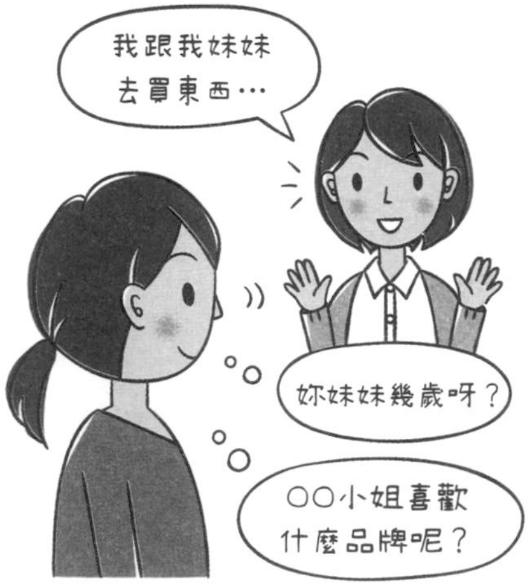
我跟我妹妹去買東西…
妳妹妹幾歲呀？
○○小姐喜歡什麼品牌呢？

難以專注在對方的話時，該怎麼辦？

只要在心裡想著「問對方一些問題吧」，同時詢問對方，就能讓彼此專注於當下的話題。不過，用生氣的表情詢問對方很沒禮貌，請盡量露出笑臉，邊點頭邊詢問。

自顧自說得太起勁時

當察覺到自己好像說得太起勁時，就要不著痕跡地向對方提出問題，把話題轉移到對方身上。此外，不妨再多說一句：「都是我一個人在滔滔不絕，真不好意思。」

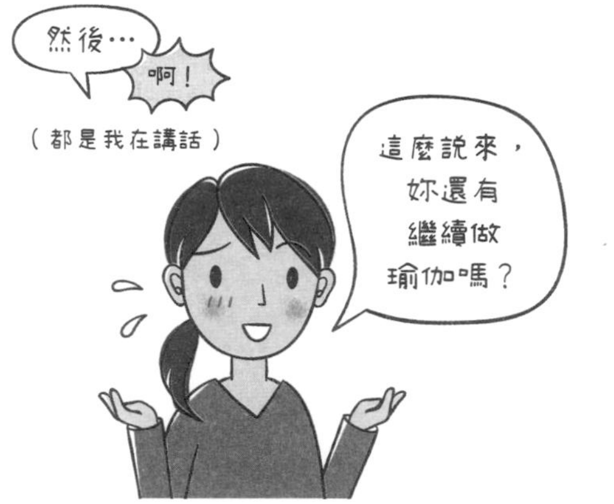
然後…
啊！
（都是我在講話）
這麼說來，妳還有繼續做瑜伽嗎？

我會這樣做

我經常會反省自己的多話特質。這種時候，我會傳送一封Email給對方，表達「今天都是我一個人在說話，真不好意思。如果有讓您無法釋懷之處，請隨時與我聯繫」，試圖彌補當天的缺失。

解決的方法❷ 從對方的表情中解讀情緒

人們在溝通時並不只靠言語，從表情、聲音、舉止和眼神都能傳達出當下的心情。但有些人即使知道這種「非語言的溝通」，卻非常難以察覺出別人情緒上的變化。也許有人會覺得「有什麼想說的事情，就要說出來」，但比起言語，情緒會先從表情及態度流露出來。**若能從表情與舉止中解讀對方的情緒，就能避免引起大問題。**

正因如此，這樣的人也特別容易從表情及態度中流露出自己的情緒，在聆聽別人說話時，一定要多留意自己的表情和態度。一講到跟自己有關的事情時，如果會特別大聲或語速特別快，可以請家人或朋友提醒自己，慢慢學會以適當的音量及語速說話。

對方皺眉或沉默

→可能是在生氣

如果猜不出對方生氣的原因，不妨直接詢問：「請問我剛剛是否有做什麼失禮的事呢？」

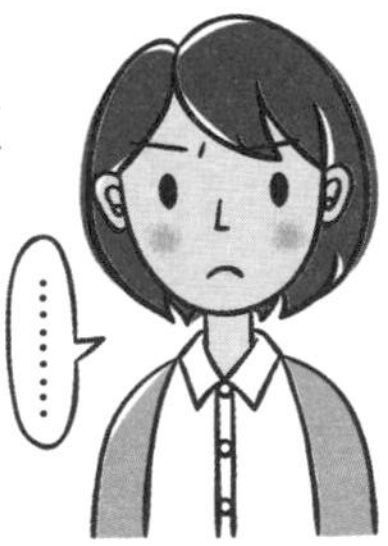

身體動來動去、轉向別的方向

→可能覺得無聊

也許對方對於你的談話內容不感興趣，或已經聽膩了。此時可將話題轉移至對方身上，改變話題。

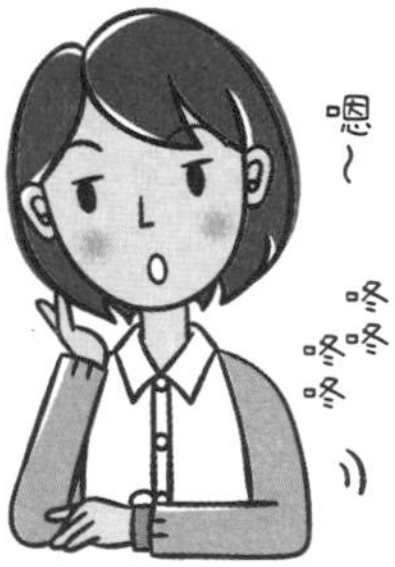

確認時間、收拾東西

→可能想要停止話題

這些舉止可能是想告訴你時間差不多了。此時不妨詢問對方：「請問您還有時間嗎？」

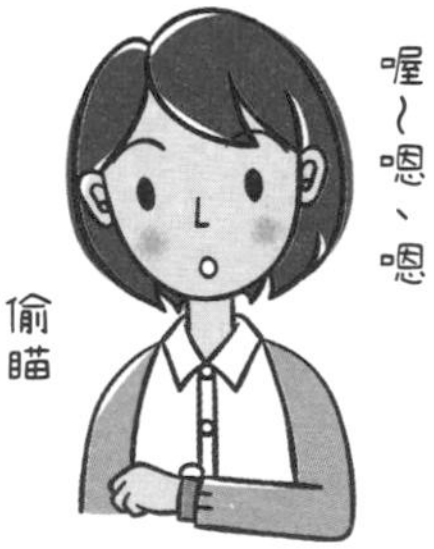

身體往後傾斜

→可能是說話太大聲了

此時可稍微降低音量，並向對方確認「請問我的聲音是不是太大了？」

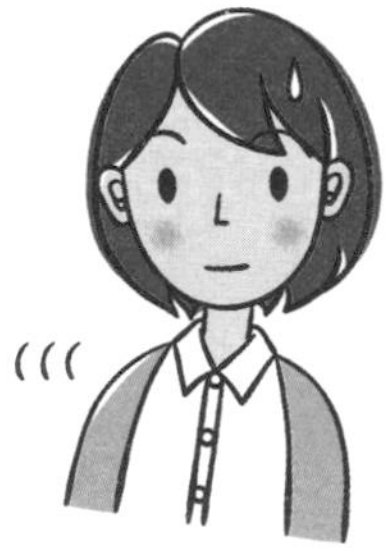

正向思考 只要對方能理解自己，就不用顧慮太多

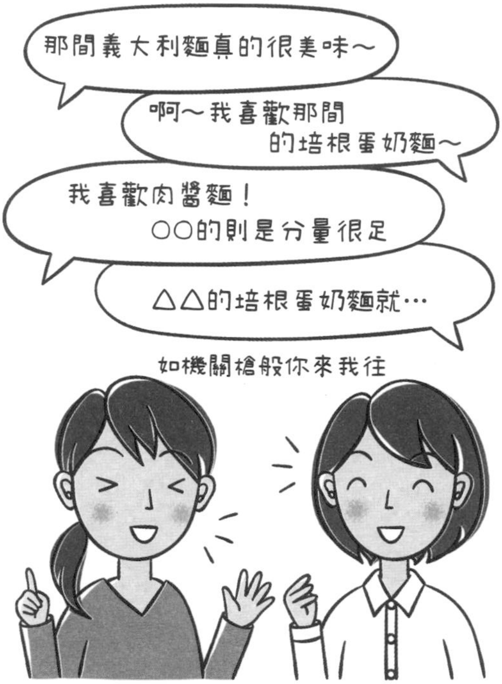
那間義大利麵真的很美味～
啊～我喜歡那間的培根蛋奶麵～
我喜歡肉醬麵！〇〇的則是分量很足
△△的培根蛋奶麵就…
如機關槍般你來我往

若對話時總是在觀察對方的表情、猜測別人的心情、想辦法詢問對方，一定會感到很疲憊。為此，如果是和朋友聊天，可以先把這些令人緊張的規則擺在一邊，盡情享受聊天的樂趣。

我們常會看到擁有相同興趣的朋友在聊天時，就像是機關槍掃射般，你一言我一語地聊著彼此想說的話題。不過反正是私底下的聊天，只要當事者聊得開心、心滿意足就夠了。

話雖如此，若發現聊天時很明顯都是一個人負責說話、一個人負責聆聽，而你突然驚覺「好像都是我一個人在講」時，不妨詢問一句「你會不會覺得很困擾？」也是不錯的做法。

我會這樣做

我的家人會直接告訴我「我已經累了，明天再說吧！」讓我自覺到「我說太多了」。另外，我也正練習在開始說話前，先詢問對方「我可以說一點不相關的事嗎」。

周遭旁人可以幫忙的事 請直接表達你的意思讓對方知道

ASD者很不擅長解讀言語以外的資訊，也聽不懂拐彎抹角的說話方式，因此在面對這樣的人時，要在不至於傷害對方的範圍內，具體清楚地說出自己的本意。可以露出困擾的表情加上手部肢體語言，並告訴對方：「當我做出這種表情時，就是覺得有點困擾。」相信對方下次就比較能了解你的意思。

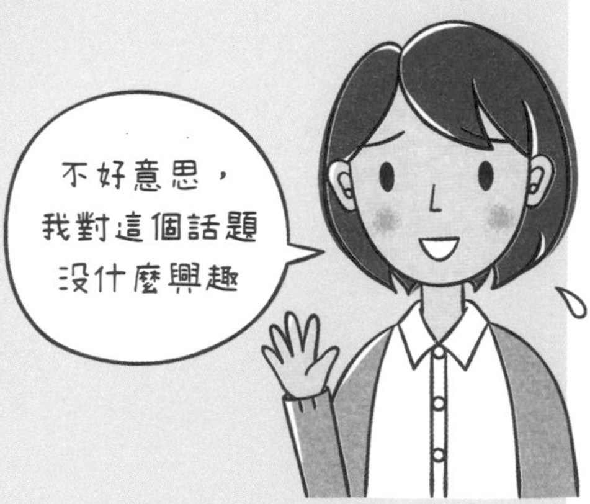
不好意思，
我對這個話題
沒什麼興趣

人際關係的困擾

不善與人交際

常見的困擾及原因

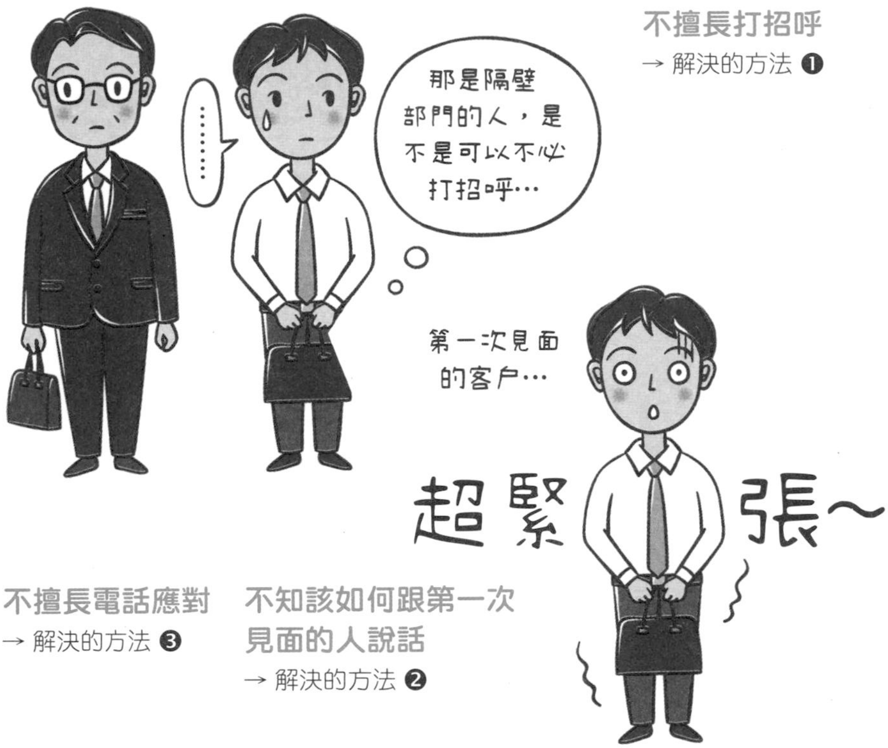

……
那是隔壁部門的人，是不是可以不必打招呼…
第一次見面的客戶…
超緊張～

不擅長打招呼
→ 解決的方法 ❶

不擅長電話應對
→ 解決的方法 ❸

不知該如何跟第一次見面的人說話
→ 解決的方法 ❷

解決方式

- 掌握慣用的打招呼用語。
- 找出對方的優點加以讚美。
- 在手邊放一張電話應對指南。

不擅長打招呼，或覺得沒有必要

在發展障礙者中，有些人對於跟別人互動交流並不感興趣，因此就會產生「說話時缺少眼神接觸」、「不擅長打招呼」，甚至「感受不到打招呼的必要性」等情況。

不過，若是一見面連早安都沒說，立刻就進入正題「昨天的那則文件……」，就會給人一種「這個人連最低限度的話都不想跟我說」的感覺，或是被誤會為「真是一個沒禮貌的人」，很可能就會被對方以冷淡的態度回應。

此外，不先跟對方打招呼，也會讓自己在其心中形成很差的第一印象，進而使後續的互動更加不順利。

解決的方法❶ 掌握慣用的打招呼用語

也許有人認為「在公司只要做到最低限度的人際互動就好」，但為了職場良好的人際關係，打招呼是絕對要做到的一環。對早上第一次碰面，及初次見面的人，若能好好打招呼，就能**使你的好感度上升，從而在詢問重要工作時也更順利**。早上抵達公司，在自己位置坐下前，一定要與主管及兩旁的人說「早安」。打招呼時若能看著對方，以開朗的語氣問好，也能使對方心情變好。

另外，即使是工作上沒有交集的人，若在平時就有打招呼，一旦發生狀況，也比較容易能尋求對方幫助，這也是打招呼的好處之一。總之，**只要見到認識的人，千萬不要裝作沒看到；就算沉默也無妨，但至少要向對方點頭致意**。

提升好感度的打招呼範例

☑在休息室或走廊上遇到時

「您辛苦了」

不知道該說什麼時，就先說這句話吧！如果是在公司裡，無論早晚都可以說這句。

☑遇到昨天曾照顧自己的人

「昨天真的非常感謝您」

無論是對方請自己吃飯，或在工作上受到幫忙，到了隔天若能再道謝一次，會顯得更有禮貌。

☑遇到要外出或剛回到公司的同事

「路上小心」、「您回來啦」

向外出跑業務的人打聲招呼，能讓對方感覺受到關懷而高興。

☑自己要先離開公司時

「我先走一步」

記得先問「有沒有需要我幫忙的事情？」但要先確認自己可以回去後再說這句話。

☑遇到同事

打招呼的同時，也要舉起單手，稍微向對方致意。

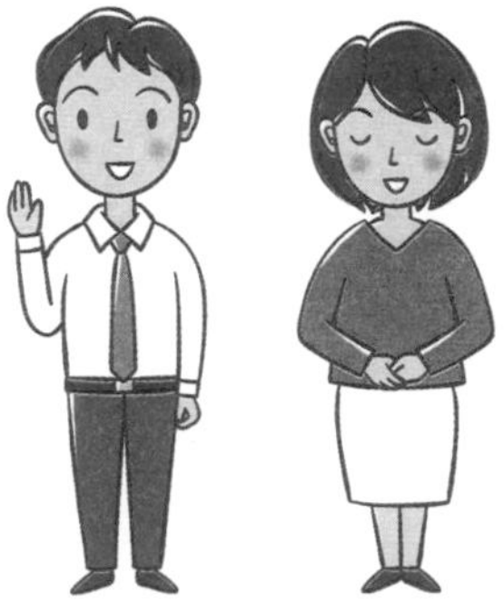

☑遇到職位比自己高的人

在打招呼的同時，也要好好低頭行禮。

☑發出對方能聽見的音量

☑直視對方的眼睛

（見頁109）

我會這樣做

以前我很煩惱，不懂得找時機，不知道該如何打招呼，不過我現在會一直催眠自己「就算別人覺得被打擾，也總比沒有打招呼好」、「別人在忙時，沒有回覆我也無須在意」，就覺得比較不擔心。

解決的方法❷ 找出對方的優點加以讚美

許多人都會在與人互動時感到緊張，這時最該做的就是先觀察對方、蒐集對方的相關資訊，便能緩和緊張感。在觀察時不要著眼於短處，而是要聚焦於對方的優點與努力。找出對方的優點後再告知，就能使溝通變得更順暢。

如果是平時就很熟悉的職場同事，不妨讚美對方的內在或能力，或是表達自己的感謝之意，會更讓人產生共鳴。藉由找出對方的優點，也能激勵自己「我也要好好努力」，帶來正面影響。

如果是平常不太認識、初次見面的人，不妨說一句「你的包包很好看耶」，像這樣積極與別人交流互動，就能從包包的話題開始閒聊，瞬間緩解緊張感。

好的表達方式

比起稱讚外表，針對內在、能力、技術等層面讚美，會更讓對方感到開心。

描述自己的感想

「我很想多學習您簡單扼要的說明方式。」
「所有參與者都很專心聆聽您的說明。」
「大家都感受到您的熱情。」
「我從未想過這個觀點，真令人驚訝。」
「我想對方一定也很高興。」

關心對方

「事前準備很累人吧！
真是辛苦您了。」

感謝對方

「這次能達成計畫都是託○○的福，真的非常感謝您。」

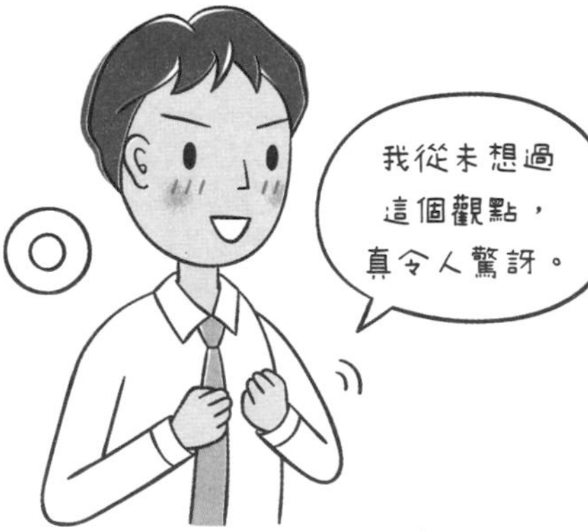
○
我從未想過這個觀點，真令人驚訝。

不好的表達方式

千萬不要用高高在上的態度評論對方，或是用諂媚的語氣奉承。

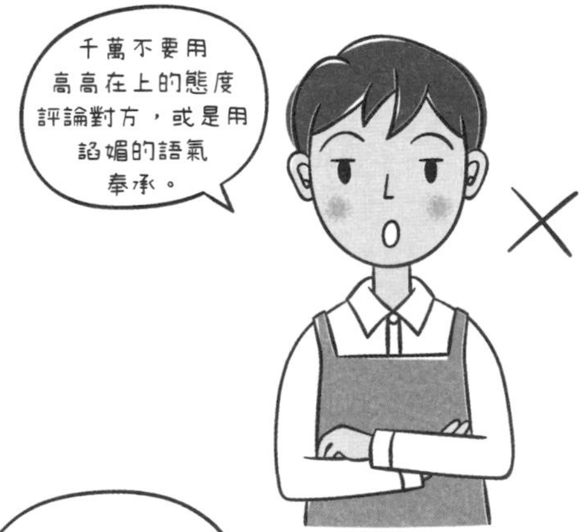
千萬不要用高高在上的態度評論對方，或是用諂媚的語氣奉承。
×

解決的方法③

在手邊放一張電話應對指南

若是因為記不住對方的長相與姓名，導致遇見時若沒打招呼，就會被認為很沒禮貌。如果有這個問題，不妨在初次見面時就先告訴對方：「我不太擅長記長相與姓名，要是有失禮之處我很抱歉。」另一方面，也可以在名片上記錄見面日期與對方的特徵、談話內容等，努力讓自己不要忘記。

至於在電話中的交流，則因為看不見對方的臉龐，讓人感到更緊張，此時不妨看著電話應對指南、一邊與對方說話，就能順利過關。

製作一張電話應對指南

電話中的對話禮儀都是固定的，建議可製作應對指南，清楚寫出「被問到這件事就這樣回答」，如此一來就算臨時發生狀況，也不至於手忙腳亂。

「您好，這裡是〇〇公司。」

←詢問對方的公司名稱及姓名

「一直以來都受您照顧了。」

←詢問對方打電話來的用意

「是〇〇的事呀，請稍等一下。」

←（沒聽清楚時）

「非常抱歉，請問您可以再說一次公司名稱（姓名）嗎？」

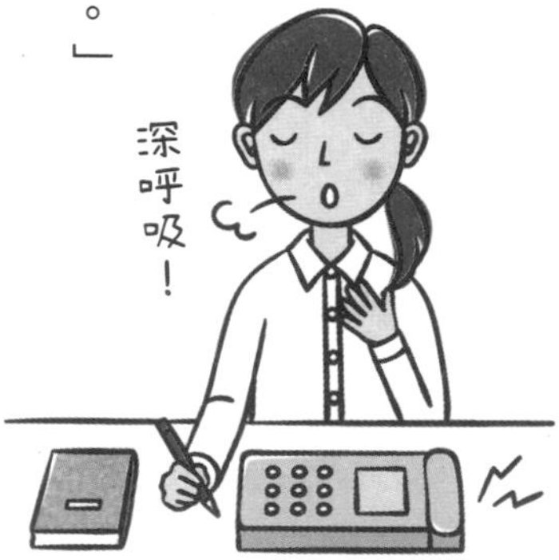

我會這樣做

當我開始刻意尋找他人的優點後，就能漸漸明白對方的想法和考量，彼此誤會越來越少，互動溝通也越來越順暢。同時，我也感覺到自己變得比較謙虛，說話更圓滑了。

周遭旁人可以幫忙的事

主動向對方打招呼

在那些不主動打招呼的人當中，有些人可能是擔心特地打招呼會打擾到別人，有些人則可能是不清楚打招呼的時機。一般來說如果可以，不妨由主管主動向大家打招呼，營造出整個職場都能輕鬆打招呼的氛圍。

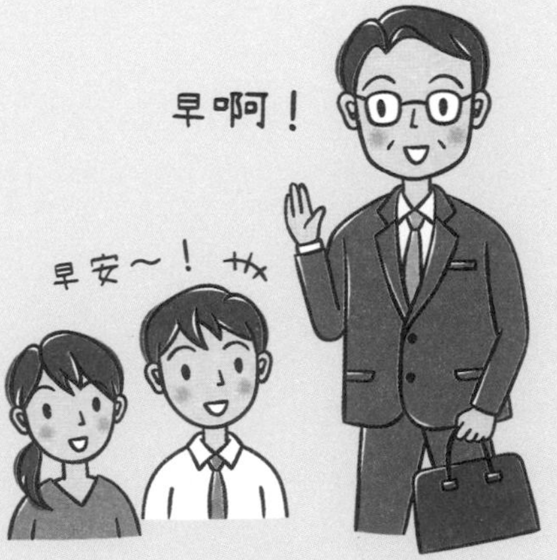

無法掌握與別人的距離感

常見的困擾及原因

說太多個人隱私，讓人退避三舍
→ 解決的方法 ❶

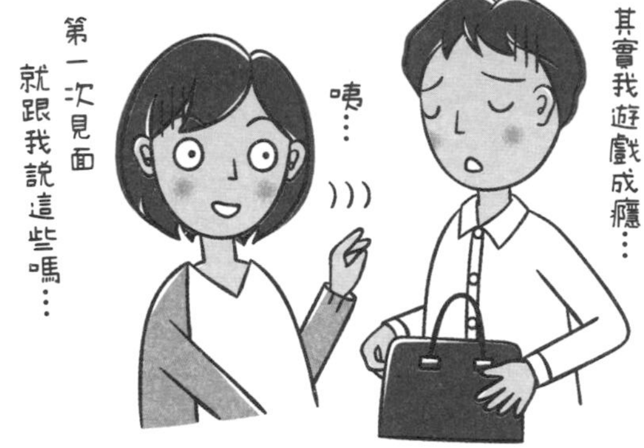
其實我遊戲成癮…
咦…
第一次見面就跟我說這些嗎…

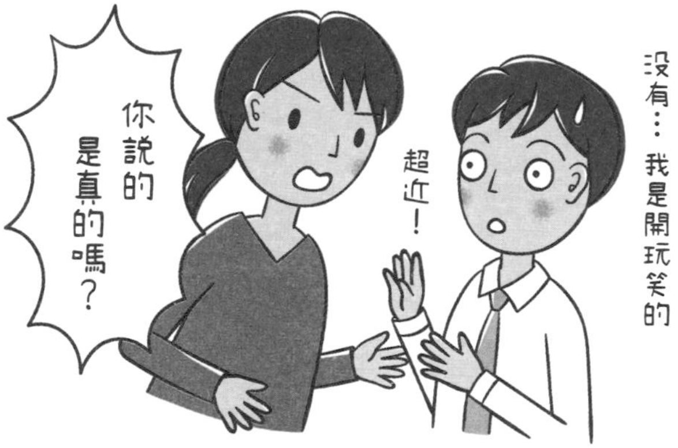
沒有…我是開玩笑的
超近！
你說的是真的嗎？

總被別人說聽不懂玩笑話
→ 解決的方法 ❷

說話時不要靠對方太近
→ 解決的方法 ❸

無法拿捏恰當的社交距離，而被人防備

隨著彼此關係的改變，讓人感到安心放鬆的距離感也會有所不同。對於發展障礙者而言，自然而然拿捏「恰當的距離感」並不是一件簡單的事。若是跟第一次見面的人就聊起個人隱私，可能會讓人對你保持戒備，也可能會被對方誤認為「對自己有好感」，甚至侵犯到他人隱私也說不定。

此外，由於發展障礙者很容易**把對方所說的話，按照表面意義照單全收**，例如，要是對方說「肚子飽到要炸開了」，他就會擔心地回「這樣得趕快去醫院」，讓彼此沒辦法繼續對話。甚至在某些聽不懂玩笑話的情況下，很可能會帶給別人「死腦筋」的印象。

解決方式

- 思考自己與對方的關係。
- 不要把別人的話全部當真。
- 說話時不要靠對方太近。

解決的方法① 思考自己與對方的關係

與人交流時，可以說些跟自己有關的事，也就是所謂的「自我揭露」，如此能有效縮短自己跟別人的距離。藉由適當的自我揭露，可以讓對方敞開心胸，使彼此的溝通更順暢。

不過，自我揭露時一定要依照自己與對方的關係深淺，調整內容的深度。若是貿然對不熟的人談起深入內心的話題，會使對方的心情變得很沉重，並不是很恰當。一般來說，剛開始應該先詢問跟對方有關的事，若是初次見面的人，則應該聊聊自己的興趣、嗜好等，就算是被陌生人知道也無所謂的事情。當發現對方與自己同年齡、同出生地，或是對方對自己的興趣嗜好也感興趣時，就能很快變得親近起來。

自我揭露的範例

我會這樣做

我會先詢問跟對方有關的事，從他的話語中推測「原來可以講到這個程度」之後，再開始聊跟自己有關的事。不過，我也曾因為自我揭露而跟別人變得親近，所以我會告訴自己不必想太多。

初次見面，並不親近的人

「我很喜歡看電影」

建議聊些無關緊要的話題，像是自己的興趣或對食物的喜好等，被別人聽到也無所謂的程度，就是拿捏的標準。

親近的同事或朋友

「我姪子有在打棒球……」

如果是知道彼此家庭成員的親近對象，就可以聊稍微私人的話題。

好友或可信任的對象

「我被診斷為發展障礙……」

若是平常就會商量心事、非常信任的對象，就可聊私人話題或坦承心事。

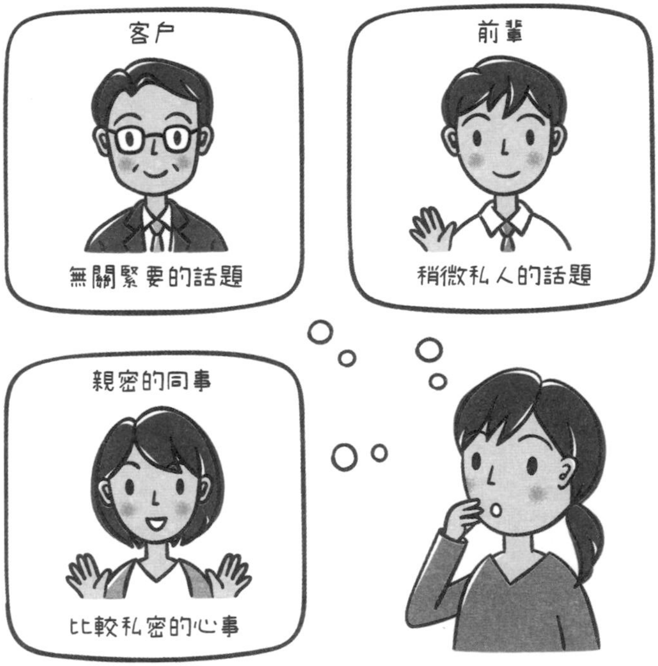
客戶
無關緊要的話題
前輩
稍微私人的話題
親密的同事
比較私密的心事

解決的方法❷ 不要把別人的話全部當真

雖然在言語中使用比喻或玩笑話，可以讓彼此溝通更順暢，但對於無論別人說什麼都會當真的人來說，就必須一一確認「這是說真的？還是開玩笑？」非常麻煩。當別人玩笑開個不停、使自己感到精疲力竭時，不妨暫時默默拉開與對方的距離。雖然偶爾也可能因為「聽不懂玩笑話、老是破壞氣氛」，而陷入自我厭惡的情緒裡，不過，實際上並沒有可以區分玩笑話與真心話的準則，不妨告訴自己**「聽不懂玩笑話是因為個性率直、不會懷疑別人，這也是一種優點」**，以正面積極的態度來面對。

然而，有時別人說的話並不只是玩笑話，或許也包含了惡意或別有用心，因此發展障礙者也很容易受騙。千萬不要把別人說的話全部當真，應該要對別人說的話有所懷疑，不要一聽到問題就馬上回答。

聽不懂玩笑話時就用微笑帶過

大部分時候，當對方笑著說就是玩笑話、嚴肅的表情則是真心話，可透過「表情」來做判斷。不要做出太大的反應，只要微笑帶過就不會引起風波。

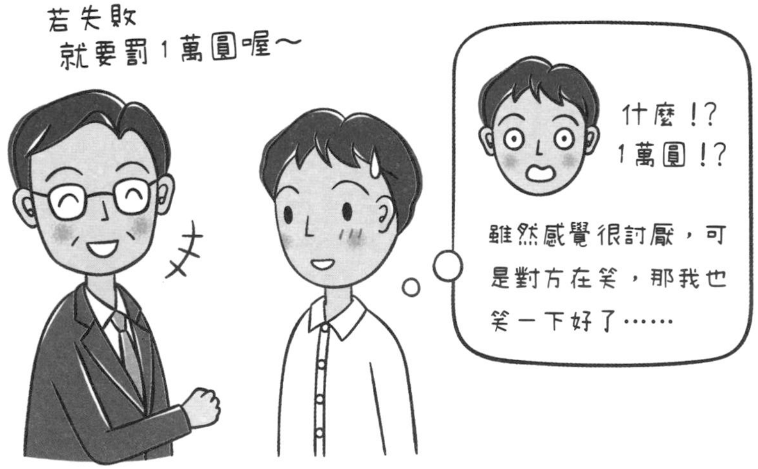
若失敗
就要罰1萬圓喔～
什麼!?
1萬圓!?
雖然感覺很討厭，可是對方在笑，那我也笑一下好了……

告訴對方自己聽不懂玩笑話

「不好意思，我這個人的個性就是很容易當真。」建議可面帶微笑告訴對方，自己聽不懂玩笑話。

保持恰當的距離

如果是對話時會讓自己覺得很累的人，就盡量與對方保持距離吧！只要在打招呼及討論工作時以笑容應對，就不會讓彼此關係變得很僵。

解決的方法③ 說話時不要靠對方太近

如果是家人或戀人，說話時當然可以靠得很近，不過，要是在職場上也以這樣的態度說話，很可能會讓對方感到不舒服，或是誤解你「對自己有好感」，因此請盡量避免無意間的身體接觸。

一般來說，**平時若是沒有什麼特別的事，說話時應與他人保持兩公尺左右的距離；面對別人說話時，則應距離一公尺左右。**

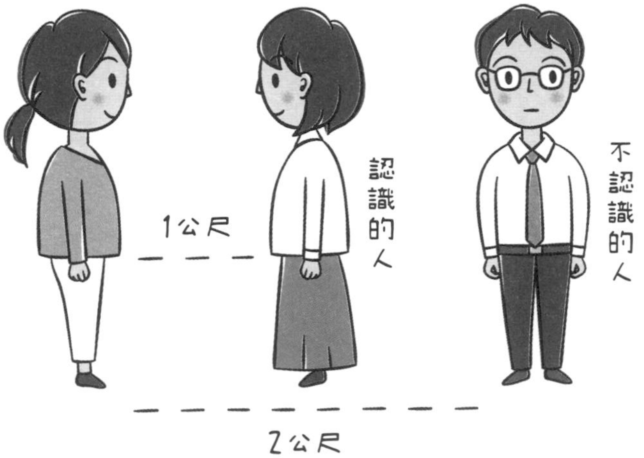
1公尺
認識的人
不認識的人
2公尺

說話時保持1公尺的距離

一旦靠近別人，別人就會以為「你有事要找他」，因此如果是與不認識的人擦身而過時，應保持一定的距離。若是與主管或同事說話，則應保持1公尺左右的距離。

我會這樣做

對於別人說的每句話如果都要思考「這是開玩笑嗎？」我覺得實在太累人了，所以我決定把每一句話都當作「玩笑話」，先微笑帶過。若是有疑問，回家後再詢問家人，請他們幫忙判斷。

周遭旁人可以幫忙的事

感到不自在時請直接說清楚，並盡量避免開玩笑

當對方自我揭露太多、讓人感到不自在時，不妨直接和對方說：「這些事對我而言有點沉重，你要不要跟○○討論呢？」

當對方太過靠近自己時，則應直接告知對方「請稍微靠過去一點」。

當對方聽不懂玩笑話時，只要開朗地告訴對方「我是在開玩笑喔」，下次避免類似情況即可。

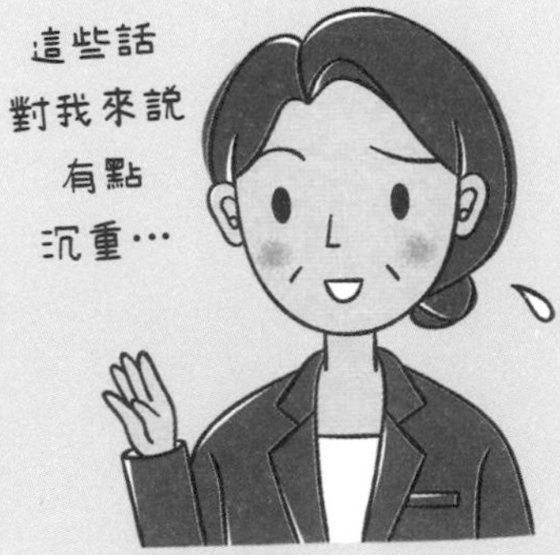
這些話對我來說有點沉重…

不會閒聊

常見的困擾及原因

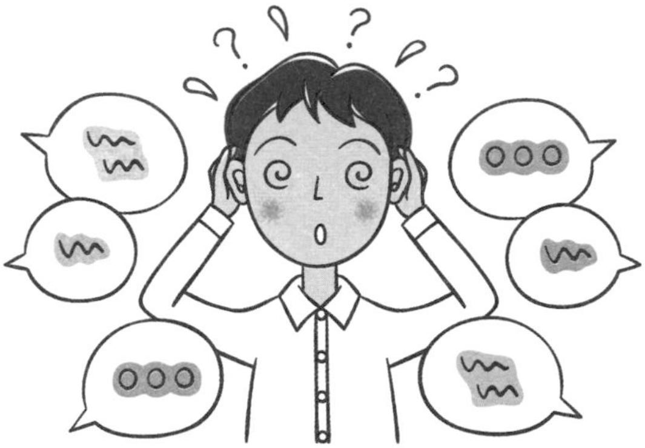

別人跟自己說話時，無法好好回應
→ 解決的方法 ❶

只要超過兩個人同時跟自己說話，就無法理解內容，感到疲憊不已
→ 解決的方法 ❶

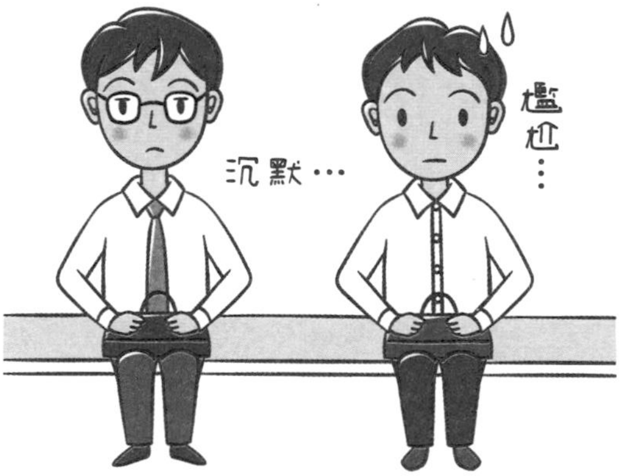

對於不著邊際的話題不感興趣
→ 解決的方法 ❶

不知道自己該說些什麼才好
→ 解決的方法 ❷

不擅長立即做出回應及閒聊話

人與人的互動中，閒聊是不可或缺的一環，但非常多發展障礙者都很不擅長閒聊。尤其是在一大群人中的閒聊場合，甚至有些人會發生頭痛、容易疲倦等情形。

之所以會如此，在於**發展障礙者的工作記憶較少**。當許多人同時說話時，就會導致其理解較慢，或記不住別人說過的話。

另一方面，雖然發展障礙者可以對自己感興趣的話題滔滔不絕、高談闊論，但只要一轉移成不感興趣的話題，就會突然變得沉默。此外，當發展障礙者難以推測出別人究竟想要說什麼、到底在想什麼時，就會沒辦法立即做出恰當的回應。

解決方式

- 不勉強自己回應，只要聆聽就好。
- 談論身邊的話題，或稱讚對方。

解決的方法❶ 不勉強自己回應，只要聆聽就好

或許有些人會認為，在職場中不能閒聊工作以外的話題，但有時卻能藉由閒聊來看出對方的想法，或讓彼此親近，同時也更容易傳達彼此的感受。所以，不妨在可接受的範圍內，學會參與閒聊的技巧吧！

雖然閒聊看似簡單，實際上卻必須在瞬間完成一連串的行為步驟，例如：

- 聆聽對方說話。
- 在大腦中理解話語內容。
- 思考自己的想法。
- 發言。

如果上述事情你無法同時做到兩件以上，就不必試圖兼顧所有的面向，**只要努力做到「聆聽對方說話」即可**。

避免參與多人閒聊的場合，**把心力放在一對一對話**，也是不錯的方法。

我會這樣做

許多人同時七嘴八舌閒聊的場合，會讓我感到一片混亂。因此如果不是非去不可，我會盡量避免參加。若是無論如何都得前往，我偶爾會到化妝室休息放空。

在可以做到的範圍與人溝通

專注聆聽許多人的對話，會讓自己感到疲憊，因此只要專心聽「旁邊的人」說話，在自己聽得懂的範圍內與人對話即可。

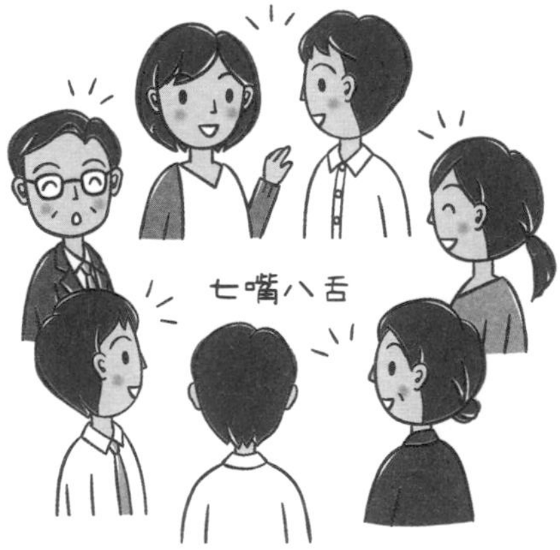

成為善於聆聽的人

聆聽別人說話時，記得要面帶微笑、點頭、看著對方的雙眼做出適當回應。有時也可適時重複對方說的話，例如「您說的是〇〇吧」，或是反問對方「這是什麼意思呢？」都是不錯的回應方式。

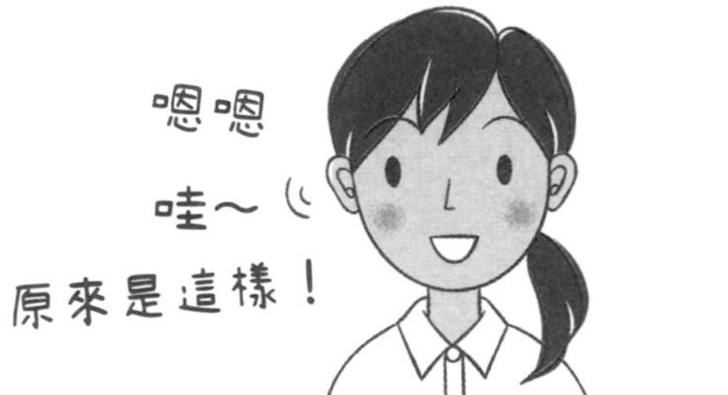

巧妙避開抱怨或說人壞話

「原來如此，雖然我跟〇〇不太熟，不過這樣真的會讓人很辛苦呢！有什麼事我也會多留意的。」建議像這樣回話，在安撫對方的同時，也能巧妙帶過自己不想談論的話題。

告訴對方自己不擅長閒聊

平時不妨告訴周遭的人，自己在許多人同時說話的場合中會感到很混亂。若是重要的事情，請在沒有人的地方，一對一告訴自己。

解決的方法❷

談論身邊的話題，或稱讚對方

與其跟第一次見面的人談公事，不如先稍微閒聊，再切入正題，反而能使談話更順暢。不過，許多人都不曉得在這種時候該聊些什麼才好。

我建議多看新聞，準備幾個時事話題，就能在臨時需要時派上用場。不過，若是關於宗教或政治的話題，很可能因為彼此立場不同而引起爭論，因此請盡量避免談論。

此外，稱讚對方的物品或服飾，也是一種開啟話題的好方法。讚美對方不僅能讓他的心情變好，甚至還可以繼續問「是在哪裡買的呢？」讓話題得以延續。不過，要避免讚美對方的容貌身形，免得被當作是性騷擾。

談論天氣最安全

「今天真的很熱呢」、「下午好像會下雨唷」、「北海道好像快下雪了呢」，像這樣談論天氣，就能成功開啟話題。

讚美對方

別光只是讚美而已，讚美完之後還可以繼續詢問「這是什麼牌子呢？」這就是延續話題的訣竅。

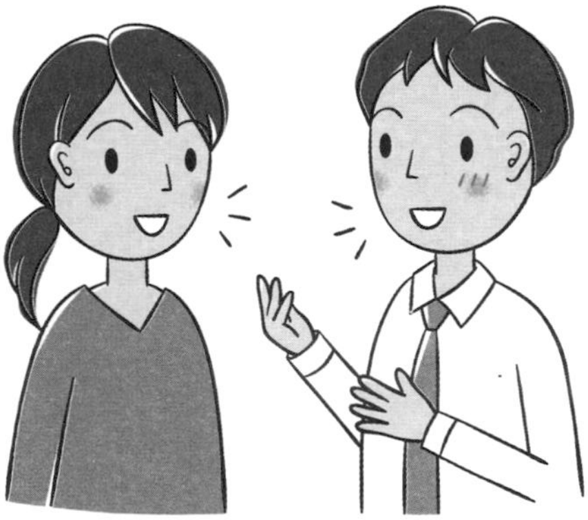

若只是表達自己的感受，對方回答「是／不是」之後，對話就會結束，所以在提問時應留意「5W1H」→ **Who（誰）、When（何時）、Where（何處）、What（何事）、Why（為何）、How（如何）**

無關緊要的新聞

除了可以說「〇〇的畫作好像以 10 億圓成交了呢」這類安全的時事話題之外，也可以談談「附近好像新開了一間法式餐廳」，聊聊附近區域的新消息也不錯。

應避免提及的話題

- ✕ **對方的容貌身形**：即使是在讚美對方，也很可能會被當作是性騷擾。
- ✕ **收入與學歷**：詢問對方隱私是很失禮的一件事。
- ✕ **宗教與政治**：可能會引起爭論。
- ✕ **黃色笑話**：會給別人不好的印象、破壞氣氛。

正向思考 如果就是不會閒聊，好好工作即可

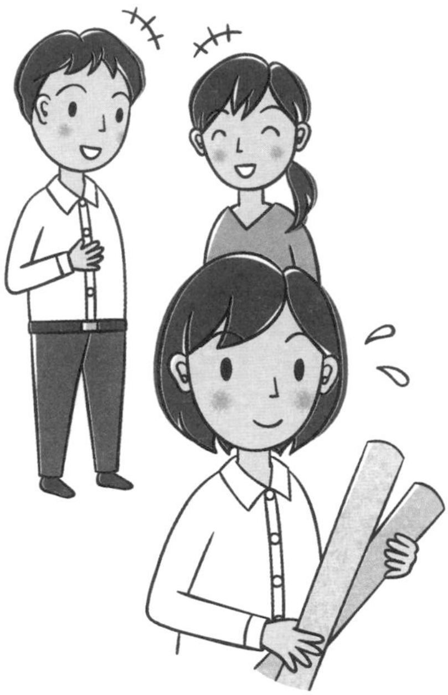

不會閒聊、只會談論工作的人，可能會帶給別人「不合群」、「不知變通」的不良印象。不過，要是真的覺得閒聊對自己來說很痛苦，當然也沒有必要勉強。

在公司裡就算沒有比較要好的同事、不參與閒聊，只要貫徹「我是來工作」的態度，展現出工作上的成果就可以了。這麼一來，也能讓別人感受到「雖然這個人不知變通，不過工作做得很好」，帶來不一樣的印象。

如果是業務性質的工作，或是需要到處跑的企劃工作，就必須擁有閒聊技巧。不妨試著向公司申請，轉調到可以獨立作業的內勤部門，讓自己在不需要閒聊的環境中工作。

我會這樣做

只要參加超過五人的聚會，現場的話題就會跳來跳去，讓我沒辦法聽清楚所有人說的話，而且頭腦也會覺得混亂不已。所以我自己立下規則，超過四人的聚會就婉拒參加。

周遭旁人可以幫忙的事 發現對方有困難時，適時幫助他

當對方不願意明說自身想法時，不代表是討厭你。若對方面帶笑容聆聽你說話，其實也不需要勉強對方一定要表達意見，只要用笑容回應即可。

如果察覺到對方似乎在閒聊場合中顯得手足無措、抽不了身時，不妨在不破壞現場氣氛的前提下，自然而然協助對方離開閒聊的場合，適時幫助他。

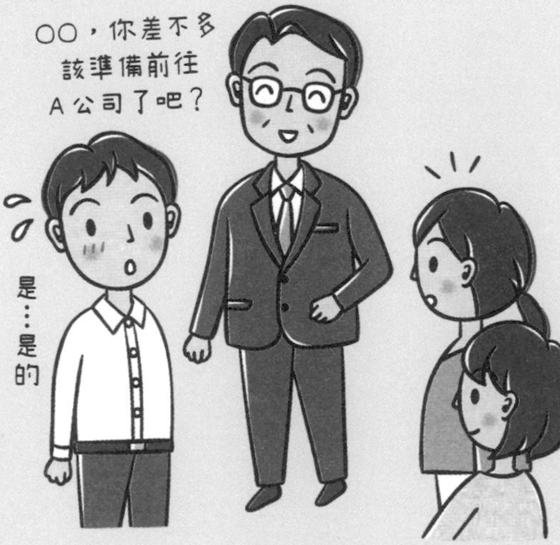

人際關係的困擾

不易理解別人的話

解決方式

- 聽完後立刻記錄下來。
- 不明白的地方要具體詢問。
- 聽不懂時，請對方再說一次。

常見的困擾及原因

光是用口頭解釋，會覺得很難以理解

→ 解決的方法 ❶

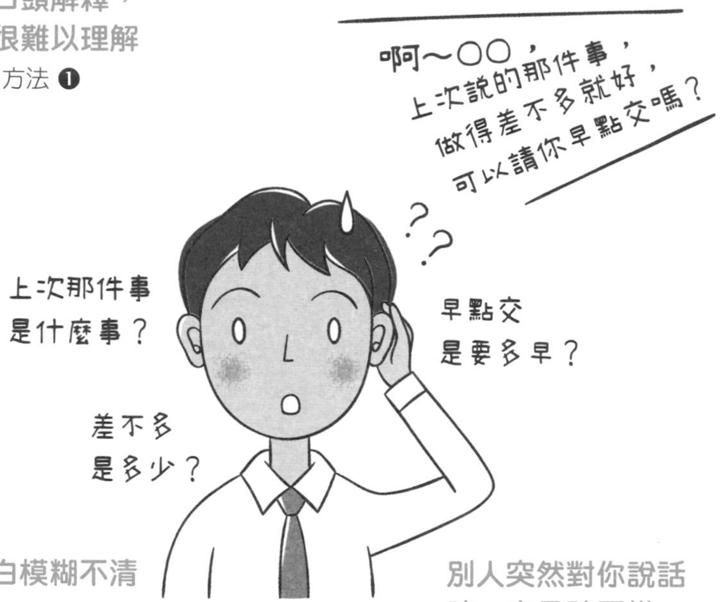

啊～○○，上次說的那件事，做得差不多就好，可以請你早點交嗎？
上次那件事是什麼事？
早點交是要多早？
差不多是多少？

無法明白模糊不清的指示

→ 解決的方法 ❷

別人突然對你說話時，容易聽不懂

→ 解決的方法 ❸

也許是不擅長立即理解的緣故

由於受到發展障礙的影響，發展障礙者可能沒辦法立即理解和記住聽到的事情。所以，許多發展障礙者會因此詢問「剛剛說的是什麼？」而被人怒罵「你到底有沒有在聽啊？」此後就不敢再開口詢問。可是這樣就會在不了解的情況下，只靠自己的判斷來進行工作，而做錯了又被責罵，就這麼陷入惡性循環之中……。

此外，也有些人是聽不懂拐彎抹角的話語或弦外之音，**像是「幫我拿那個」、「做個大概就好」這種抽象的指示，也會使發展障礙者摸不著頭緒**。

還有，若是正專注於某件事時，也可能會沒有察覺到別人在跟自己說話，或是無法立即理解話中的內容。

解決的方法1 聽完後立刻記錄下來

發展障礙者之所以會很容易忘記剛剛才聽到的事情，也許是因為比起聽覺，他們更擅長於視覺的緣故。所以千萬不要勉強自己「一定要記住聽到的事情」，**不如一聽到就趕緊記錄下來，「以視覺來記憶」會比較好**。不過，要是隨便拿一張紙就開始記錄，很可能會把那張紙忘在某處，請準備好筆記本，跟筆一起放在口袋裡，隨身攜帶。

若是不擅長邊聽邊記錄，不妨在對方同意的情況下錄音，或使用語音輸入功能，將言語化為文字。

不過，一定要趁自己還記得內容時，向對方確認是否有疏漏的部分。

我會這樣做

開會時，我會在取得對方同意的情況下錄音，並開啟 Google 語音輸入功能，在當下就立刻將會議內容化為文字。雖然這樣的記錄效果並非完美，但已足夠讓我在事後確認，對我非常有幫助。

採用錄音或語音輸入功能

若是不擅長邊聽人說話、邊做筆記，不妨先取得對方同意，改用錄音或語音輸入等功能。在對方說話時，也可以讓他看見自己正在做筆記的「認真」模樣。

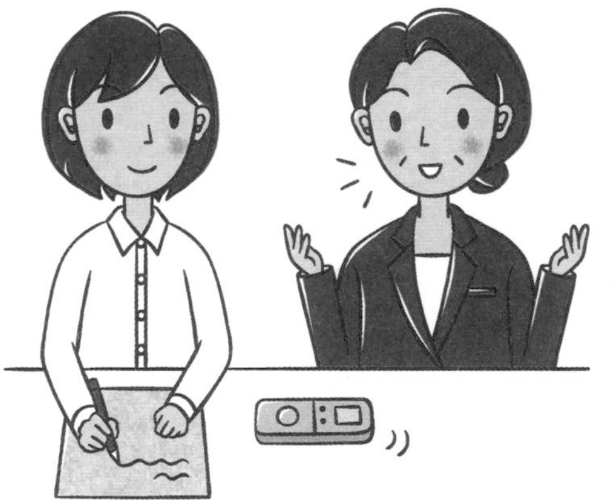

隨身攜帶筆記本

一定要將筆記本與筆隨身放在口袋裡，才不會在別人要交代事情時，還匆忙回位置拿筆記本。筆記本只要一本就夠了。

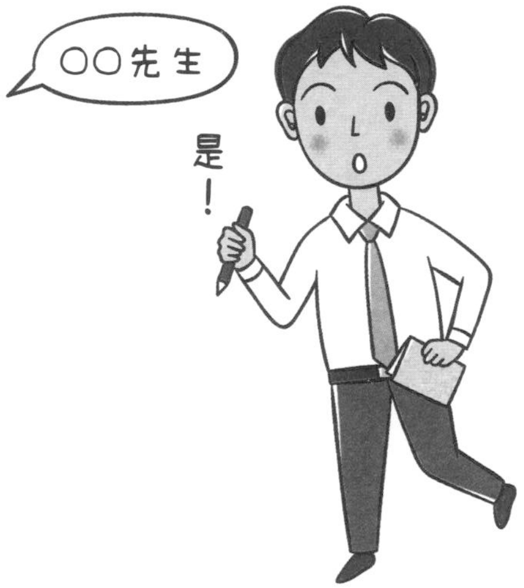

記得確認內容

因為在聆聽時可能會有遺漏或誤會，請回到座位上或公司後，就要立刻將聽到的內容化為文字，再以 Email 或其他方式，向對方再次確認內容是否無誤。

在了解的範圍內及早開始作業

趁自己還記得對方說的話時，及早開始進行相關作業，做到自己了解的範圍之後，再向對方確認「這樣可以嗎？」

解決的方法 ❷ 不明白的地方要具體詢問

當別人說「確認文件內容是否有錯誤」時，若只回答「這裡有三個錯誤的地方」，沒想到就惹對方生氣了……，這樣的情況在發展障礙者的經驗裡可說是層出不窮。事實上，在對方的指示中包含了「找出錯誤的內容並提出解決方案」或「直接修改好」的意思，但對於不擅長聽出言外之意的人來說，並無法推測出對方話語中隱含的內容。因此，雖然發展障礙者可以把指派的工作做得很好，但還是常會被職場同事認為「很不機靈」。

在這種情況下，不妨再確認一次「若是有錯誤，該怎麼做比較好呢？」**當別人說出「盡量」、「大概」等模糊不清的指示時，也要記得詢問具體內容。**

容易產生誤解的言語和解決方式

當對方的指示內容含糊不清時，要反問對方：「請問是這個意思嗎？」請對方明確說出具體的內容。

幫我拿那個

當別人這樣說時…

大部分的人都能從對話或視線，推測出「那個」是什麼。但對於不擅長推測的人來說，會無法掌握。

✕ **「你說的『那個』是什麼？」**

◯ **「請問是桌上的盒子嗎？」**

有時間時再做

當別人這樣說時…

並非沒時間就可以不用做，請先確認具體的日期。

✕ **「要是沒時間就可以不用做嗎？」**

◯ **「這個月因為要辦大型活動會很忙，請告知期限。」**

請盡量快一點交

當別人這樣說時…

沒有確實的日期，會讓發展障礙者無法理解「何時要交」。

✕ **「盡量快一點是什麼時候呢？」**

◯ **「我正在做明天要交的 A 工作，請問這件工作比 A 工作更急嗎？」**

做個大概就好

當別人這樣說時…

別人說的「大概」，可能跟你想的不同。實際也很難區分「大概」究竟是什麼程度。

✕ **「你跟我說大概，我也聽不懂。」**

◯ **「請問我可以將有問題的地方列出來，整理在一張 A4 紙上嗎？」**

解決的方法③

聽不懂時，請對方再說一次

如果是能快速切換注意力的人，就算是在專心工作時有人跟自己說話，也能立即做出反應。不過，若是難以切換的人，就沒辦法立刻做出回應。

尤其，容易過度專注的人更會出現這樣的傾向，應事先告訴別人自己有這樣的特質，在不失禮的範圍內回問確認。

先複述一次自己聽得懂的部分

只要在對方說完話後複述，例如「是Ａ公司的事情嗎？」、「是企劃書嗎？」就不會讓對方覺得「你都沒在聽」。

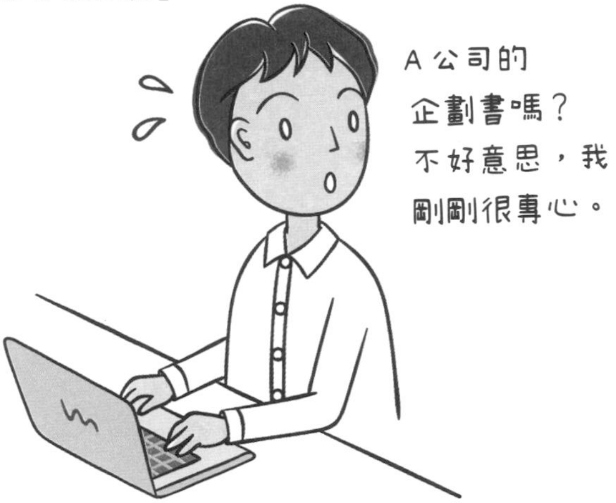

請對方再說一次

「不好意思，我剛剛很專心所以沒有聽清楚……，可以請您再說一次嗎？」只要小心婉轉地表達，相信對方應該不會反感才是。

我會這樣做

當別人沒有先叫我的名字就突然開始對我說話時，我會故意裝作沒聽到，從而展現出「我非常專心、什麼都聽不見」的態度。如此一來，對方就會知道要先叫我的名字了。

周遭旁人可以幫忙的事

重新思考自己下指示的方式

與其在口頭上接二連三地做出指示，不如寫在紙上交給對方更確實。像是「盡量快一點」、「有空的時候再做」這樣的用語其實非常模糊，會令人不知所措。與此相對，指示應說得更具體，例如「下午3點前要交」、「等Ａ公司的工作結束後再做」。

此外，若是在吵雜的場合，或是對方還沒做好聆聽準備時就直接下達指示，也會讓人很難記住內容，所以應該盡量選在安靜的地方，一對一傳達指示。開始說話前也要記得先叫對方的名字，引起他的注意後再開始說話。

不擅長團隊合作

解決方式

- 把潛規則用白紙黑字寫下來。
- 記住關心別人的步驟。

常見的困擾及原因

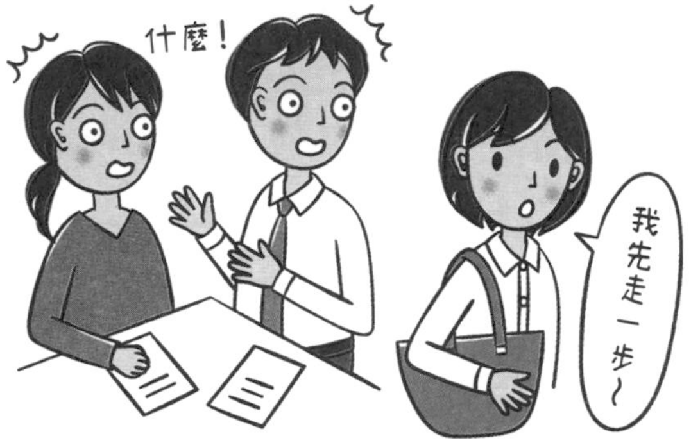
什麼！
我先走一步～

不知道自己的工作範圍到哪裡

→ 解決的方法 ❶

不擅長一邊詢問對方的心意，一邊進行工作

→ 解決的方法 ❶

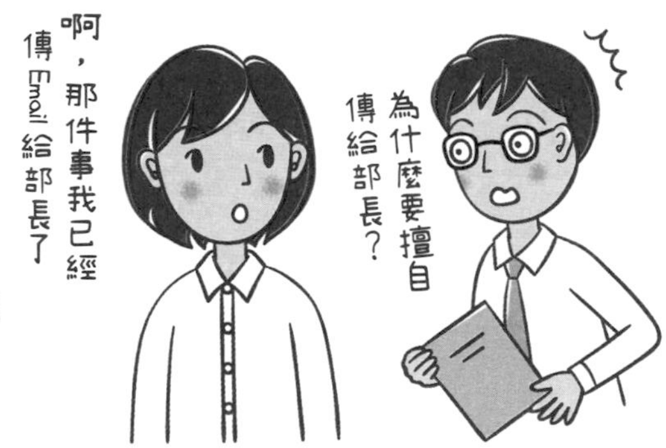
為什麼要擅自傳給部長？
啊，那件事我已經傳Email給部長了

常被說不合群

→ 解決的方法 ❷

無法與周圍的人融洽相處

→ 解決的方法 ❷

不會觀察周圍情況，總是自己單獨行動

就算工作還沒做完也準時下班回家、不詢問旁人的意見就進行工作，這些行為在個人單獨工作時幾乎不會造成問題。不過，若是許多人一起推動的大型企劃，就必須講究「團隊合作」。這時若發生上述的行為，很容易會被別人認為「不合群」。

此外，若沒有意識到要主動接待客人、補充影印紙、接電話應對等雜事，也會引起別人的反感，其他人可能會私下耳語「每次都是我們在做這些雜事，他什麼都不做」。

如果是難以主動留意周遭狀況，又具有粗心與衝動等特質的人，就很有可能不顧主管與同事的感受，擅自行動。

解決的方法① 把潛規則用白紙黑字寫下來

發展障礙者不善察言觀色、不了解所謂的「潛規則」，這就是為什麼他們參與團體合作時，無法順利的原因之一。

在公司，除了被正式指派的工作之外，還有許多其他工作，一般人會默默察言觀色，隨機應變處理這些雜事。如果是不知道潛規則的人，不妨詢問工作夥伴「除了被指派的工作之外，還有哪些雜事要做呢」、「那些雜事要在什麼時候處理比較好」，確認清楚後，用文字記錄下來。

當自己感到茫然、想要更換工作內容時，千萬不要擅自決定，而是要先跟團隊負責人好好商量。光靠自己的想像不會讓工作有所進展，記得，不要固執己見（見頁50）也非常重要。

了解到細項雜物也是工作

「影印紙沒了要補充」、「快遞來了要收件」、「寫日報表」等，以上這些即使別人沒說也該做的事情，記得也要向主管確認。

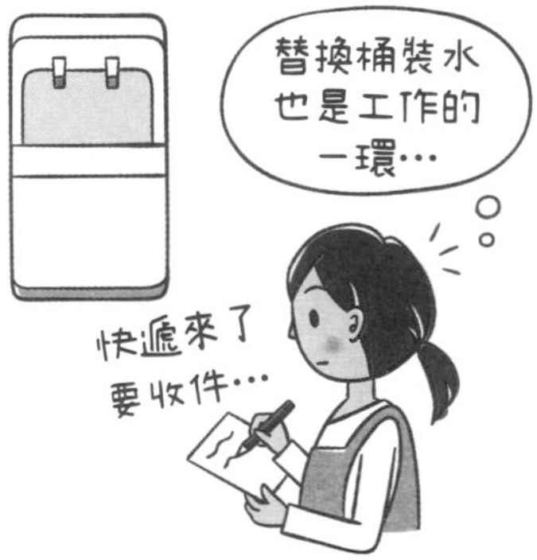

替換桶裝水也是工作的一環…
快遞來了要收件…

不知所措時要跟團隊負責人商量

如果是跟別人一起合作的工作，自己擅自進行或更改工作內容，絕對會造成問題。一定要取得團隊夥伴的同意，不知道該如何是好時，請與團隊負責人商量。

把自己的工作範圍，白紙黑字寫下來

只要先將自己與別人的工作，用白紙黑字寫下來，就能減少疏漏、避免發生問題。每次出現新工作內容時，就要跟同事商量，決定責任歸屬。如果是兩個人共同負責的工作，每當有新進展時就必須向對方報告，例如「我已經訂購〇〇了」。

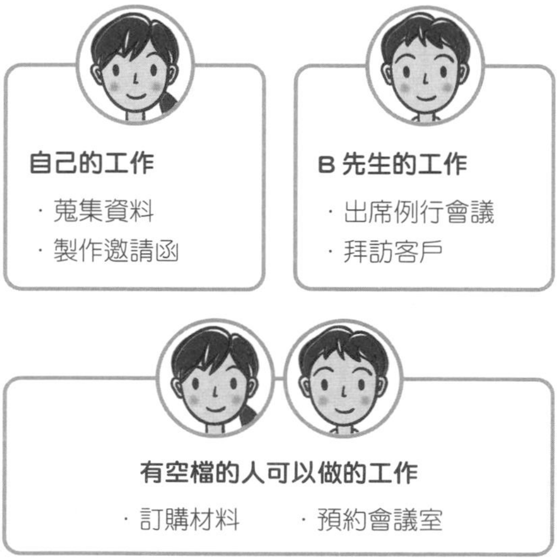

自己的工作
・蒐集資料
・製作邀請函
B先生的工作
・出席例行會議
・拜訪客戶
有空檔的人可以做的工作
・訂購材料
・預約會議室

我會這樣做

我會告訴主管自己有發展障礙的特質，請他盡量分派給我可以單獨完成的工作。正因為別人特別體諒我，我也會用心展現工作成果，不容許失敗，才能獲得大家的信賴。

解決的方法② 記住關心別人的步驟

團隊合作中，必須配合別人、保持溝通，工作起來才會更順暢。不過，如果是需要花一段時間才能進入狀況的人，很可能會錯失體貼、關懷別人的機會。

為此，平時就要觀察周遭的人都在做些什麼，這麼一來就能越來越容易進入狀況。當自己無法立刻說出貼切詞語時，也可以先說一句「看起來很重呢！」將自己看到的情況說出來，光是這樣對方就能感覺到「原來這個人有在關心我」。

接下來，可以更進一步將自己替換成對方的處境，例如，如果換位思考後會覺得「這種時候如果可以有人來幫忙就好了」，不妨直接告訴對方「我來幫你」，就能做到自然的體貼與關懷。

區分工作細項

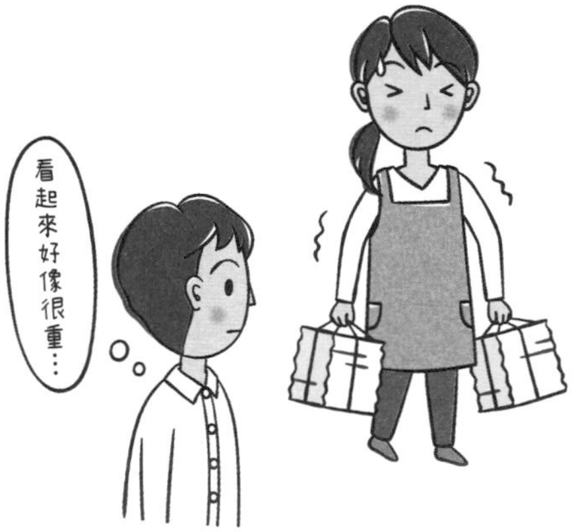
看起來好像很重……

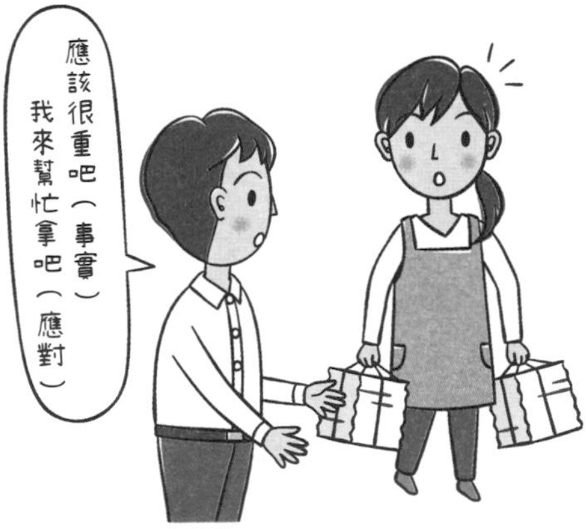
應該很重吧（事實）
我來幫忙拿吧（應對）

① 先觀察對方的行動

平時就要多觀察周遭的人在做些什麼事，像是在拿重物，還是正在加班呢？這麼一來就能訓練自己立刻理解當下的狀況。

② 如實說出事實

當自己沒辦法立即找到恰當的字句關心對方時，不妨直接把眼前看到的事實說出來，例如「看起來很重耶」、「您正在加班嗎」。

③ 換位思考，做出應對

思考如果自己站在對方的立場，會希望別人怎麼回應呢？像是「我來幫忙一起拿吧」、「有沒有需要幫忙的事情呢」等。當自己處於相同情況時，會希望別人怎麼反應，就可以在當下說出來並傳達給對方。

正向思考 靈活發揮「個性果斷」的優點

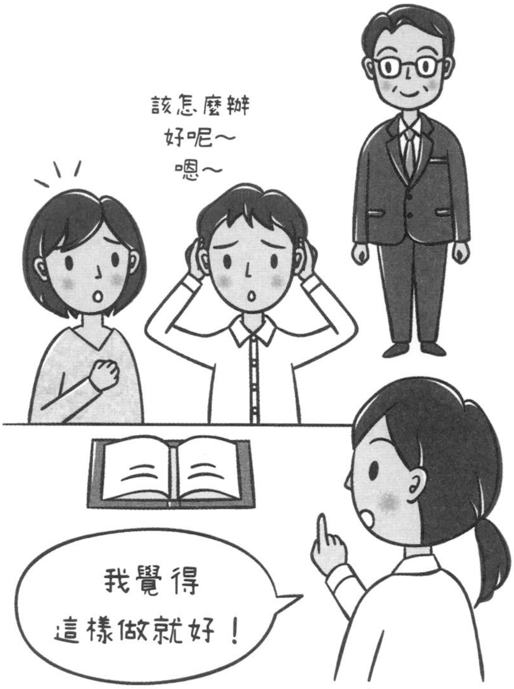
該怎麼辦
好呢～
嗯～
我覺得
這樣做就好！

「不合群」的另外一面，其實就是「不人云亦云」，而這絕對不是一件壞事。

舉例來說，明明現場所有人都覺得「很奇怪」，卻因為顧慮大家而說不出口……，在這種場合中，發展障礙者就能直接明確說出「我覺得這樣很奇怪」。雖然這麼做可能會招人反感，但一定也會有些人覺得「他幫我說出了我說不出口的事」。**若能成為團隊裡「勇敢直言」的角色，在工作上肯定是珍貴的人才。**

如果你是一個人工作，就可以速戰速決，不妨考慮自行創業，或選擇自由接案，也許更能發揮自身優勢。

我會這樣做

我本來覺得「買伴手禮給職場同事」是沒必要的事，但自從有人告訴我「一想到對方在買伴手禮時有想到我，就會覺得很開心」，我就覺得「在態度上展現出自己對別人的關心，其實是非常重要的」。

周遭旁人可以幫忙的事 明確告訴對方要負責的工作

發展障礙者經常給人漫不經心、工作都推給別人做的印象，其實這純粹是誤會，對方也許只是沒有徹底理解當下的情況而已。

由於發展障礙者非常不擅長聽出言外之意，因此在交代工作時，一定要下達「清晰」的指示，「你要做這個」、「你的工作是這個和那個」，明確告訴對方要負責哪些工作會比較好。

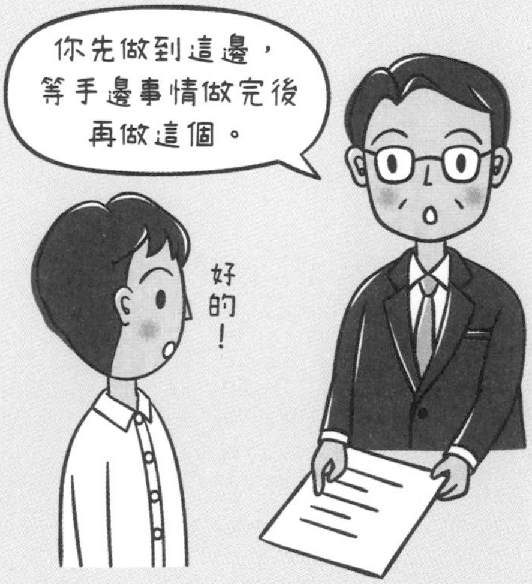
你先做到這邊，
等手邊事情做完後
再做這個。
好的！

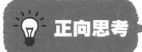

人際關係的困擾

無法拒絕工作或邀約

解決方式

- 重新檢視工作量再回覆。
- 感到疲憊時就要拒絕，不要勉強自己。
- 果斷拒絕推銷。

常見的困擾及原因

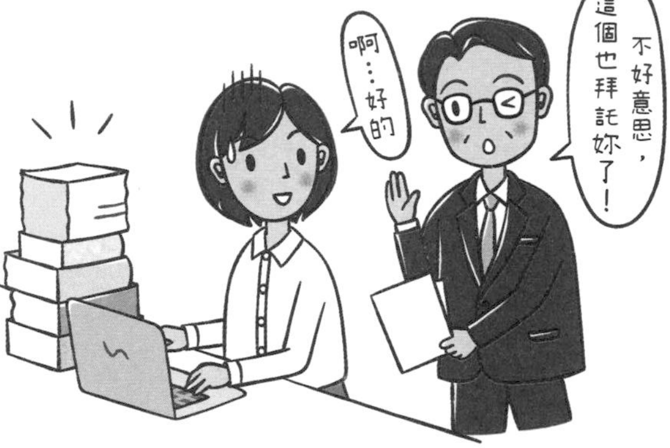

無法掌握自己的工作量，貿然接受新的工作
→ 解決的方法 ❶

無法拒絕他人請託
→ 解決的方法 ❶

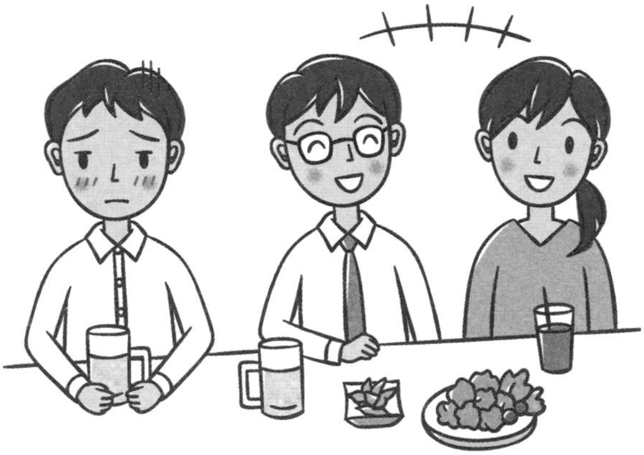

難以拒絕聚會的邀約
→ 解決的方法 ❷

無法拒絕推銷，感到非常困擾
→ 解決的方法 ❸

由於不擅長拒絕，導致筋疲力竭

由於承接太多工作，剝奪了自己的私人時間，勉強硬撐甚至還弄壞了身體；明明很不習慣待在一大群人的飲酒聚會裡，卻沒辦法明確拒絕，整場聚會都坐立難安、感覺非常痛苦，以上這些都是在發展障礙者身上很容易發生的情況。

若是難以掌握抽象事物的人，會無法看出別人的要求其實對自己很不利，無法立刻做出判斷；其次，本人容易衝動的特質，也可能回應對方「沒問題」。

此外，也有些人會過度擔心自己被斥責或受到冷淡的對待，會因為**害怕對方而無法拒絕**。

解決的方法1
重新檢視工作量再回覆

由於發展障礙者比較難以掌握抽象事物，因此會無法衡量自己的工作量與處理速度，或因為對時間的感受不敏感難以決定優先順序，總覺得「船到橋頭自然直」，便接二連三地接下了工作。

平常若能掌握自己的工作量及工作的優先順序，就能在別人交辦工作時，立刻判斷出自己是否有能力完成。若是覺得有困難，就**先語帶保留地回應對方**。

此時，要先弄清楚自己當天的情況及工作優先順序，才能判斷出自己是否可以承接新的工作。不要只是跟對方說「我很忙所以不行」，而是要客氣地向對方說明「我仔細看過了，我可能沒辦法趕上交期，也許會造成您的困擾」，委婉地拒絕對方。

① 先語帶保留

「不好意思，請讓我想想看我是否能做好，傍晚之前會回覆您」、「回公司後我會向主管確認，今天之內會與您聯繫」，建議像這樣先客氣地回覆，請對方稍作等待。

② 重新檢視自己的工作量

具體掌握自己目前現有的工作量。若是對時間比較不敏感的人，可以測量自己完成一項工作需要的時間，便能掌握工作所需的總時數（見頁43）。

③ 向對方說明並婉拒

「我現在手邊的工作要到下週末才能完成，所以沒辦法接下比較急的工作」，像這樣告訴對方具體情況後再拒絕，對方也比較能接受，或提出新方案。

我會這樣做

我會利用Excel製作年度行事曆，將所有的工作交期都輸進表單，讓工作行程「可視化」。如此能讓我清楚掌握「這個時期會很忙」、「這個時期比較悠閒」，更容易判斷是否可以接下新工作。

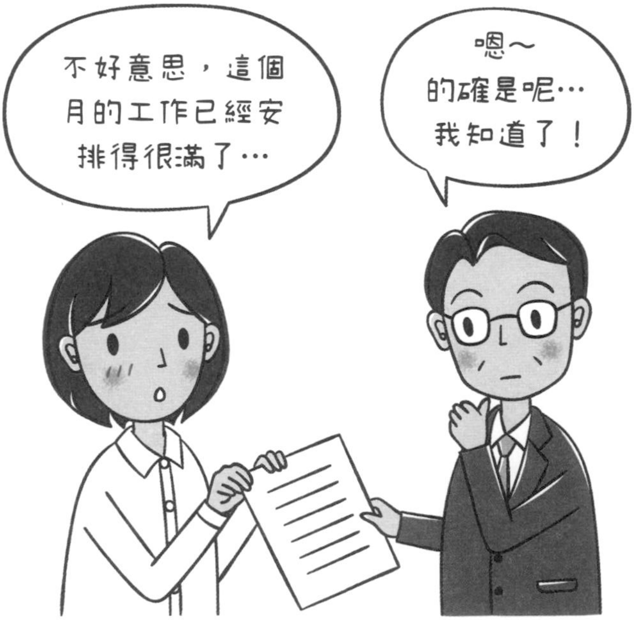
不好意思，這個月的工作已經安排得很滿了…
嗯～的確是呢…我知道了！

解決的方法❷ 感到疲憊時就要拒絕，不要勉強自己

無法斷然拒絕工作或聚會的邀約，可能是因為不想被別人討厭的緣故。可是，若一味勉強自己，也可能使身心受到傷害，這點也必須考慮進去。

至於**拒絕的訣竅，在於要將自己的感謝及抱歉之意傳達給對方**。接著提出之後再約別天、或人數較少的聚會等，在自己可以負荷的範圍內提出替代方案。

若是比較不擅長經營人際關係，也無須太過勉強自己，只要能好好維持工作上的溝通、展現出工作成果，就能彌補其他方面的不足。

此外，在同事們閒聊時若是感到坐立難安，可以說一句「我去一下洗手間」、「我有個工作比較急」，就能自在地離開現場。

如何婉拒才妥當？

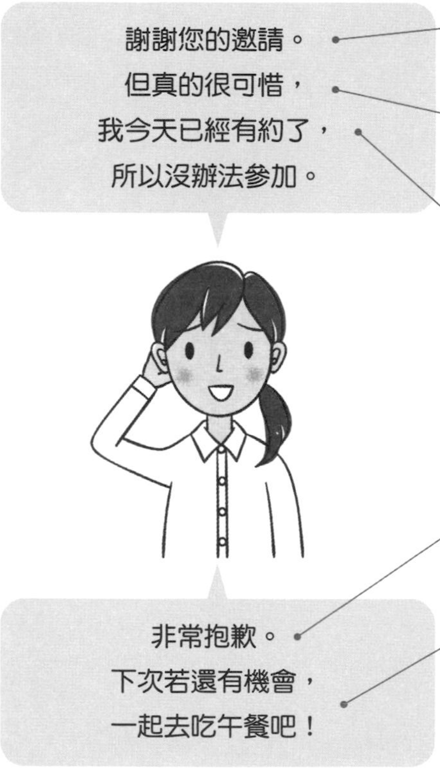
謝謝您的邀請。
但真的很可惜，
我今天已經有約了，
所以沒辦法參加。
非常抱歉。
下次若還有機會，
一起去吃午餐吧！

① 表達感謝

在一開始就感謝對方邀請，會留下比較好的印象。

② 緩衝的語句

在拒絕前先說「真的很可惜」、「雖然難得有機會」，比較容易傳達自己的感受。

③ 婉拒之詞與原因

不用說出真實原因，只要簡單說一句「家裡有事」、「已經有約」即可。

④ 道歉

說一句道歉，能緩和對方的情緒和觀感。

⑤ 替代方案

如果不想一直拒絕，不妨老實告訴對方「不好意思，我真的很不習慣參加喝酒的聚會」、「我很不習慣人多的場合」等。道歉完後再提出替代方案，如「下次要不要一起吃午餐呢？」。

解決的方法③ 果斷拒絕推銷

有些人很不擅長拒絕推銷電話或上門推銷。其中，**由於發展障礙者會真心接納別人的說法，就會相信「只要五分鐘」的話術，在不知不覺間就被對方牽著鼻子走了。**

記得，因為對方也是在工作，被拒絕之後還是得繼續打給別間公司，所以並不需要太擔心「拒絕會對他很抱歉」。拒絕推銷時不需要特別說出原因，只要明確表達「我不需要」即可。

避免模糊不清的拒絕方式

一旦說出「我很忙」、「沒辦法做出決定」等模糊不清的話語，對方就會繼續嘗試，應說出每個人都能「一聽就懂」的拒絕。

╳**「我現在很忙」**
→對方會反問：「請問幾點比較方便呢？」

╳**「我沒辦法做決定」**
→對方會回應：「請跟主管討論看看，我還會再過來。」

╳**「不用麻煩」、「就這樣」、「沒關係」**
→會被解讀為正面的意義。

◎**「不好意思，我沒有興趣，不需要」**
「我沒有需要，不用了。」

無法做出決定時，先拿資料即可

無法判斷是否該拒絕時，可以告訴對方：「我現在沒有時間，可以先給我資料就好嗎？」

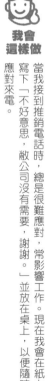

我會這樣做

當我接到推銷電話時，總是很難應對，常影響工作。現在我會在紙上寫下「不好意思，敝公司沒有需要，謝謝。」並放在桌上，以便隨時應對來電。

周遭旁人可以幫忙的事

觀察對方的態度與行為，不要強迫對方

若是具有ASD特質的人，他不太會從表情中流露情緒。所以就算內心非常痛苦，表面看起來也很淡然，進而可能會讓周遭的人做出錯誤判斷。為此，當對方說頭痛或工作速度變慢時，請詢問原因。另外，也不要強迫對方參與聚會，甚至可以幫忙緩頰。

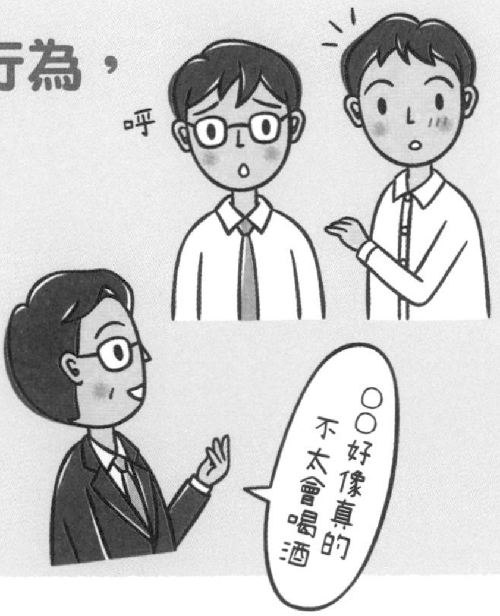

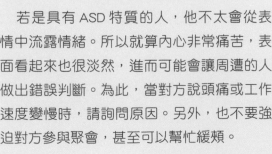

人際關係的困擾

無法妥善表達自己的想法

解決方式

- 將自己的想法寫在紙上，以便整理思緒。
- 練習在人前說話。

常見的困擾及原因

需要花很多時間整理思緒
→ 解決的方法 ❶

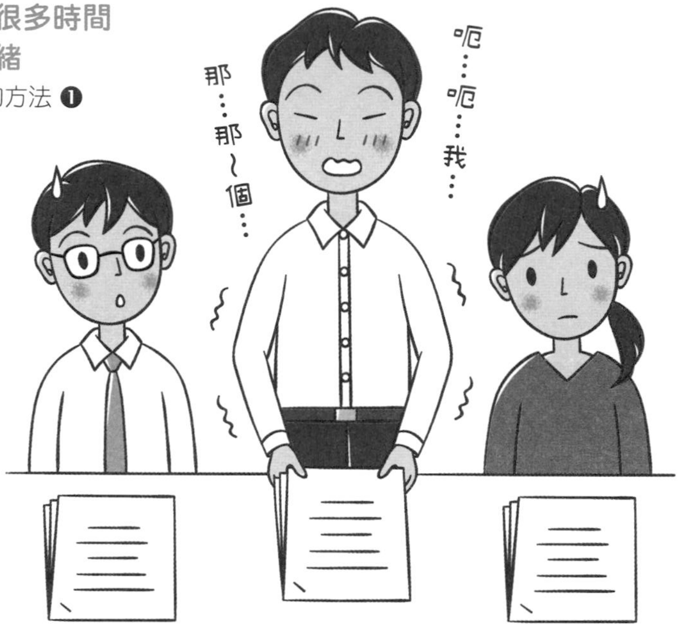

不擅長用言語表達
→ 解決的方法 ❶

受到矚目時會很害羞
→ 解決的方法 ❷

沒辦法統整思緒，緊張到說不出話來

聆聽別人說話之後，再說出自己的想法，其中的過程其實非常複雜，包含了「聆聽→理解→思考自己的想法→把想法說出來」。不過，有些人可能因為工作記憶較少的緣故，沒辦法立即同步做到這些步驟，因此在要他們當場回答時就會遇到困難。

此外，若是多人聚集的討論或會議，有些人也可能會緊張得說不出話來。

當一個人需要花點時間才能統整自己的想法，或是正在緊張時，旁人若一直咄咄逼人地詢問「你沒有什麼想法嗎？」、「你到底想說什麼？」只會讓他的思緒更混亂、更緊張，陷入惡性循環。

解決的方法❶

將自己的想法寫在紙上，以便整理思緒

如果不擅長理解別人說的話，就要先徹底做到「聆聽」這件事，並將別人說出的想法盡量寫下來。因為只要寫在紙上，就等於是在大腦外部做了記錄，進而能進行下一個階段的工作。除此之外，**閱讀自己寫出來的文字，也比光憑大腦思考更容易理解**。

閱讀文字後，不要只在腦海中整理思緒，而是要條列式寫在紙上，這麼一來便能客觀地審視自己的思緒，也更容易整理出清晰的想法。

不妨一邊看筆記、一邊口頭表達自己的想法，或使用文字與插圖，讓思緒更容易傳達。有鑑於此，開會時一定要準備好方便做記錄的紙張或筆記本。

表達想法的方式

請對方稍待片刻

當自己沒辦法立刻說出想法時，可以說：

「我想仔細思考，請給我一點時間。」

「我現在沒辦法立刻給出適當的意見，今天內用 Email 回覆可以嗎？」

寫在紙上以整理思緒

將自己的想法條列式寫在紙上，藉此整理腦海中的思緒。

以適合自己的方式表達想法

說明時，可以一邊看著自己做的筆記，或是直接把筆記給對方看。另外，也可以在事後利用 Email 寫成文章，或使用圖表的方式說明也不錯。無論如何都別忘了先跟對方說：「剛剛提到的那件事，請給我一點時間思考。」

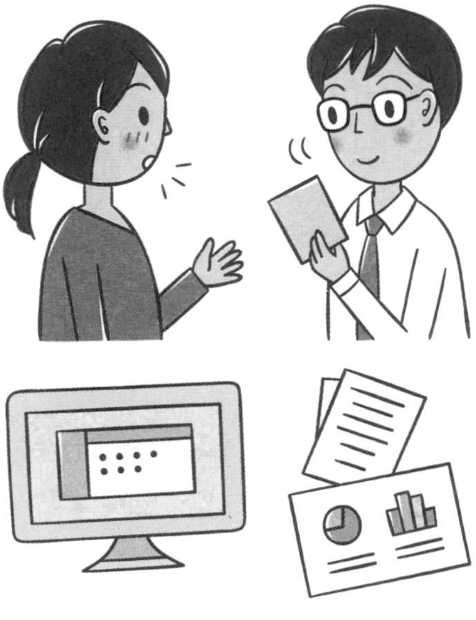

我會這樣做

在開會討論前，我會先設想好所有的狀況，一開始就先把各種想法都寫在紙上準備好。雖然有很多都派不上用場，但我覺得這麼做可以穩定心神，舒緩緊張的情緒。

解決的方法❷ 練習在人前說話

有些人一站在大家面前就會變得亢奮，腦海中的思緒全都飛到九霄雲外，整個人變得焦慮失措。雖然藉由深呼吸等方式也能緩解緊張，不過追根究柢，還是要排除「一定要表現得很完美」的迷思，才能真正解決問題。

在發表時，最重要的並不是思路清晰地說話，而是傳達出重點與想法。**不要拘泥於說錯的部分，勇敢地完整表達出來就很棒了！**

另外，若是開場白太長，會讓人沒興趣繼續聽，因此不妨在一開始就先說出結論「我認為……」，接著再說出自己的根據及補充就好。建議可以在不會讓自己感到緊張的家人或朋友面前，多練習幾次簡報，就能增加經驗值。

先說出結論

在一開始就先說出結論，再補充「自己為什麼會這樣想」的依據。

不要畏懼失敗

重點在於表達出自己的想法，而不是流暢地說話。就算有些說錯，或無法夾雜閒聊都不要緊，無須過於在意。

在家人面前練習

為了讓自己習慣受到矚目，不妨在家人面前練習發表。可以請家人詢問自己的想法，再針對問題回答。

社交恐懼症

由於受到發展障礙特質的影響，使得以往人生經驗中得到的恐懼感越來越膨脹，就有可能導致社交恐懼症，建議藉由認知行為或服用藥物來治療。

在鏡子前練習

一個人對自己有沒有自信，會從聲音強弱與姿勢上流露出來。建議可站在鏡子前擺正姿勢，用清晰的聲音進行發聲練習，或演練簡報內容，直接付諸行動一定能有所改善。

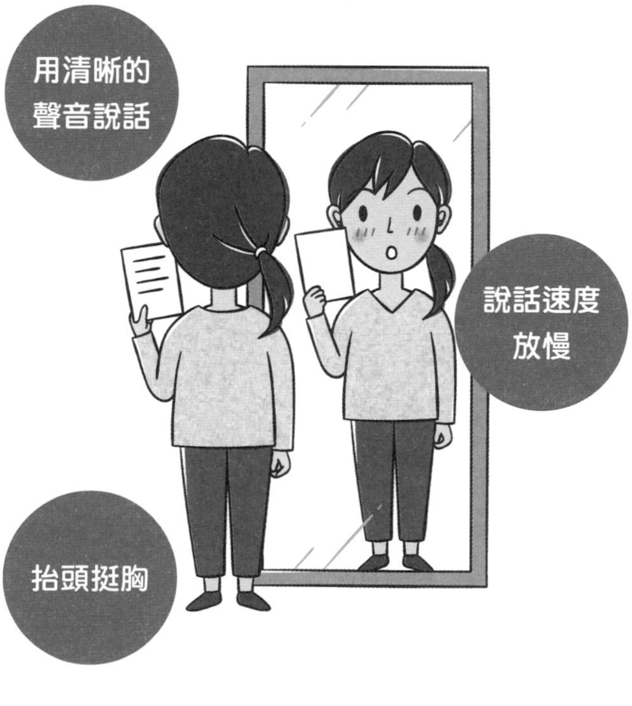

正向思考

只要能表達出一點點想法，就要讚美自己

尤其是患有社交恐懼症的人，大多都有完美主義的傾向，因此更容易灌輸自己「不可以說錯，一定要說出正確的想法才行」。**事實上大家想要尋求的並不是「正確的想法」，而是「你本人的想法」**。

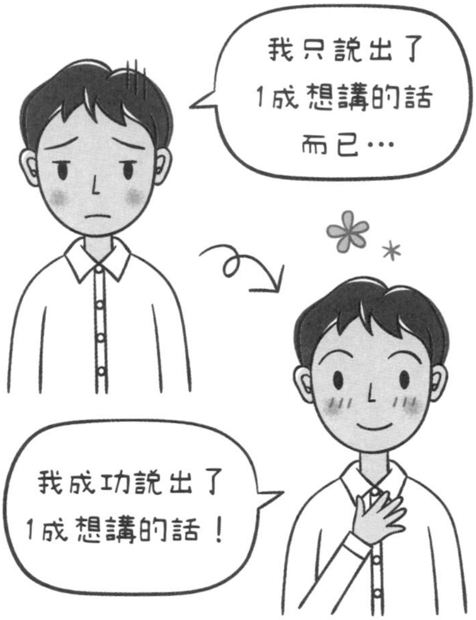
我只說出了
1成想講的話
而已…
我成功說出了
1成想講的話！

靜下心來觀察周遭，是不是有些人說話速度很快、有些人說話時手舞足蹈，甚至還有些人同一句話重複講了好幾次呢？你會發現並非所有人都能流暢地說話。而且，無論話說得多流暢，其實也有很多毫無意義的發言。

與其悲觀地認為「我今天只說出了一成想講的話而已」，不如樂觀告訴自己「我今天成功說出了一成想講的話」，如此一來就能培養出自信。

我會這樣做

以前我曾在說出想法時被主管斥責，因而喪失自信。後來我在醫院舉辦的日間照護中，慢慢花時間對大家說出自己的經驗，現在已經比較能表達出自己的想法了。

周遭旁人可以幫忙的事

不要咄咄逼人地質問

請不要咄咄逼人地追問對方，如「為什麼回答不出來」、「你沒有什麼想法嗎？」對方已經在拚命思考了，若是像連珠炮般提出新的疑問，只會讓他腦袋打結，造成反效果。比起詢問「你覺得怎麼樣？」不如具體詢問「如果公司採用〇〇，可以降低你的工作量嗎？」如此一來，對方應該也能比較容易表達出自己的想法。

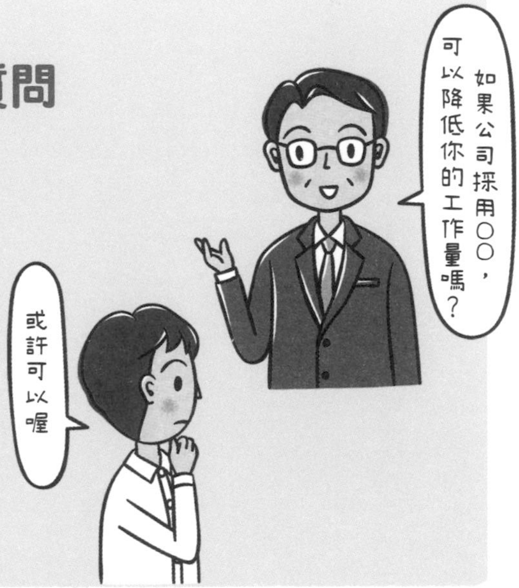
如果公司採用〇〇，可以降低你的工作量嗎？
或許可以喔

column 3

如何讓視訊會議順利進行？

視訊會議是一種非常方便的工具，對於不擅長與別人對視的人來說，應該也能有幫助。話雖如此，比起直接面對面說話，視訊會議中比較難做到討論，對話也會顯得比較不自然，難以達成雙向溝通。

我會這樣做

使用附有麥克風的耳機

由於電腦內建的麥克風與喇叭，通常收音效果比較差，所以我會買附有麥克風的耳機，這麼一來就不會收到雜音，比較容易聽見對方的聲音，自己的聲音也比較容易傳送出去。

明確地點頭

當我想要表達「我有在認真聽」的時候，我會明確地點頭；當我想要表示贊同時，則會大幅度地點頭好幾次，用比較誇張的動作來表達。

設置簡潔的背景

我會在身後的牆壁貼上白布，或是在螢幕上使用背景模糊的功能，讓對方能看清楚我的表情。穿著色彩鮮明的服裝也是重點之一。

事先傳送資料

在視訊會議時，如果與別人共用畫面，有些人的螢幕顯示出的畫面可能會很小，讓文字不容易看見，因此我在視訊會議前，一定會先用 Email 傳送相關資料。

會議結束後
用 Email 傳送決定的事項

會議結束後，要盡快將決定事項、尚未決議的部分都文字化，再用 Email 傳送給所有人，避免產生誤會。

在會議中錄音或錄影

視訊會議中較難找到對話的空檔，無法專心做筆記。不妨事先取得對方同意後錄音或錄影，於會議結束後再看一次，將重要的地方記錄下來。

使用能自動產生文字的工具

我會將視訊會議中的語音設定成自動轉為文字檔，這麼一來就不必重新看一次錄影，非常方便。

第4章

日常生活的困擾

發展障礙者不太擅長自我管理，

也可能因為過度敏感而導致身心失調。

請先花點心思，控制生活與身體狀況吧！

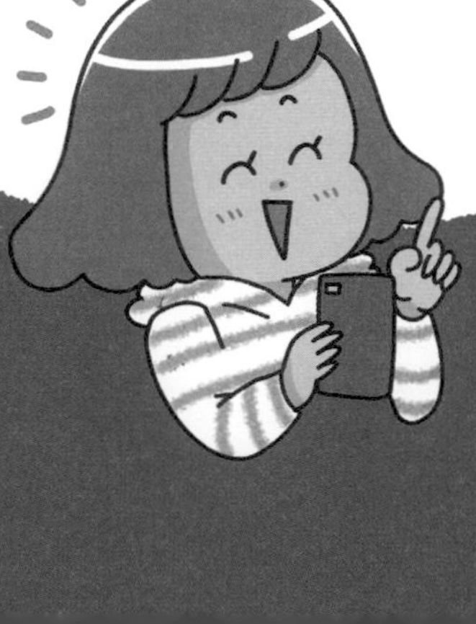

了解會影響日常生活的特質

一旦有發展障礙的特質，生活中就容易產生困難

每天早上都在同樣的時間起床，快速整理好服裝儀容後，處理信件或繳交水電費等雜事，晚上再好好睡覺……，看似簡單的生活，對於發展障礙者來說卻很困難。

由於對時間的感受比較不敏感，因此無法規律地飲食與睡眠；再加上粗心大意的緣故，很可能會忘記處理雜事；又或者會因為過於敏感而非常容易疲憊，這些特質會讓生活變得困難無比。

上述情況日積月累後，會讓人產生「否定自我」的感受。因此，首先要在了解自我特質的前提下，學習整頓生活的方法並徹底實踐，才能避免陷入惡性循環。

個性衝動

可能會經常衝動購物，進而在金錢方面陷入窘境

只要覺得想要，都先刷卡再說，以致錢很快就用完了……，發展障礙者很容易發生這樣的問題。

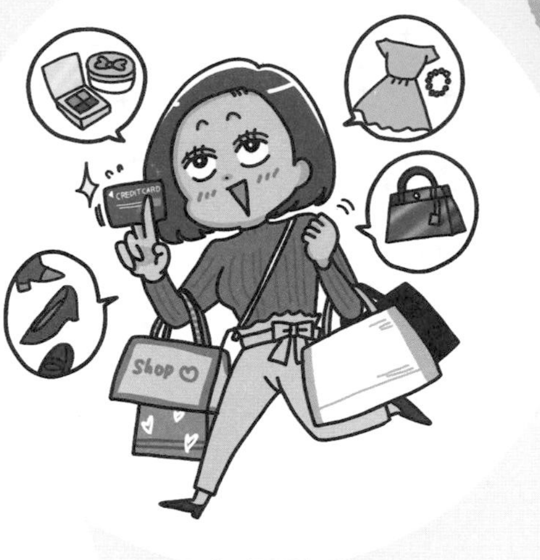
CREDIT CARD
Shop

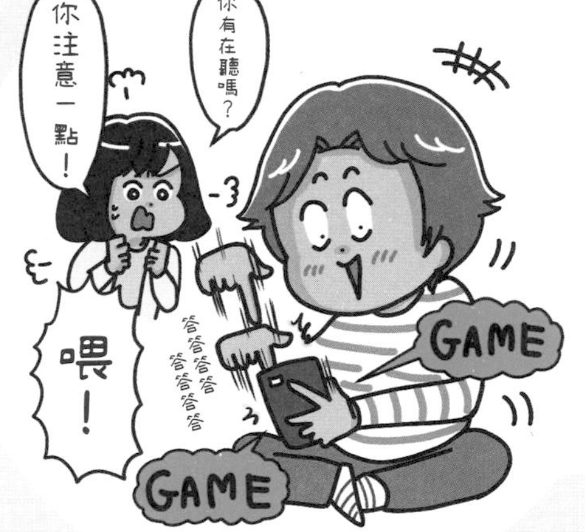
你注意一點！
你有在聽嗎？
喂！
GAME
GAME

容易陷入手機或遊戲中

只要眼前有手機或電腦，就無法壓抑自己想上網或玩遊戲的衝動，甚至忽略與家人的對話與日常生活。

時間感受

早上起不來、整理服裝儀容的速度太慢

由於發展障礙者不會在意時間，想熬夜就熬夜，以致早上經常起不來，或是會低估準備出門所需的時間，導致整理服裝儀容的速度太慢。

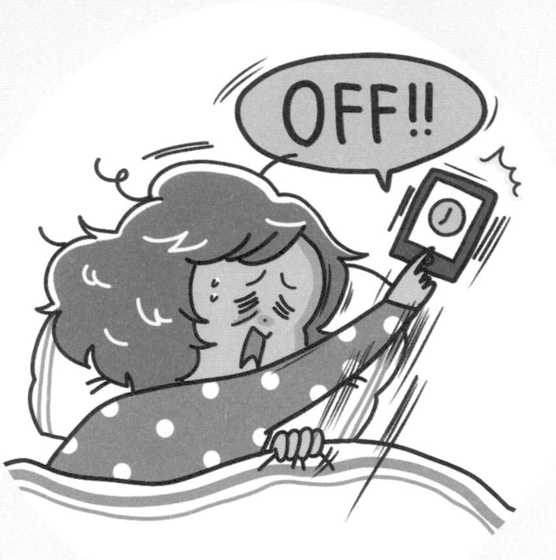

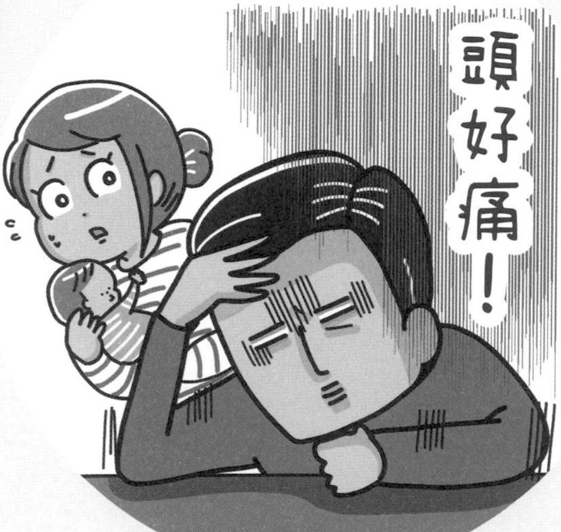

過度敏感

對聲音及光線過度敏感，以致容易疲憊

對冷氣運轉聲、孩子的哭聲等聲音過度敏感；日光燈的光線也可能會造成刺激，在不知不覺中累積許多壓力。

粗心大意

- 容易忘東忘西
- 太晚辦手續或回覆出缺席

動作不協調

- 雙手不靈巧
- 運動神經遲鈍、經常受傷

視覺、空間認知的障礙

無法掌握物品的相對位置，導致經常撞到東西

日常生活的困擾

早上經常起不來

解決方式

- 不要熬夜，在固定的時間起床。
- 安排能讓自己立刻起身的活動。

常見的困擾及原因

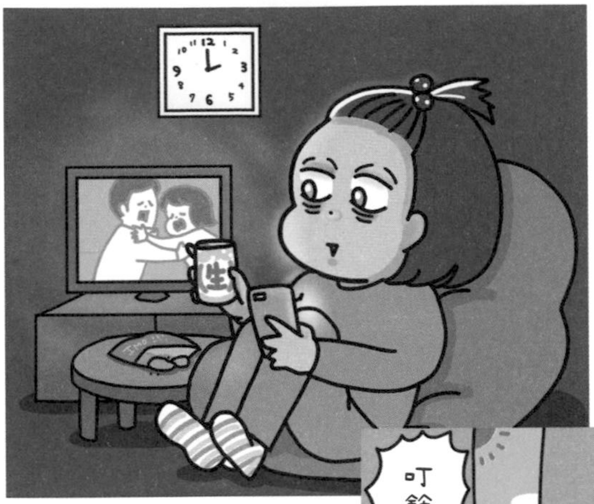

沉迷於某件事而忍不住熬夜
→ 解決的方法 ❶

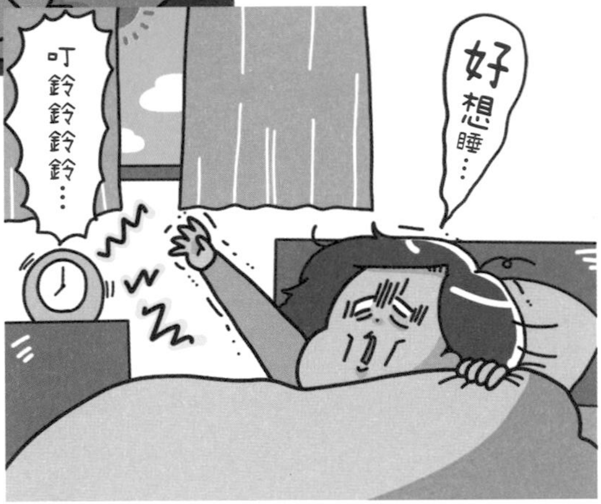

早上起不來
→ 解決的方法 ❷

就算已經睡醒了也不想動
→ 解決的方法 ❷

衝動與過度專注，可能是容易熬夜的原因之一

由於早上經常起不來，就算起來了也遲遲無法準備出門，導致上班老是遲到……，以上是發展障礙者經常遇到的問題，也因此會遭受到「態度懶散」、「不能管好自己」等批評。除了本身的生理時鐘難以發揮功效之外，衝動及過度專注等特質也是造成熬夜的原因之一。此外，若有ADHD的特質，更會讓人在早上遲遲無法開始行動。

所以，請重新檢視自己的生活，找出有效的解決對策吧！

解決的方法1 不要熬夜，在固定的時間起床

個性比較衝動的人，只要一想到什麼事，就會立刻開始進行、不會在意當下的時間，往往一回神就已經是深夜。建議設定鬧鐘，提醒自己該睡覺的時間。

另外，也有些人是一定要遵守日常的例行公事，否則就會全身不對勁，例如，特別執著於「就算晚歸也一定要親手做飯」，導致很晚才能就寢。如果有這方面的困擾，建議可以在週末先做好常備菜，平日就能早點就寢了。

此外，許多人在假日前夕也特別容易熬夜，隔天早上睡到很晚，這麼一來也會讓睡眠節律變得紊亂。建議無論是平日或假日，都要盡量在固定的時間就寢和起床。

選擇適合自己的「鬧鐘」

市面上有震動型、發光型、腕錶型等各式各樣的鬧種。此外也很推薦使用必須進行計算才能關掉鬧鐘的 APP。

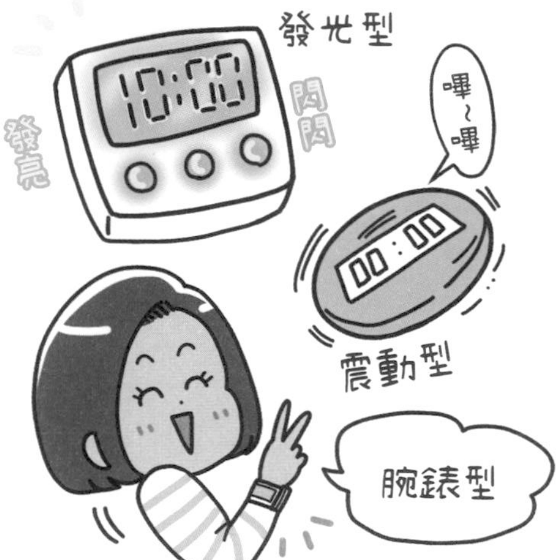

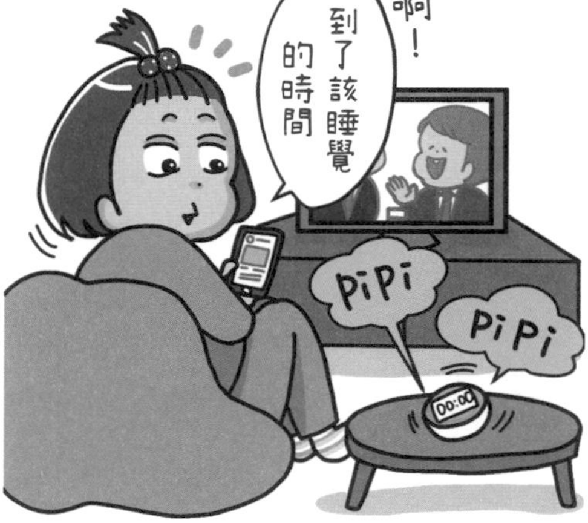

在就寢時間設定鬧鐘

為了避免自己熬夜，可以在接近就寢時設定鬧鐘，或者拜託家人提醒自己。此外，也要留意不要過度使用手機（見頁 170）。

即使熬夜也要在固定的時間起床

遵守起床與用餐的時間，就是調整生活節奏的訣竅。無論前一天多晚睡，早上都要在固定時間起床，讓自己沐浴在早晨的陽光下，就能重新調整生理時鐘。如果睡眠不足，可以藉由短暫的午睡來彌補。

我會這樣做

每天就寢前，我會告訴自己「明天要在○點起床！」沒想到，類似像這樣暗示自己的說法，對我來說非常有效。現在，我比以前更能清醒地起床，真不可思議。各位不妨也試試看！

解決的方法 2

安排能讓自己立刻起身的活動

有些人早上即使已經睡醒了，但還是會繼續賴床，遲遲不想起身。如果是這種情況，原因就不在於熬夜或睡眠不足，而是缺乏起床動力的緣故。另外，對時間的感受較不敏感，也是造成拖拖拉拉的原因。

每個人都一樣，若沒有什麼好玩的事等著自己，就無法燃起動力。反過來說，若能讓自己覺得「好玩」、「有趣」，自然就會想要起身行動。對於ADHD個案來說，有無動力會產生非常大的差異，建議可安排一些會讓自己想要立刻起身的活動，就能準時起床。

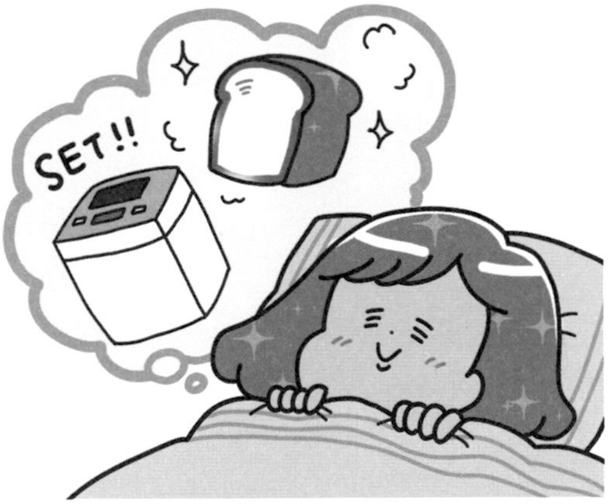
SET!!

拜託別人幫忙

千萬不要覺得光靠自己應該就可以起床，適時借助別人的力量幫助自己，也是不錯的方法。如果有同住家人，可以請對方叫醒自己；若是自己一個人住，則可以拜託親近的人打電話叫自己起床。

把隔天要做的事貼在鬧鐘上

建議將早上起來要做的第一件事，或當天最重要的行程寫在便條紙上，並貼在鬧鐘或手機上，讓自己早上一張開眼睛就會看到重要行程，進而使頭腦快速清醒過來，起身開始行動。

在早上安排一些樂趣

準備美味的麵包當作早餐，或是準備一口自己喜愛的點心，在睡醒後就能立刻品嘗，為自己製造「早點起床的獎勵」，都是不錯的方法。

服用處方藥物

根據醫師的處方，服用「專思達長效錠」（Concerta）（見頁 183），亦能立即發揮功效，有些人甚至服用後就能立刻起身行動。可以放在床頭備用，只在特別沒有起床動力時服用，也是一種方法。

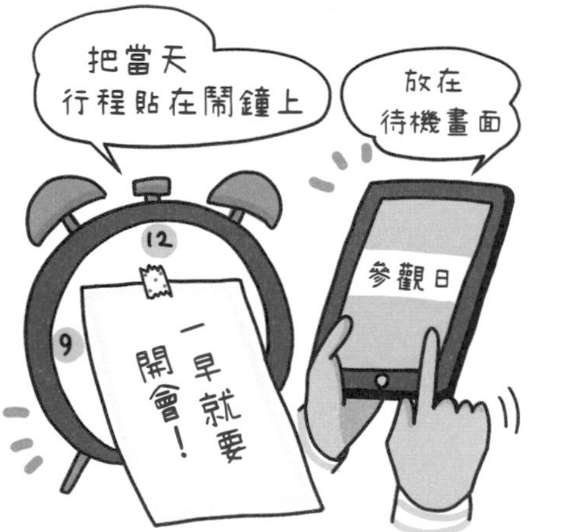
把當天
行程貼在鬧鐘上
放在
待機畫面
12
9
一早就要
開會！
參觀日

正向思考

賴床也沒關係，只要趕得上行程就 OK

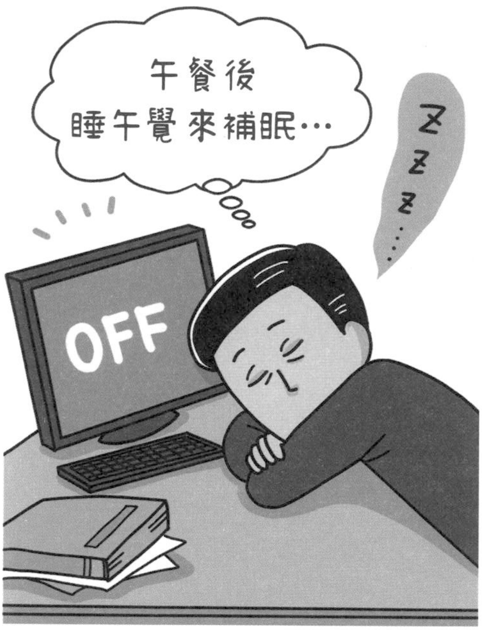
午餐後
睡午覺來補眠…
ZZZ…
OFF

「早上想睡飽一點」的想法本身並不是一件壞事，並不需要因為「早上起不來就覺得自己很沒用」。說得極端一些，就算賴床也沒關係，只要能趕得及當天的行程就行了，與其自怨自艾，不如思考有無辦法可以讓自己睡到最後一秒還不遲到。

如果自己可以掌控行程，不妨將行程排在中午之後，就不必手忙腳亂地擔心「快來不及了」。如果沒辦法掌控行程，建議在前一天晚上就先做好萬全準備，讓自己隔天早上一起床就可以立刻出門。若是感覺前一天睡得不夠，用睡午覺來補眠也是不錯的方式。

我會這樣做

最近我想要開始晨跑，不過起床後要準備感覺很麻煩，因此我會穿著運動服睡覺，隔天起床後立刻就能外出，非常方便，而且還可以讓我比較快清醒過來。

周遭旁人可以幫忙的事

與其責備，不如協助他起床

如果只是一味責備對方，絕對不可能讓他有所改善。為此，不妨詢問對方隔天的行程安排，如果有絕對不能遲到的重要行程，就幫忙叫醒他吧！

你可以想辦法讓空氣中充斥著美味的香氣，或是刻意讓對方聽見生活中的雜音，便能讓人更容易醒來。總之，花點心思協助對方起床吧！

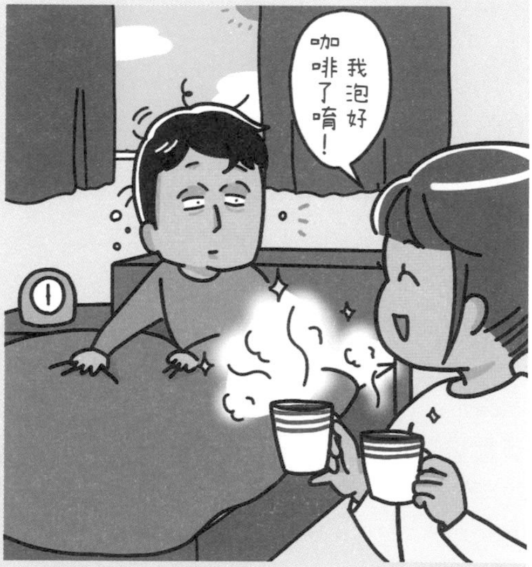
我泡好咖啡了唷！

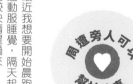

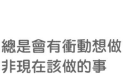

需要花很多時間整理服裝儀容

解決方式

- 將每天早上的準備過程「規律化」。
- 避免讓自己煩惱無謂的事情。

常見的困擾及原因

總是拖拖拉拉

→ 解決的方法 ❶

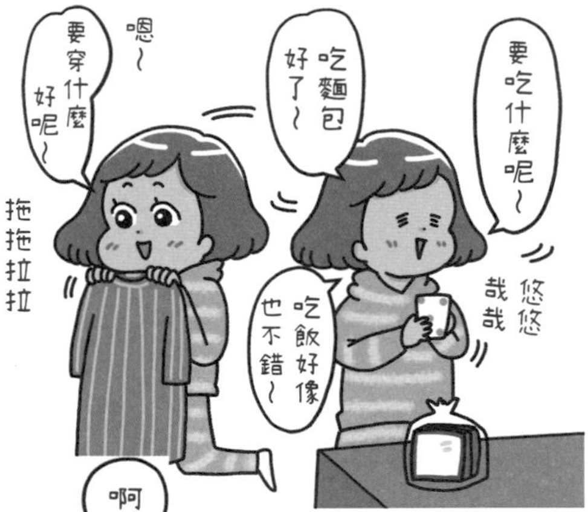

要吃什麼呢～
悠悠哉哉
吃麵包好了～
吃飯好像也不錯～
嗯～
要穿什麼好呢～
拖拖拉拉

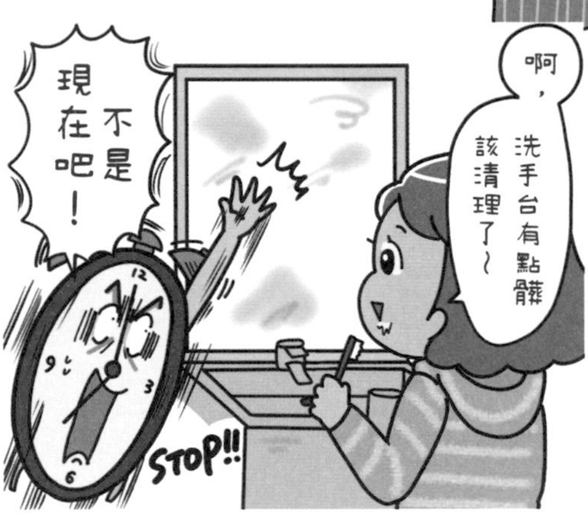

啊，洗手台有點髒該清理了～
不是現在吧！
STOP!!

總是會有衝動想做非現在該做的事

→ 解決的方法 ❷

就算早上準時起床還是會遲到

早上明明從起床到出門的時間拿捏得很寬裕，但不知為何總會太晚出門，這也是發展障礙者常會面臨的問題之一。

若是沒有安排好起床後到出門前所有事項的順序，效率就會一落千丈。光是不知道要穿什麼、早餐不知道要吃什麼，就會花很多時間，**更不用提正在做某件事時，卻突然又開始做起別的事，導致準備出門的進度停滯不前。**

除此之外，由於發展障礙者對時間的感受較為遲鈍，所以常會因為「感覺時間還很充裕」而拖拖拉拉，結果才一轉眼時間就不夠用。

解決的方法①

將每天早上的準備過程「規律化」

特地早起卻還是遲到……，真的會讓人心情很差。為了避免發生這樣的事，**建議可將起床後到出門前的所有準備流程，製作成一張「準備清單」，貼在視線所及的區域內**。另外，也可以善用手機的計時器與時間管理ＡＰＰ，讓自己的每個動作都不至於花太多時間。

如果能將所有準備流程都化為例行公事，就不會在過程中突然開始做起或想起別的事。例如，若是會花比較多時間選擇服裝，就可以將下半身服裝限縮在兩至三件之內，鞋子則選擇百搭的黑色鞋款，事先決定好上班服裝，就能減少穿搭的煩惱（見頁92）。此外，早餐菜色可設計成固定模式，亦能節省時間。

我會這樣做

我平常會使用名為「Routine Timer」的時間管理ＡＰＰ，同時也會傳送訊息給LINE聊天機器人「待辦小精靈」，提醒「10分鐘後設鬧鐘」，就能在指定的時間發送通知，非常方便。

製作早上的準備清單

① 列出該做的所有事項。

↓

② 預測每一件事會花多少時間。

↓

③ 張貼在視線能及的區域，並設定計時器。

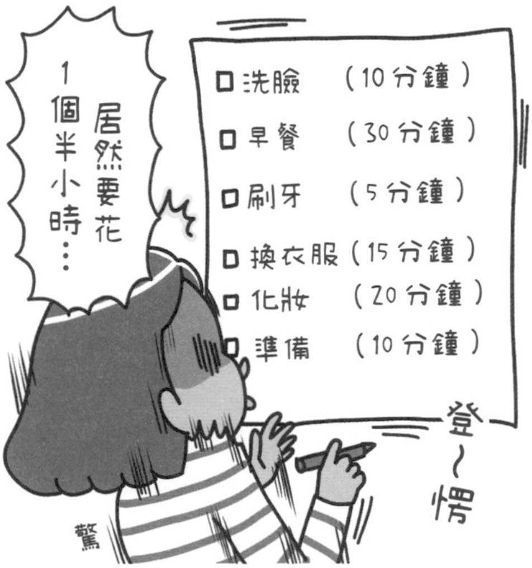
居然要花1個半小時…
□洗臉 （10分鐘）
□早餐 （30分鐘）
□刷牙 （5分鐘）
□換衣服（15分鐘）
□化妝 （20分鐘）
□準備 （10分鐘）
登～愣
驚

先決定好早餐內容與服裝

建議先決定並準備好早餐的內容，例如「麵包＋沙拉＋熱狗」、「白飯＋味噌湯＋荷包蛋」等。服裝則可以在週末先想好一整週的穿搭，或是先決定好下雨天要穿的衣服。

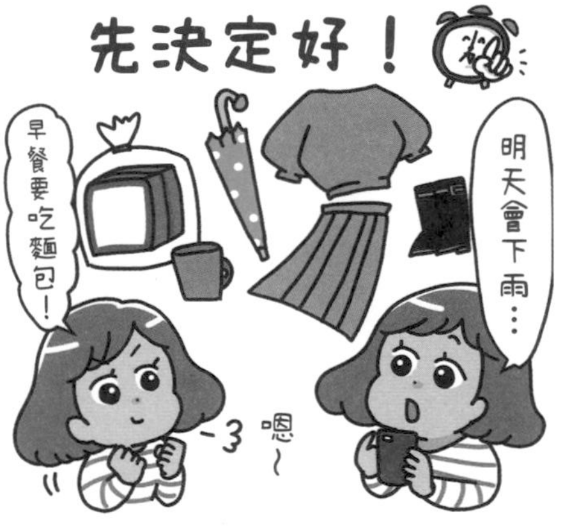
先決定好！
早餐要吃麵包！
明天會下雨…
嗯～

從必須花比較多時間的步驟開始進行

若能在早上起床就先化妝，時間就會變得較寬裕。不過，記得在開始前先設定計時器，才不會花太多時間。

解決的方法❷ 避免讓自己煩惱無謂的事情

有時候即便製作了「準備清單」，還是無法按照計畫順利進行。若是粗心或衝動等特質比較明顯的人，就會在整理服裝儀容時突然去做無關緊要的事，使得該做的準備遲遲沒有進展。**當腦海中想到其他不相關的事情時，不妨先記錄下來，或許就能克制自己的衝動**。

此外，發展障礙者一旦開始做起某件事，就很容易過度專注，廢寢忘食。萬一有這樣的情形，建議可到處擺放時鐘，或是請周圍的人提醒自己。

除了上述情況之外，也請試著找出自己在出門前拖拖拉拉的原因，思考具體的解決方法吧！

到處擺放指針式時鐘

使用指針式時鐘，能直接看到時針的前進，以「視覺」感受到時間的流逝。時鐘不只要掛在牆壁上，洗臉台、桌上等目光可及之處都要擺放。

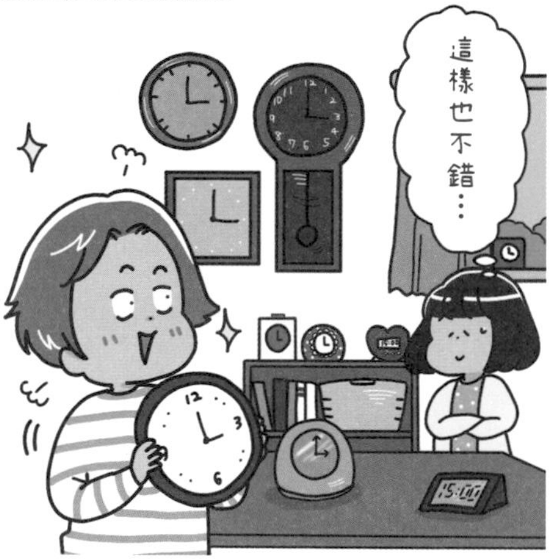

請周圍的人提醒自己

可以將自己預計的起床時間、出發時間等，寫在與家人共用的白板上，請家人提醒自己。當家人出聲提醒自己時，一定要表達感謝之意。

將突然想到的事記錄下來

當腦海中突然想到某件事，就會想要立刻完成，因為擔心之後會忘記，於是就開始做起計畫外的事，但這就是造成遲到的元凶。為此，突然想到某件事時，建議先記錄下來，之後再回顧就好。

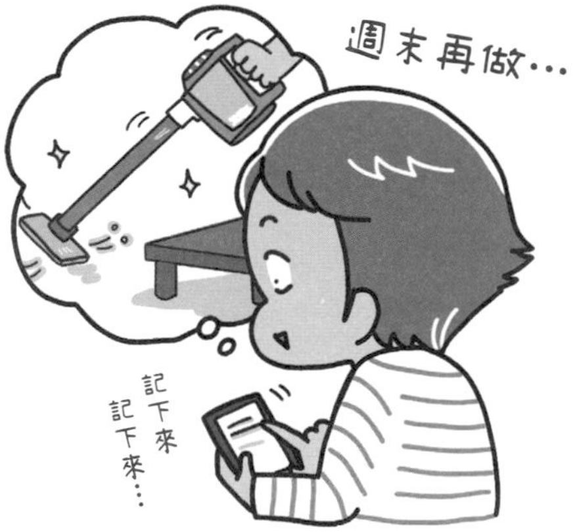

安排寬鬆的行程

建議可以將「泡茶」這種可做可不做的事情，也安排進行事曆中，這麼一來，就算臨時花時間做了計畫外的事，也比較容易重新安排時間。

常見的拖拖拉拉原因與解決方法

為了找東西而遲到

前一天晚上就要把所有要帶的東西，都先放進包包內，或是集中擺放在一個位置，隔天早上「只要放到包包裡就好」（見頁155）。若抱有「明天再收就好」的想法，就非常容易遲到。

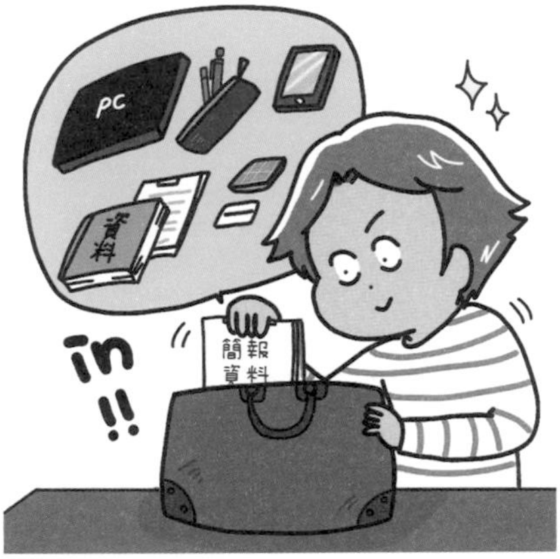

忍不住滑手機

如果一有時間就想滑手機，就早點把手機收進包包裡，或是設定使用時間，讓自己可以掌握「該停下來的時刻」（見頁171）。

精神不佳

若是因為熬夜、睡眠不足等原因導致昏昏沉沉、精神不佳，準備服裝儀容時也容易拖拖拉拉。為此，必須花心思讓自己能徹底清醒（見頁148）。

我會這樣做

設定早上八點的起床鬧鐘時，我會一併設定螢幕，讓其同步顯示自己當天該做的工作，如此一來，在關掉鬧鐘時就會看到今天該做的工作，就能讓人精神一振，並提醒自己「動作要快一點才行」。

周遭旁人可以幫忙的事

在能力所及的範圍內提醒對方

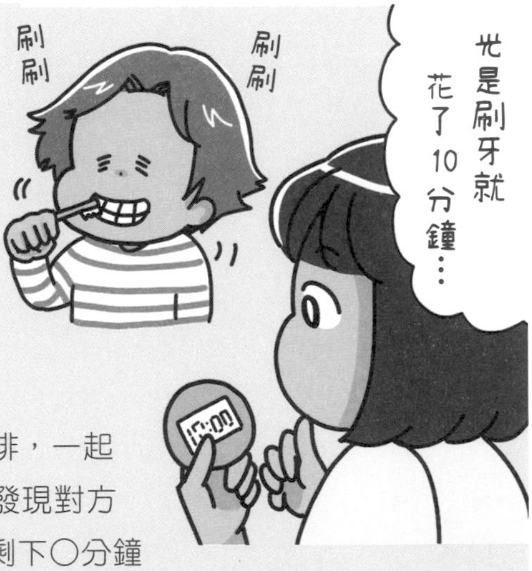

不擅長時間管理也是發展障礙者的特質，所以就算一直在旁邊叨念「你究竟要拖到何時」，也無法讓對方培養出對於時間的敏銳度。

不妨在前一天先詢問對方隔天的行程安排，一起檢視「準備清單」的內容與所需時間。當發現對方花太多時間在整理儀容時就可以提醒「只剩下〇分鐘了喔！」應該就能達到不錯的效果。

由於發展障礙者很容易分心，因此在出門前不要開電視會比較好。

日常生活的困擾

忘東忘西、東西不見

解決方式

- 放東西時要多花點心思。
- 外出時保持物品不離身。

常見的困擾及原因

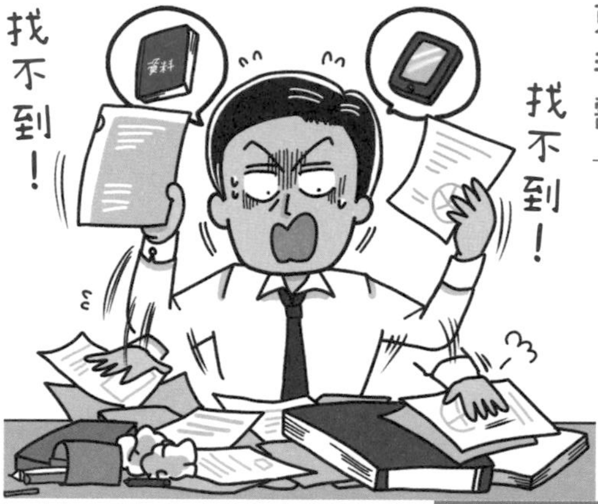

東西太多、用完就隨手亂放，容易找不到需要的東西

→ 解決的方法 ❶

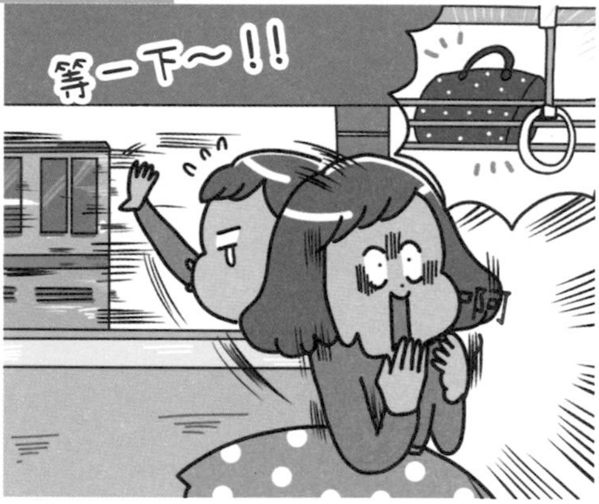

因粗心大意，隨手一放就忘記，或不記得帶走物品

→ 解決的方法 ❷

ADHD特質明顯的人，經常會出現這樣的狀況

應該有許多人一天到晚都在找東西、重要物品常不見，在管理物品方面感到焦頭爛額吧！尤其是ADHD特質明顯的人，特別容易忘記攜帶必備物品，把東西隨手一放就忘了。

由於隨手放置物品時，注意力已經被其他事物吸引，因此很容易把東西放著放著就忘了，事後要在堆積如山的物品中，找出需要的東西就會特別辛苦。當自己手邊正在做別的事時，就算臨時想到「要記得帶那個東西」，也很快被別的事物吸引而忘記；即便有帶出門，也可能會弄丟。

解決的方法 1 放東西時要多花點心思

大部分經常弄丟東西的人，都是在不專心的情況下隨手放置物品，以致根本就不記得把東西放在哪裡。**在放置物品時，心裡只想著接下來要做什麼，或思考別的事，完全沒有留心「位置」**。即使早已決定了物品的擺放位置，但在把東西放回原位之前，注意力就已經完全轉移到別的事情上，因此很容易就會隨手亂放。

當自己舉白旗認定「不見了」之後，過幾天就會出現在意想不到的地方；如果這樣的情況反覆發生，就必須在「放東西」時多花點心思。建議可設置一個物品暫放處，先暫放後再歸位。

重要物品集中擺放在同一處

在玄關前放一個收納盒，將鑰匙、手帕、證件夾、手機等都集中放置在同一處。

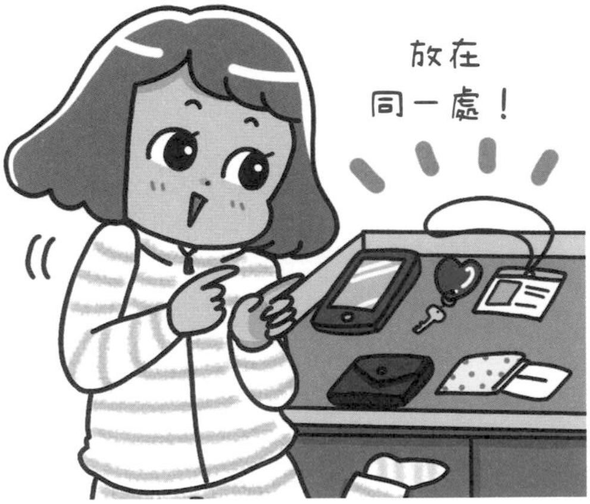
放在
同一處！

不要經常換包包

平時固定使用一個包包，將錢包、化妝品、名片夾等都放在包包裡不要拿出來。要替換包包時，則要將這些物品都放在同一個收納袋中，原封不動地移至另一個包包，才不容易有所遺漏。

設置一個物品暫放處

剛收到的包裹或買回家的東西可以放在物品暫放處，但一定要在當天移動到該放的位置，千萬不要一直堆著不收。

容易不見的東西，可以掛上 GPS 追蹤定位器

像是鑰匙或手機容易掉的物品，建議可掛上具備 GPS 或藍芽功能的追蹤定位器，也是不錯的辦法。

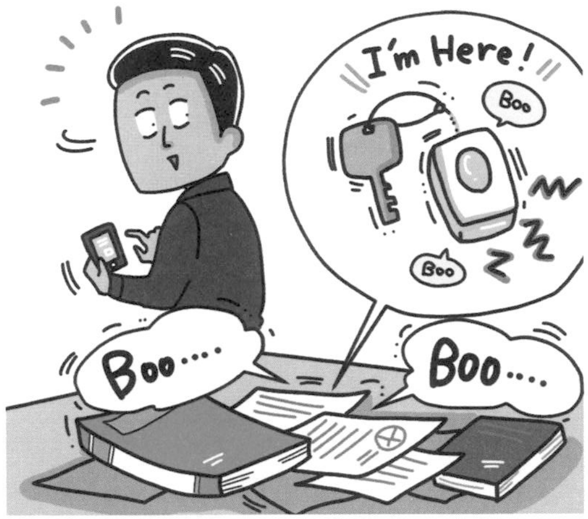
I'm Here!
Boo
Boo
Boo....
Boo....

我會這樣做

我養成了走路時用手機聽廣播的習慣，因此要是出門時沒有聽到廣播，就能立即察覺到「哎呀，忘記帶手機了！」正因如此，現在我已經不會把手機忘在家裡了。

解決的方法❷

外出時保持物品不離身

像是急忙踏出捷運、離開某場所時，越是焦急就越容易忘東忘西。

為此，在搭車時，每一次靠站都要確認目前是哪一站，並在抵達目的地的前一站時，就要把手機或書本等收進隨身包包裡，同時將票卡拿在手上。盡量避免在車上瀏覽最近沉迷的網站或書籍。

此外，將包包放在車上置物架，或將手機放在桌上時也很容易忘記帶走。因為當隨身物品一離開身邊，注意力就很容易轉移到其他焦點上。一定要把物品都收進包包，並保持包不離身才行。

若是經常忘記帶票卡，不妨考慮使用手機感應的自動扣款服務。

隨身物品不離身

在搭車時，可將包包放在膝蓋上或兩腳之間，保持物品不離身。在商店裡也不要直接把手機或手帕放在桌上，使用完後就要立刻放回口袋或包包裡。

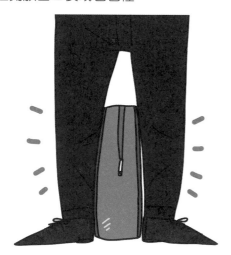

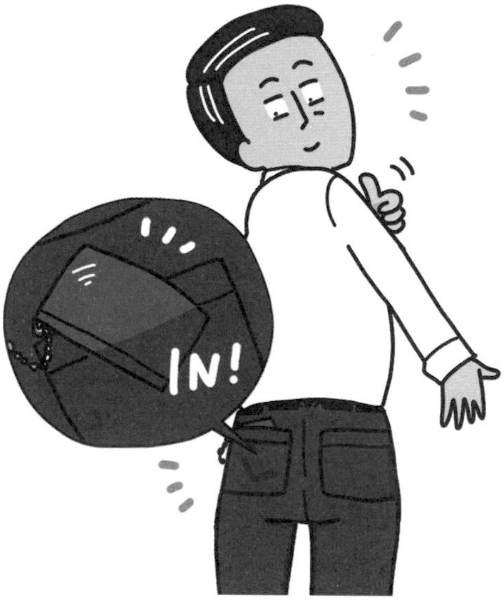

不要使用感應票卡，改使用手機 APP

只要在手機裡安裝行動支付的功能，就不必再擔心弄丟實體票卡。就算忘記攜帶錢包，也可以在便利商店內消費，非常方便。

靈活運用鍊帶等

像是錢包等貴重物品，就可以加裝鍊帶，綁在腰帶等隨身物品上。若是感應票卡或通行證等，則可以放在卡夾內，並垂掛在脖子上，就不用擔心弄丟了。

正向思考

弄丟物品的痛苦經驗，可以成為改善的動力

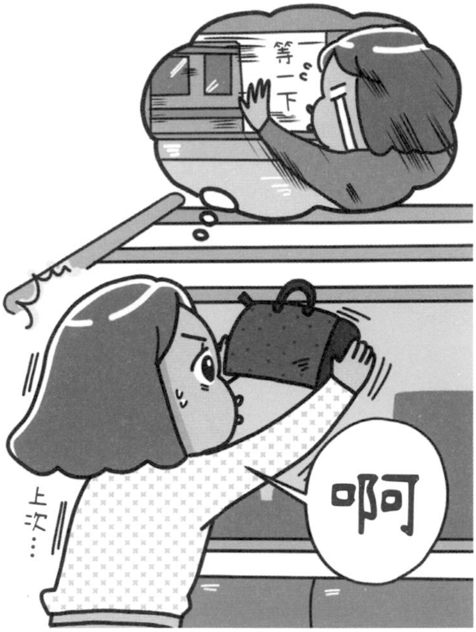

「一旦弄丟就再也找不回來」、「老是把東西弄丟的自己真是太沒用」，這些都只是鑽牛角尖的想法而已。不如轉念告訴自己「就算弄丟了還是會有辦法的」，將注意力放在「下次該怎麼做才不會再弄丟」。

雖然弄丟貴重物品會感到很難過，不過，正因為曾經有過如此痛苦的經歷，才能下定決心「絕對不可以再弄丟」，進而成為改變自己的動力。同時這樣的經驗也能促使自己只留下真正重要的物品，減少隨身物品。

除此之外，身體狀態不佳時，也會大幅提升「掉東西」的機率。因此，好好睡覺其實也是避免弄丟東西的重要一環。

我會這樣做

我經常弄丟一隻襪子或單邊耳環，剩下的又捨不得丟，以致東西就這樣堆積如山。因此，最近我會一次買下許多設計簡潔的物品，就算弄丟了其中一個，也能與別的款式搭配使用。

周遭旁人可以幫忙的事

一起思考避免掉東西的方法

若是對於對方總是忘東忘西、弄丟東西感到厭煩，甚至冷言冷語，對方根本不可能會因此改變成符合你期待的樣貌。不妨檢視對方的行為模式，一起思考預防掉東西的對策吧！

建議可以製作一張備忘清單，出門前一起確認，或提醒對方進行確認，應該就能帶來不錯的效果。

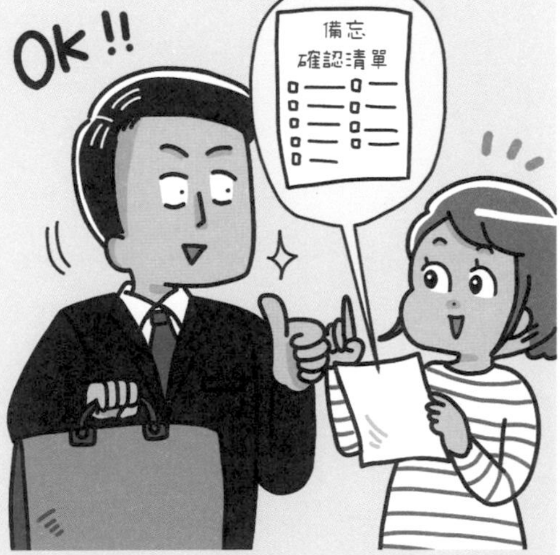

日常生活的困擾

容易衝動購物，不擅長金錢管理

解決方式

- 購物前多踩幾次剎車。
- 限制自己的可用金錢。
- 不隨身攜帶信用卡。

常見的困擾及原因

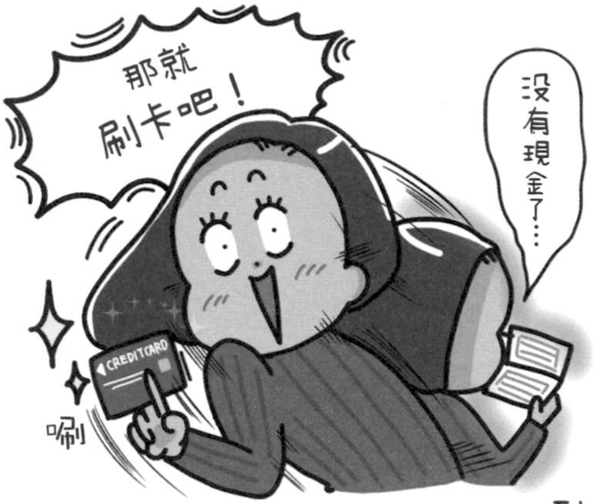
那就刷卡吧！
沒有現金了……
CREDIT CARD
唰

總是衝動地想要擁有眼前看到的所有物品
→ 解決的方法 ❶

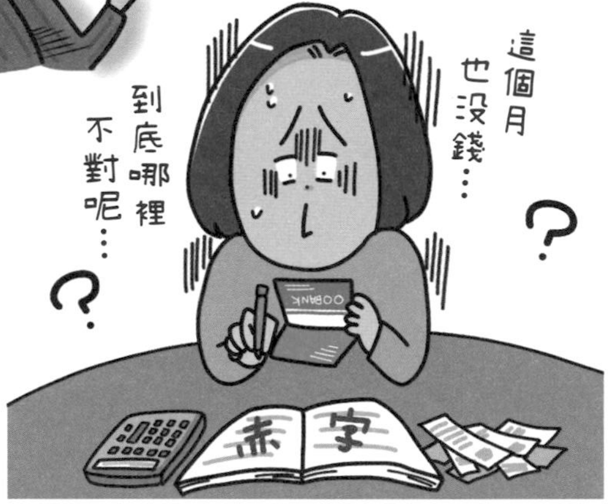
這個月也沒錢……
到底哪裡不對呢……
赤字

無法做好金錢管理
→ 解決的方法 ❷

無法掌握信用卡的額度
→ 解決的方法 ❸

個性比較衝動的人，很容易缺錢

個性比較衝動的人，經常會在不知不覺間把錢花光，每個月都被各種繳費期限、匯款日期追著跑，卻沒有足夠的錢可以付款，為了錢煩惱不已。由於這樣的人只要一看到想要的東西，就會不顧一切先買再說，因此非常容易陷入缺錢的窘境。

另外，由於對數字較不敏感，再加上「無法維持記帳」、「就算看了帳戶餘額，也沒辦法掌握之後還剩多少錢」等，也是造成難以妥善理財的原因。

此外，若是對重複做同樣的事情不感興趣，再加上喜歡冒險的特質，也很有可能會沉迷賭博。

解決的方法 1 購物前多踩幾次剎車

一般而言，就算看到「好想擁有」的東西，也不一定會立刻連結到「購買」的行為。通常我們都會先想「家裡是否已經有類似物品」、「這個月已經花太多錢」等，設下多次踩剎車的機會，偶爾也會推導出「不買」的結論。

不過，若是個性比較衝動的人，只要一感覺到「想要」，就會立刻出現強烈的「購買欲」，很難踩下剎車。之所以會如此，是因為不善於等待，所以也不會多看其他物品進行比較，從而容易立刻買下眼前的商品。

「衝動」是發展障礙者的特質之一，就算想要壓抑也相當困難。不過，也可以試著多踩幾次剎車，或是加強煞車的強度，就是預防衝動購物。

製作購物清單

若是直接拿著購物籃購物，就會買下多餘的物品。建議先製作一張購物清單，在購物時看著清單，告訴自己「上面沒寫的東西不能買」，就能即時踩下剎車。

隨時意識到餘額

在購物前先確認錢包裡的現金，到了採買現場，心裡要隨時思考「買了這個之後還剩下多少錢」，一邊計算金額一邊購物。

不要太常上網瀏覽

有時候看到網路廣告就會忍不住前往購物網站，就連原本沒有預期要買的東西，都會讓人產生購物欲望。所以上網時不妨設置鬧鐘，限制自己的上網時間。

用購物以外的方式紓解壓力

有時候「購物」是一種紓壓的方式。不妨思考除了購物，還有哪些方式可以讓自己排解壓力。

放進購物車前請先思考

當看到好想要的東西、準備放進購物車之前，不妨先思考「家裡有沒有類似的物品？」、「我現在真的需要嗎？」

網購時選擇轉帳付款

雖然有點麻煩，不過在網購時選擇轉帳付款。按下「購買」鍵就能讓「想買」的衝動獲得滿足，而選擇轉帳付款時會有付款期限，直到截止日前都還能思考，決定是否真的要買。

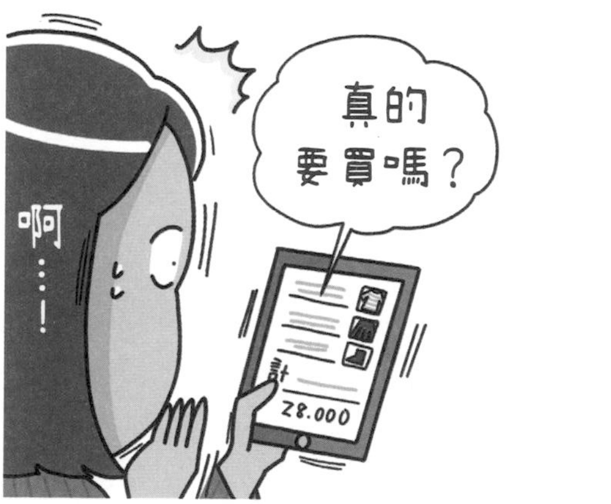

我會這樣做

我只要去書店，就常會重複購買曾買過的書。當我察覺到自己這樣的行為後，在購買前我會試著回想「等一下，這本書我買過了嗎？」之後，就再也沒有發生重複購買的情況了。

解決的方法 2 限制自己的可用金錢

當金錢入帳時，先把房租、生活費、儲蓄的錢分別轉到其他帳戶，從中區分出可以花用的錢，也是一個理財的好方法。

平時購物時，養成使用現金或電子支付的習慣，不使用信用卡。提款或加值時只提取一定額度，這樣就能減少衝動購物的機會。在儲值電子錢包時，要記得從現金中扣除加值金額。每次購物後一定要確認明細，了解是否有買多餘的物品。

如果不善理財，不妨拜託家人或親近的人幫忙管理。賭博則請盡量避免，如果真的很想小賭怡情，一定要決定好金額上限，不可以帶多餘的錢在身上。

錢包裡的現金要控制在小額

錢包裡放入的金額要控制在「一天 2000 日圓」（約台幣 500 元）左右的最低所需金額；電子錢包的儲值金額也要設定在「一個月 1 萬日圓」（約台幣 3000 元）左右。另外，也要確認明細，掌握自己的開銷，才能減少無端的花費。

只提領決定好的金額

提領一個月內要用的現金後，就要把提款卡收到不易取出的地方，讓自己無法隨意提款。提領出來的現金則按照週數分別裝進信封裡，這麼一來就能直接看到餘額，非常方便。

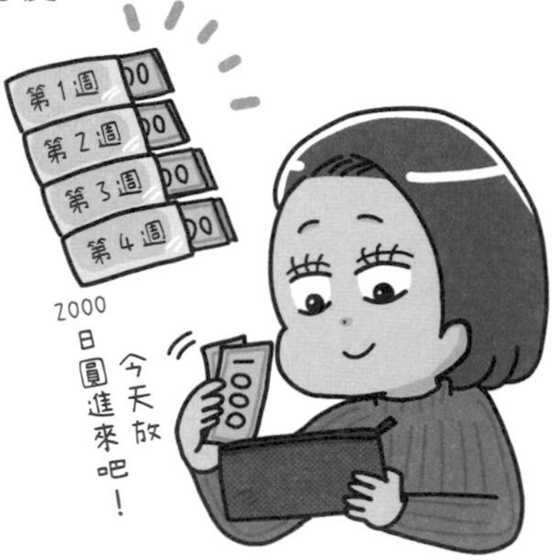

把帳戶區分開來

將薪轉戶等會收到款項的戶頭，以及生活費等花費用的戶頭區分開來，每個月都只轉入決定好的固定金額。此外，也要把花費用的戶頭設定為超過一定金額就無法繼續轉帳。

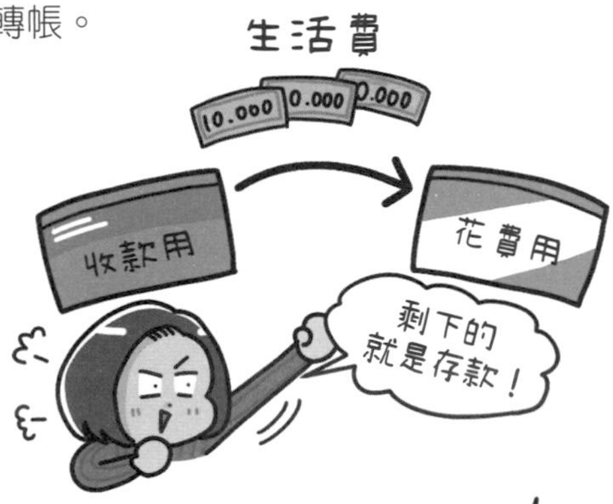

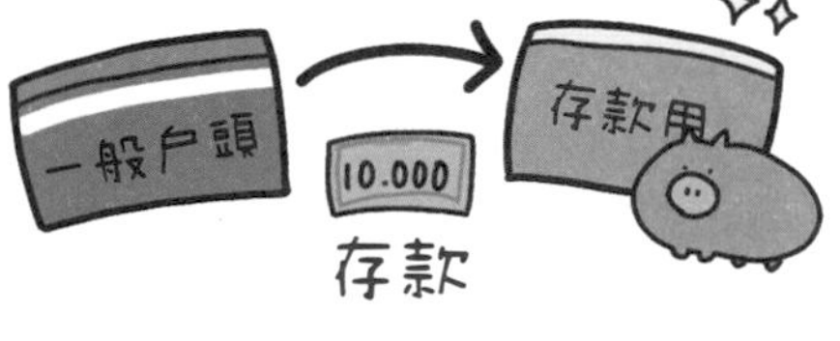

在花掉之前先自動存款

用公司內部儲蓄、自動扣款儲蓄、自動匯款服務等，每個月都從戶頭中匯出固定款項的儲蓄金，就能在不知不覺中存到錢。

解決的方法③ 不隨身攜帶信用卡

雖然信用卡很方便，但原理就跟借錢一樣，如果是個性比較衝動的人，還是不要隨身攜帶信用卡會比較好。如果一定要使用信用卡，請盡量壓低信用額度。

如果真的想要使用信用卡，建議使用簽帳金融卡，購物時會直接從帳戶扣款，因此不能購買比帳戶餘額還高的物品。此外，也可以設定每天的刷卡額度，避免花太多錢。

隨身攜帶信用卡的 5 大規範

① 最多只能有 2 張信用卡

手邊只能擁有 1 張，或最多 2 張信用卡。

② 降低信用額度

將信用額度調低，避免亂花錢。

③ 不使用分期付款、循環信貸

付款要一次付清，不分期也不借貸。

④ 將繳費扣款日與金額「可視化」

申請在繳款日前，以郵件通知金額的服務，會比較方便。

⑤ 確認每個月的消費明細

確認自己的消費金額，才能看出是否有不必要的購物。

我會這樣做

每個月只儲值固定金額到電子錢包中，由於會顯示餘額，也能避免多花錢。檢視消費明細時，也能看出花最多錢的地方，藉此反省自己的消費習慣。

周遭旁人可以幫忙的事

協助理財

萬一在財務上出問題，不只是自己，有時候也會波及到家人。如果覺得對方不善理財，不妨跟他溝通後，由周遭的人引導對方管理戶頭、選擇適合的信用卡，幫忙設定額度等。

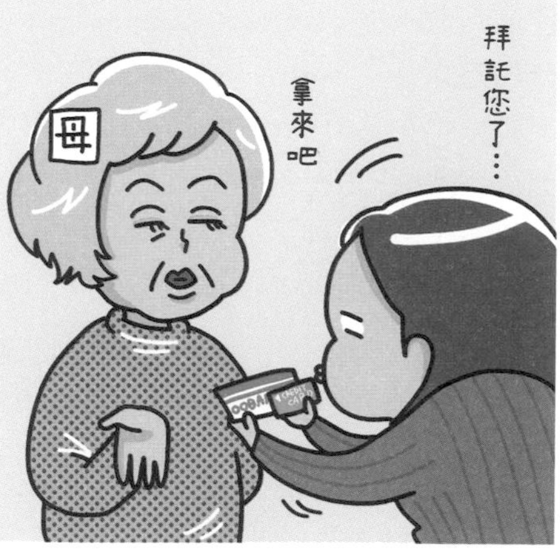

經常忘記日常生活中的瑣事

解決方式

- 做筆記或拍照留存。
- 設定鬧鐘，並簡化過程。
- 將生活公約「可視化」。

常見的困擾及原因

忘記繳交期限
→ 解決的方法 ❶

忘了停車的地點
→ 解決的方法 ❶

忘記家人的行程安排
→ 解決的方法 ❶

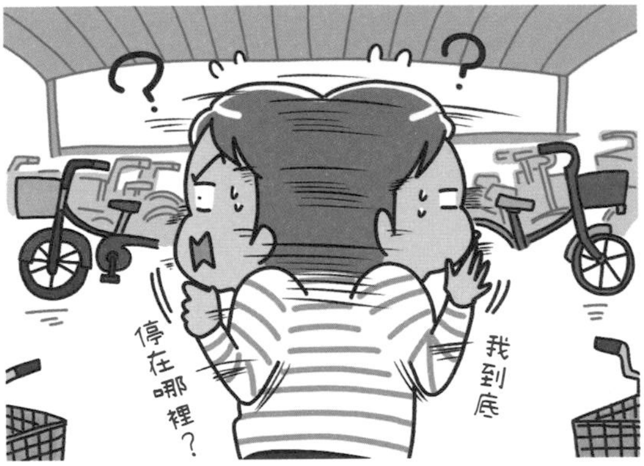

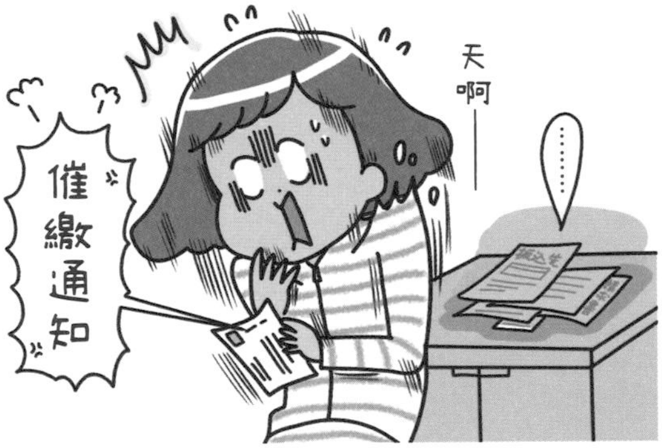

忘記匯款
→ 解決的方法 ❷

忘了寄出信件或包裹
→ 解決的方法 ❷

忘了家庭生活公約而惹惱家人
→ 解決的方法 ❸

如果過於頻繁忘記，會演變成嚴重的問題

ADHD者由於粗心大意的緣故，思緒經常飄忽不定，再加上腦海中能暫時存放事情的容量較少（見頁59），一旦大腦接收新資訊後，舊資訊就會被排擠出去，因此比較容易忘記日常生活中的瑣事。

而且對ADHD者來說，繳交期限與匯款日期在自己心中本來就不屬於重要事項，所以更容易忘記。

然而，當忘記生活瑣事的經驗越來越多，就會陷入自我厭惡之中，甚至可能帶來惡性循環。雖然每個人都有可能會忘記瑣事，但要是過於頻繁，或造成太嚴重的影響，還是要思考解決方法才行。

解決的方法 ❶

做筆記或拍照留存

收到有繳交期限的文件時，應盡量當場填寫完畢，立刻繳交才是上策。若在當下想著「明天再交」，隔天就很有可能會忘記。此外，就算是不需要繳交但很重要的文件，也要拍照留存較安全。

另外，忘了自己當初停車的位置，來來回回找了好久……，應該有許多人都曾有過這樣的經驗吧！其實只要在停車後拍下停車格的號碼，就可以省下找車的時間。

無論如何，以上這些狀況幾乎都是因為「太相信自己記得住」所造成。一旦接收到新的資訊、就容易忘記舊資訊的人，一定要做筆記或拍照留存，以免忘記。

忘記車子的停放位置

將停車格號碼拍照下來，或以錄影的方式，錄下從車停好後走出停車場的這段路程，就能避免忘記車子的停放位置。

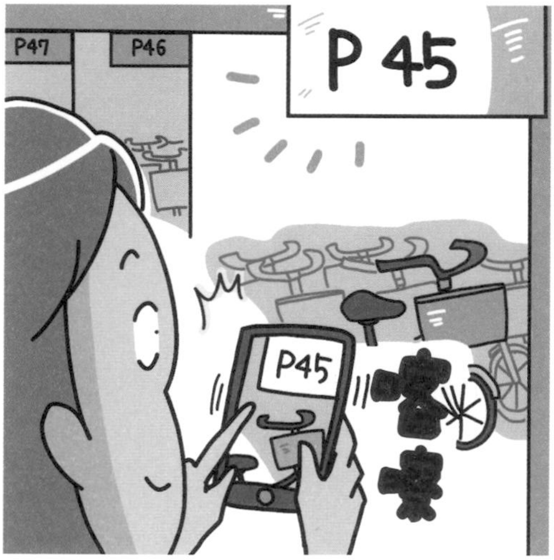

忘記繳交文件

一拿到文件就要立刻填寫、繳交，如果真的不行，就要把文件貼在目光所及之處，寫上大大的「繳交日期」。或是拍照後貼在行事曆上，在繳交日時設置鬧鐘提醒自己。

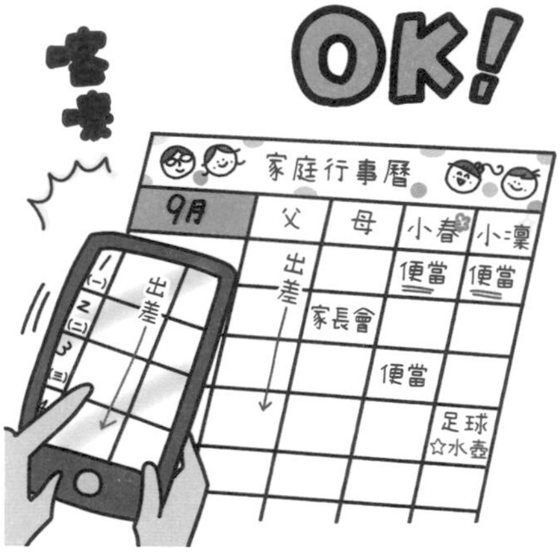

忘記家人的行程安排

準備書寫欄位特別大、可以填寫一至兩個月後行程的日曆，讓家人在上面填寫自己的行程。另外，每天早上拍攝日曆，以確認家人的行程。或使用共用行事曆APP也不錯。

我會這樣做

我們全家人都使用一款名為「Time Tree」的共用行事曆APP。當我想要填入自己的行程時，會先向大家確認「〇日〇點我可以出門嗎？」決定後立刻記錄下來，就不會忘記了。

解決的方法②
設定鬧鐘，並簡化過程

以「倒垃圾」為例，將垃圾拿到資源回收場前，首先要進行「集中家裡的垃圾」、「將垃圾裝袋綁好」等過程。早上要準備出門本來就已經很忙了，還要做這些事當然會覺得很麻煩，於是就忍不住一拖再拖。此外，有些時候則是根本就忘記垃圾回收日。

這種時候，不妨將倒垃圾的日期寫進行事曆中，並將鬧鐘設定在前一天晚上，先提前處理「集中處理垃圾、綁好放到玄關」的步驟，簡化過程。

只要是容易忘記的事情，不妨都像這樣簡化處理過程、設定鬧鐘提醒自己，這就是避免遺忘的訣竅。

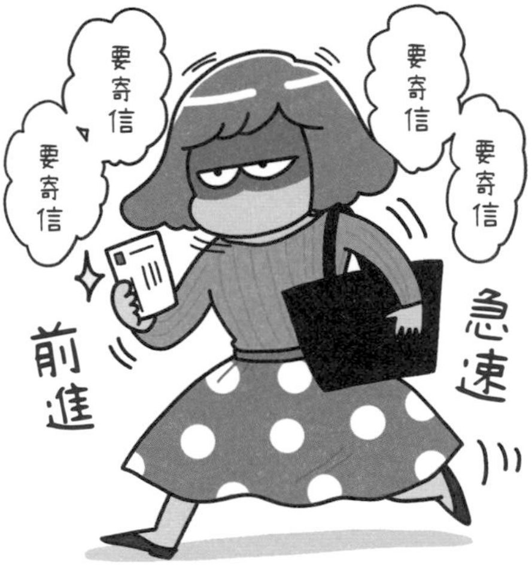

忘記寄出信件或包裹

可以事先買好一些含郵票，以及不含郵票的信封，就能簡化寄信的步驟。此外，也可以多加利用線上托運單等服務。出門寄信、寄包裹時，要一直拿在手上，不要放在包包裡。

忘記繳款日期

一旦收到繳款通知，就要立刻將日期及金額寫在行事曆上。另外，建議可以多使用網路銀行，方便隨時確認餘額。

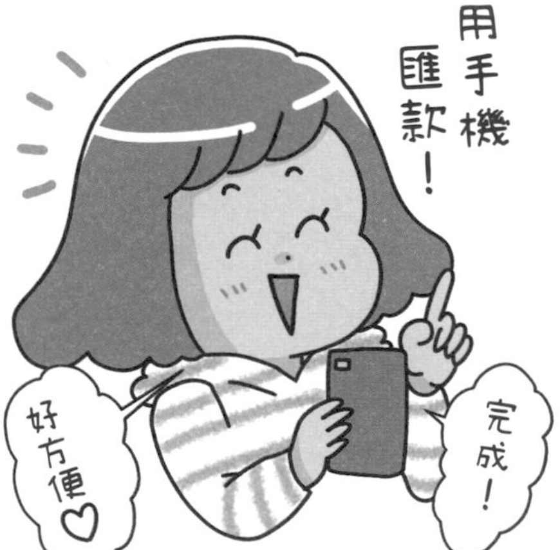

忘記匯款

如果收到帳單後一直忘了繳款，以致超過繳費期限的情形一再發生，建議可以設定帳戶自動扣款的功能。另外，若使用網路銀行或手機繳費，就能直接轉帳，不妨多加利用。

解決的方法③ 將生活公約「可視化」

只要與別人共同生活，就必須遵守一定的規範，彼此才能融洽相處，但有些人可能會沒有察覺到生活規範，或因為粗心大意而疏忽。

張貼生活公約

將生活公約貼在家裡一定會經過的地方，如此不斷映入眼簾，就能漸漸留在記憶中。

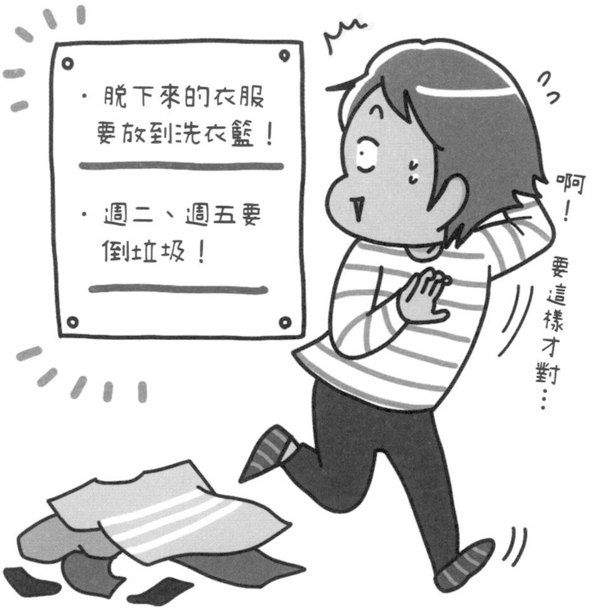
・脫下來的衣服要放到洗衣籃！
・週二、週五要倒垃圾！
啊！
要這樣才對…

被家人提醒時，一定要立刻記錄下來，並張貼在自己看得到的地方。雖然也可以做成生活公約一覽表，不過，**若能將「冰箱門一定要關上」的字條貼在冰箱上、「垃圾滿了就要換垃圾袋」的字條貼在垃圾桶上，更清楚易懂。**

我會這樣做

寄送宅急便時，只要事先在網站或手機APP裡輸入寄送資訊，就可以在店內印出托運單。這麼一來就能避免發生「忘了把對方的地址記下來」的情況，也能省下手寫的步驟，非常方便。

周遭旁人可以幫忙的事

一起確認並提醒對方

與對方一起共用行事曆、確認行程後，記得提醒他該做的事。如果覺得自己老是在說一樣的事情、感到身心俱疲時，則可以準備一塊白板，在上面寫「明天要倒垃圾」等，做完後就擦掉，也是不錯的方法。

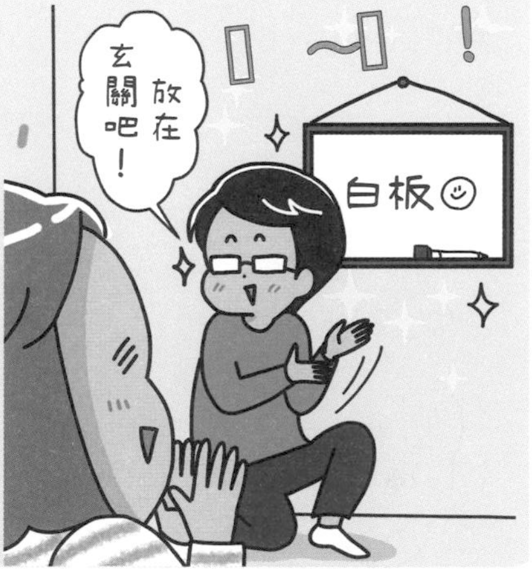
放在玄關吧！
白板

日常生活的困擾

對聲音或光線特別敏感

常見的困擾及原因

非常在意敲打鍵盤或空調的聲音

→ 解決的方法 ❶

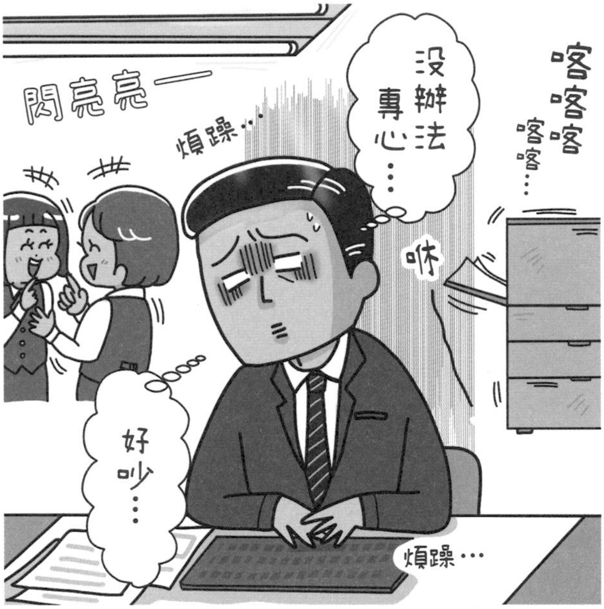
閃亮亮－
煩躁…
沒辦法專心…
喀喀喀
喀喀…
咻
好吵…
煩躁…

在意口罩或制服的觸感

→ 解決的方法 ❷

在意日光燈的光線與走動的人們

→ 解決的方法 ❷

工作進度停滯不前的背後，可能是因為過度敏感

對於感官方面的刺激過度敏感，像是聲音、光線、氣味、觸感等，是發展障礙者常見的特質之一，不過，每個人特別在意的感官刺激都不盡相同。

即使是多數人都不會特別感到不適的刺激，對於過度敏感的人而言，也有可能造成強烈的不適與痛苦。無論是日常生活或職場，充斥著感官刺激的環境，正是讓這些人過得不順遂的主因之一。

也許有些人會認為「才這樣的程度應該可以忍耐」、「慢慢就會習慣」，但其實並非如此。應採取能夠保護自己的對策，尋求周遭旁人的理解與包容。

解決方式

- ● 使用耳罩或專門的耳機。
- ● 使用感覺舒適的物品。

解決的方法① 使用耳罩或專門的耳機

如果是聽覺方面過度敏感的人，只要一聽見救護車的鳴笛聲、大門開關聲、小孩哭泣聲、吸塵器或吹風機的聲音、沖馬桶的聲音等特定聲響，就會感覺到強烈的不適。此外，也有些人會特別在意電腦鍵盤打字聲或空調的聲音，導致工作時無法專心、無法前往人多的店家等，難以正常生活。

建議使用能遮蔽聲響的耳罩或耳機，減少聽覺方面帶來的刺激。降噪耳機的原理是在汲取周圍聲音時，發出一種能消除噪音的聲波，讓人比較感受不到噪音。不光是在聽音樂時可以使用耳機，**平時也可以只使用耳機的降噪功能。**

如何改善聽覺敏感？

使用耳罩或耳機

請在安全的前提下，使用耳罩或降噪耳機。使用時應先向周圍旁人說明，讓大家能理解自己並不是在工作時聆聽音樂。

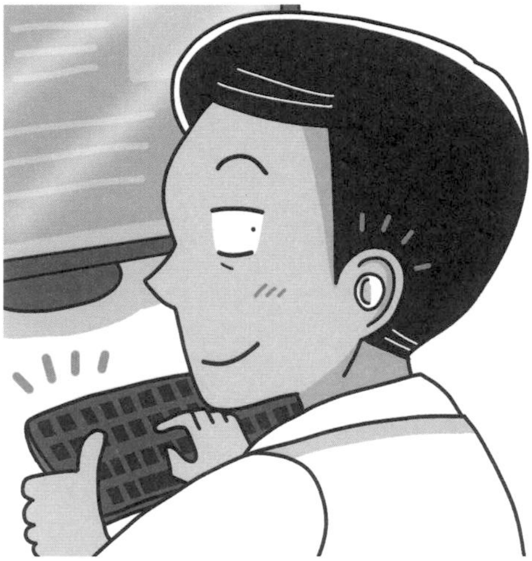

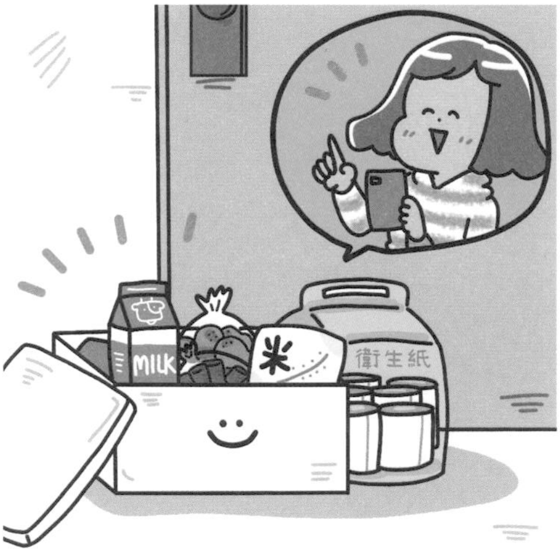

利用宅配等方式購物

有些人聽見超市的廣播、購物車的聲響、收銀機的聲音、說話聲的時候，就彷彿感覺耳邊流洩著「聲音的洪流」從而感到緊張不安。如果有這方面的困擾，請盡量避免在人潮擁擠的時段前往超市，或利用宅配方式購物。

我會這樣做

有時候電視配音、廣告聲音太大，會讓我聽起來覺得很難受。如果是有播放字幕的節目，我會直接關掉聲音，只顯示字幕。影音串流平台中的節目都會提供字幕，對我很有幫助。

解決的方法❷ 使用感覺舒適的物品

對大部分人而言，螢光幕的光線或職場的照明應該都只是「很明亮」而已。不過，對於視覺過度敏感的人而言，較強烈的螢光燈、明亮的日光燈所造成的刺激多半難以承受，會使得他們心情焦躁不安、疲憊、頭痛，有時甚至還可能造成熟睡。

面對電腦藍光或閃爍的日光燈會感到不適的人，除了可以配戴遮光眼鏡外，休息時可閉上雙眼，阻斷視覺的刺激。如果是比較在意走動的人，則可在徵求大家諒解後，在辦公桌周圍設置隔板。

此外，在意氣味的嗅覺敏感、在意觸感的觸覺敏感等，除減少會造成刺激的物品外，也可以利用自己喜歡的香氣或觸感來降低干擾，也是不錯的方法。

如何改善視覺敏感？

- 調低電腦螢幕的亮度，貼上隔絕藍光的螢幕保護貼。
- 配戴遮光鏡片（抗藍光）眼鏡。
- 徵求同意後，坐在遠離照明的座位，或將桌燈換成白熾燈。
- 徵求同意後，坐在較少會有人走動的位置，並在辦公桌旁設置隔板。

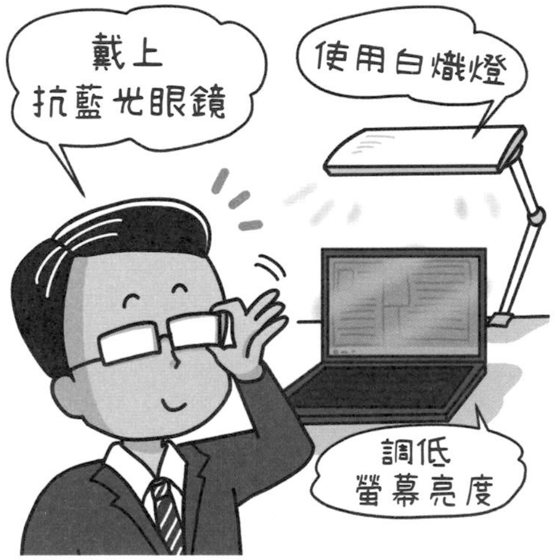

最重要的就是不要累積疲憊感

發展障礙者在勉強自己配合周遭旁人的過程中，很容易就會在不知不覺中累積疲憊感。感官過度敏感不僅會增強疲勞，同時也會加強過度敏感的症狀。因此最重要的就是要解決過敏的來源，好好休息，不要累積疲憊感。

如何改善觸覺敏感？

- 在制服下穿著棉質內衣。
- 選擇適合自己的口罩。若長時間配戴口罩會感到很不舒服，在沒有人的地方可暫時取下。
- 選用觸感舒適的滑鼠。

如何改善嗅覺敏感？

- 配戴口罩。
- 在身體不舒服前離開現場。
- 嚼口香糖蓋過氣味。
- 噴灑自己喜歡的香氛，讓心情沉靜下來。

我會這樣做

我在嗅覺方面過度敏感，每當我聞到難聞的氣味、開始感到不舒服時，就會拿出隨身攜帶的手帕或口罩，在上面噴灑我喜愛的香氛。只要聞到手帕上的香氣，就能讓自己稍微放鬆。

周遭旁人可以幫忙的事

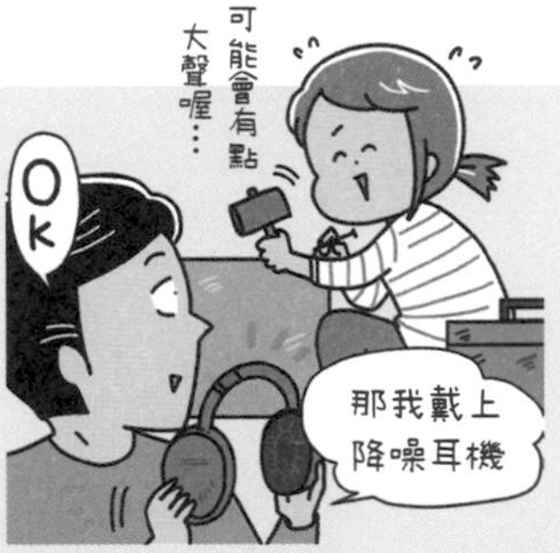
可能會有點大聲喔…
OK
那我戴上降噪耳機

發出較大音量前先預告

如果身邊有對聲音比較敏感的人，建議在進行會發出較大音量的事情前先行預告，對方就能戴上耳機遮蔽音量。

理解對方的需求

大部分的人在聽到「刮黑板聲」時都會覺得不太舒服吧！對於聽覺敏感的人來說，許多聲音都為他們帶來如同「刮黑板聲」般的不舒服，所以要叫他「試著習慣」是不可能的。請好好與對方溝通，並讓他使用專門的降噪耳機，或移動到比較安靜的位置，配合對方的需求加以變通。

不要大聲說話

有些人聽到過大的說話聲時容易被嚇到，可和對方溝通音量，找出適合的方法。

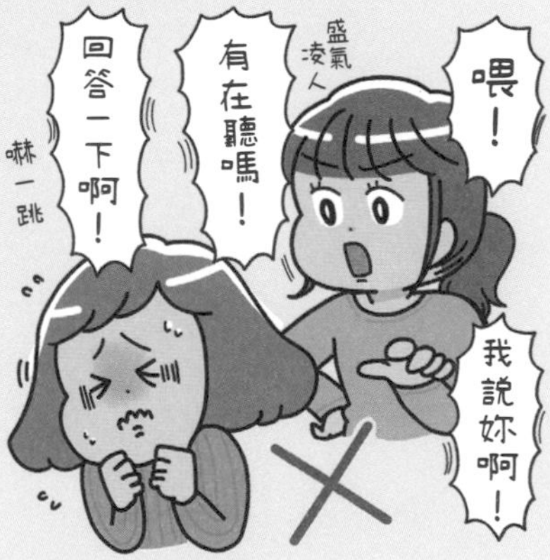
喂！
盛氣凌人
有在聽嗎！
回答一下啊！
嚇一跳
我說妳啊！

讓對方休息

不妨製造出一個可以讓對方逃離刺激、獲得休息的場域，或是給予休息時間，陪他度過難關。

沉迷手機或遊戲

常見的困擾及原因

上網、玩遊戲、看漫畫或看書直到早上

→ 解決的方法 ❶

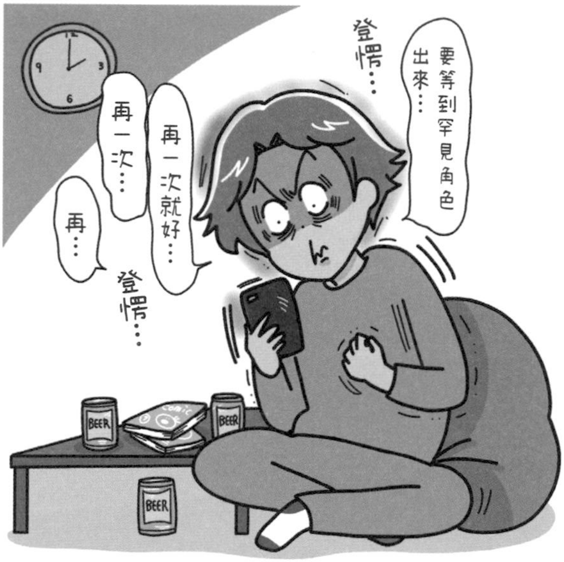

要等到罕見角色出來…
登愣…
再一次就好…
再一次…
再…
登愣…

每天玩數小時的遊戲，對日常生活與身體都造成不良影響

→ 解決的方法 ❷

解決方式

- 減少上網時間。
- 避免過度專注，找出其他興趣。

發展障礙者很容易沉迷於某事物

發展障礙者，尤其是具備ADHD特質的人，會無法壓抑「我現在就想要」、「現在就想行動」的衝動，進而可能對購物或酒精等產生較高的依賴傾向。

同理，也很難以克制上網或玩遊戲的衝動，往往一回神就已經連續花了數小時。如果是漫畫或書籍，或許還能藉由「整本讀完」來畫下休止符，但由於上網或玩遊戲都比較難劃分出明確的段落，因此難以掌握該停下來的時間。

若是有過度專注、對時間較不敏感、對自己身體狀況的變化較為遲鈍等特質，就很有可能會廢寢忘食地沉迷網路，以致頭暈目眩，影響身體與生活。

解決的方法1 減少上網時間

首先，要掌握的是自己究竟每天花多少時間在上網與玩遊戲上。建議使用能統計使用時間的APP，每天確認自己究竟花費多少時間，就能反省「今天玩太久了」，讓自己及時踩下剎車。

雖然下定決心直接刪除遊戲軟體也是不錯的方法，不過，循序漸進地從今天開始減少十分鐘、明天減少二十分鐘的使用時間，讓自己慢慢習慣「不碰手機與遊戲」，才是治本的方法。

不過，要是因此又將注意力轉移到電視或閱讀上，那就本末倒置了。請設定鬧鐘，提醒自己時間的流逝。

設定限時功能

建議使用能強制關閉手機或電腦的軟體，只要一超過設定時間就不能再繼續使用。如果是手機，除通話功能外，其他功能全部都設定限時使用。

藏在看不到的地方

有時候光是看到手機或聽到通知鈴響，就會忍不住開始滑手機。因此建議關閉通知，並將手機收在看不到的地方，或是請家人幫忙收起來。

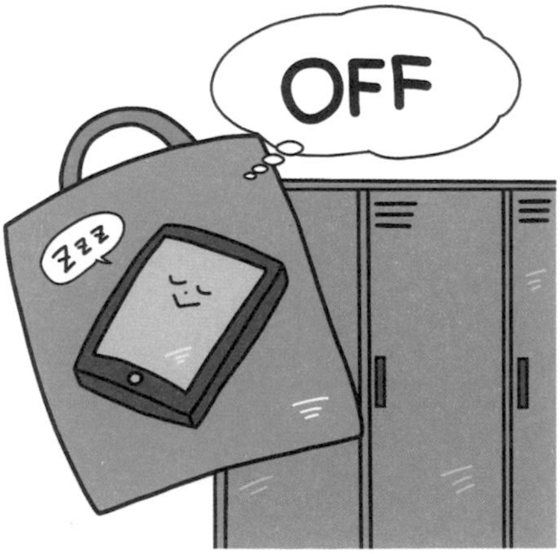

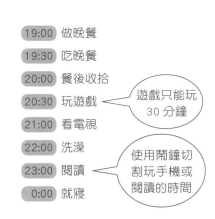

寫下回家後的流程表並張貼起來

若是沒有決定好回家該做哪些事，就容易埋頭於手機與遊戲中。寫下回家後的流程並貼在牆壁上，就能依照流程表來行動。

19:00	做晚餐
19:30	吃晚餐
20:00	餐後收拾
20:30	玩遊戲
21:00	看電視
22:00	洗澡
23:00	閱讀
0:00	就寢

遊戲只能玩30分鐘

使用鬧鐘切割玩手機或閱讀的時間

將在意的事情記錄下來之後再搜尋

只要一開始上網搜尋資料，就會越來越難以移開目光、停不下來。如果有想搜尋的內容，不妨先寫在紙上，等到有空或假日時再搜尋。

我會這樣做

我曾有好幾次在半夜醒來時，看手機確認時間，結果就這樣開始玩遊戲直到早上。後來我買了錶面會發光的手錶，並將手機放在伸手無法觸及的地方，終於能好好睡覺了。

解決的方法② 避免過度專注，找出其他興趣

在社群網站或線上遊戲中，有些人可能會覺得「只有我先離開感覺不太好意思」，拖著拖著就一直持續下去了。不過，其實別人並沒有那麼在意你。請優先考量自己的時間與身體狀況，以圓融的拒絕方式抽身，這麼一來也更能好好珍惜現實世界中的一切。所以不用擔心，可放心退出不必要的社群網站或限制使用時間，在自己可以做到的範圍內改變。

此外，為了預防自己過度專注，不妨刻意營造出一些遠離手機的時間，保持現實生活與網路世界的平衡。例如，可以刻意空出一小時不帶手機出門散步或找到可以不碰手機的興趣，如游泳等也不錯。

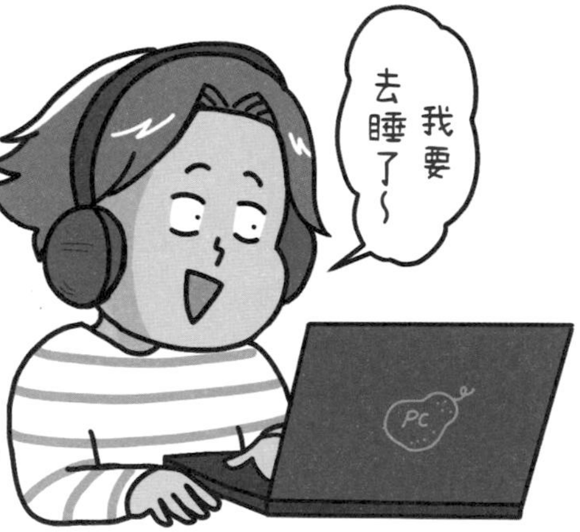

從線上遊戲及社群中脫身

可以告知對方「我今天很累很想睡了，先下線嘍」、「我最近睡眠不足」等，這麼一來就能委婉地下線離開。到了一定的時間後，也要記得關閉通知鈴聲。

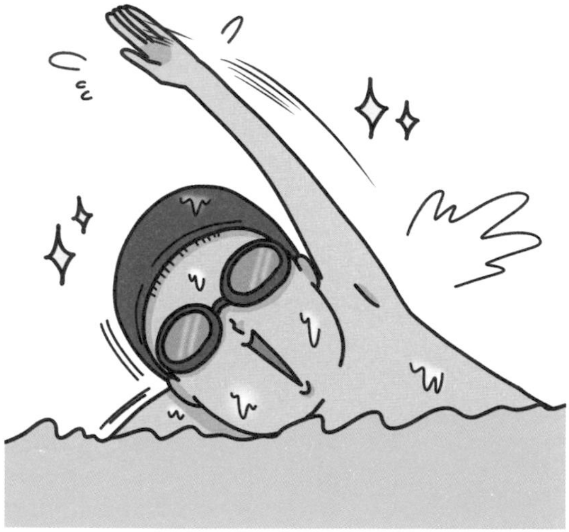

找尋其他的休閒嗜好

試著找出能活動身體，或與他人面對面談話交流的興趣，在假日時安排進行程中。這麼一來，就能稍微平衡花在手機與線上遊戲的時間。

正向思考

只要靈活運用手機，就是解決困擾的最強工具

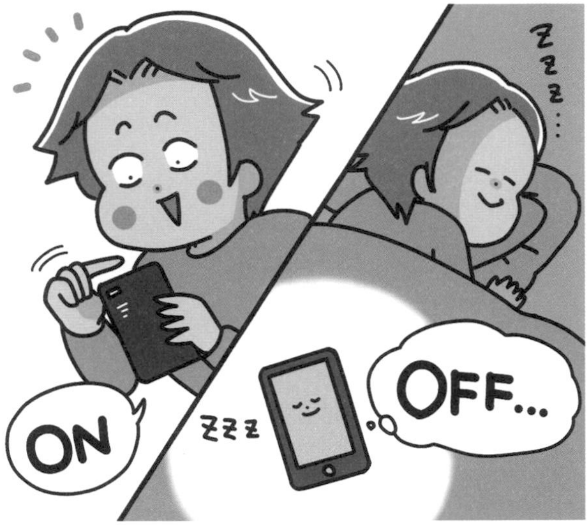

手機不僅具備鬧鐘與電子錢包等功能，還有許多 APP，對發展障礙者而言，手機其實是最能解決困擾、讓自己過得更順利安心的工具。

此外，如果上網瀏覽、觀看影片、玩遊戲等可以為自己帶來好心情，那麼比別人多花一點時間使用手機是很正常的，也不必太有罪惡感。

說到底，其實並不需要「一定要戒掉手機」、「忍不住拿起手機的自己很糟糕」。手機是非常方便的工具，只要徹底了解手機的好處與壞處，妥善運用並和平共處即可。

我會這樣做

我幾乎關掉了所有的APP通知，盡量減少手機傳來的誘惑。再加上我有設定超過晚上十點後螢幕會自動變成灰色的功能，當畫面變暗後，上網就顯得沒那麼有趣，也能限制使用時間。

周遭旁人可以幫忙的事

希望對方戒掉手機時，可以這麼做

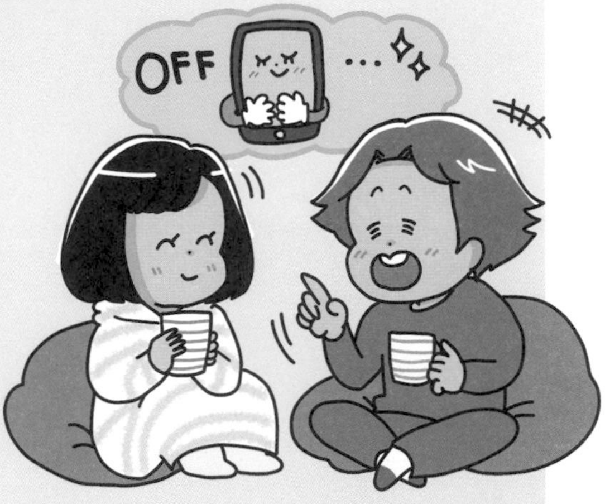

當對方沉迷網路的程度，已經會影響生活與工作時，若還樂觀認為對方「總有一天會戒」，是非常危險的想法。為此，一旦發現對方沒有自覺，就要立刻給出明確的建議，像是「用餐時不要滑手機」等。

事實上，不妨彼此都關掉手機，營造出可以交流的時間，試著讓對方關心現實世界吧！

心情容易低落

常見的困擾及原因

總是立刻陷入負面思考

→ 解決的方法 ❶

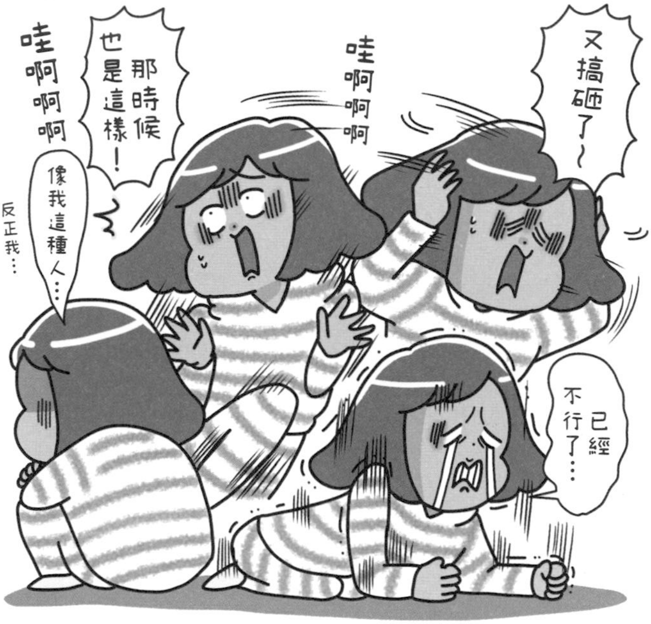
又搞砸了～
哇啊啊啊
那時候也是這樣！
哇啊啊啊
像我這種人……
反正我……
已經不行了……

心情容易低落、焦躁

→ 解決的方法 ❷

可能會連帶引起「次發障礙」

有些發展障礙者由於擅長讀書學習，對自己也很有自信，在孩童和學生時期過得很快樂。但是一出社會之後，有時不僅非得做自己不擅長的事情不可，還得煩惱小時候不用擔心的社會潛規則與複雜的人際關係，以致許多發展障礙者在長大後面臨失敗、被斥責等，自信心遭受嚴重打擊的情況也變得越來越多。

當失敗受挫的經驗與被斥責的經驗越來越多，就會讓人增強否定自我的感受，進而引起焦慮障礙、憂鬱症等身心疾病。具有發展障礙的成人，一定要多加留意避免引起這樣的「次發障礙」。

解決方式

- 學習和負面思考共處。
- 沉澱心情，找出造成不安的原因。

解決的方法1 學習和負面思考共處

當失敗與被斥責的痛苦經驗累積得越來越多，就會使人在不知不覺中變得容易陷入負面思考。

雖然人不一定擁有堅強的心智，但**比起排斥負面思考，不如練習與負面思考和平共處吧！**

一般而言，負面思考的模式有下列這幾種，只要記住這些模式，就可以在自己又陷入負面思考時，客觀地審視自己，如此一來就能更進一步告訴自己「不需要追求完美，只要能做到六成就很好了」，更容易想到接下來的解決方法，而不是只停留在負面思考。

常見的負面思考模式

＼一個環節做不好就等於全部失敗／

非黑即白思考

若無法達成完美就容易陷入「失敗」、「糟糕」的情緒中。

＼只會想到很痛苦的事情／

悲觀主義

凡事都往壞處想，覺得這世界上不會有好事發生。

＼反正……果然是……／

偏見

對某人或某事物貼上否定的標籤，且不願意改變想法。

＼什麼都不會……／

自我矮化

貶低自己的優點或成功經驗，認為「沒什麼大不了的」。

＼非這麼做不可、一定要……／

「應該」理論

對自己或對別人都認為「一定要這樣做」，不容許有例外。

＼全都是我的錯、都是我不好／

自責

一旦發生不好的事，即使跟自己無關，也會感覺「都是因為我的關係」。

＼下次也不會順利／

過度混為一談

把少數的失敗經驗當作根據，認為所有事都會不順遂。

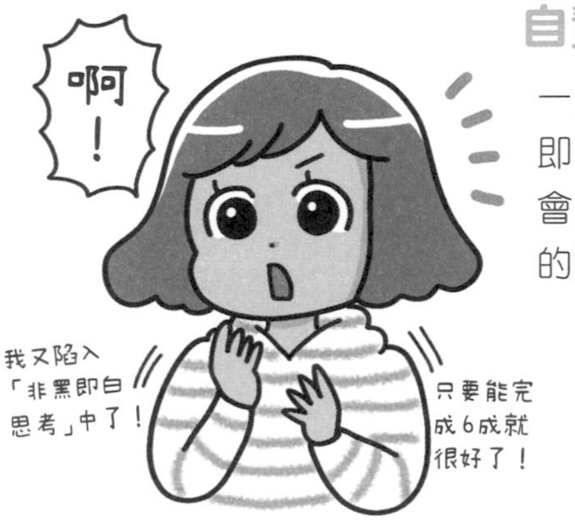
啊！
我又陷入「非黑即白思考」中了！
只要能完成6成就很好了！

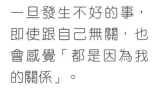

我會這樣做

我經常會因為「非得寫出完美的回覆」導致太晚回信給對方。自從我學會客觀看待自己，就能轉念告訴自己「不完美也沒關係」，心情也因此放鬆了不少。

解決的方法 2
沉澱心情，找出造成不安的原因

感覺心情憂鬱時，也很容易產生憤怒、不安等負面情緒。這些情緒不只是對自己，也是對否定自己的人所發出。負面情緒不只會讓人容易產生負面思考，亦會讓人無法產生「這麼做就能順利解決」的念頭，進而妨礙找出正面積極的解決方式。

當感覺不安時，可以試著把自己擔心的事情都寫在紙上。透過把不安的情緒「可視化」，就能讓人客觀地看待這些事，漸漸冷靜。待心情沉澱後，就比較容易能思考出對策，解決問題。

另外感到不安或焦躁時，不妨前往別的空間或深呼吸，光是這麼做就能讓心情變得沉穩。

在紙上寫出讓自己不安的事情

不妨將事情的來龍去脈、當下的想法及感受等，全都寫在紙上，也許就能讓你察覺到自己正陷入負面思考之中。

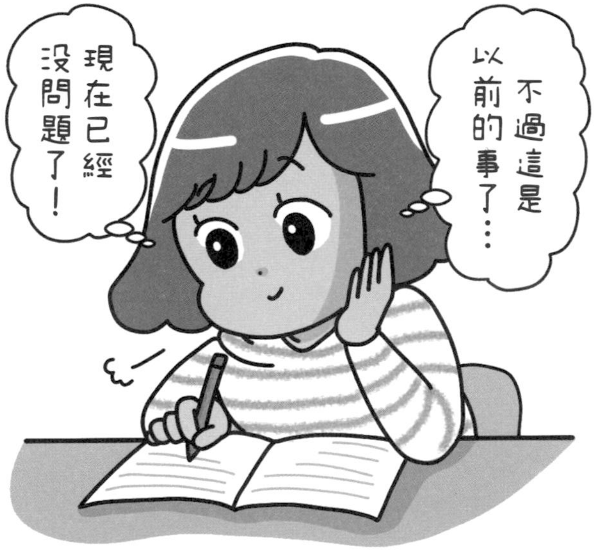

讓心情沉澱的方法

- 前往別的空間
- 深呼吸
- 喝水
- 做簡單的體操
- 散步
- 聆聽能讓自己放鬆的聲音
- 轉換心情
- 大聲告訴自己「沒問題」
- 小睡一會兒

正向思考

藉由「重新架構」，為自己帶來自信

當我們在評論某件事物時，會依照觀點而有所不同。換言之，即使是同一件事物，只要從不同的角度來看，看起來也會變得截然不同；像這樣改變觀點看待事物，就稱為「重新架構」（reframing）。

對自己失去信心時，不妨刻意進行重新架構的步驟。雖然說是發展「障礙」，但實際上發展的特質並沒有所謂的好壞，以負面眼光看待「讓自己感到困擾的事情」，其實只是其中一個表象而已。事實上從別的角度來看，也許也可以是優點。本書中「正向思考」內的文字，正是重新框架的一種，不妨參考看看。

每個工作步驟都要花很多時間 → 做事仔細，願意花時間認真處理自己經手的每一個工作步驟；紮實、正確、一絲不苟、職人特質。

一旦沉迷其中就忽視其他事情 → 有辦法持續專注在一件事情上、精力充沛、擁有專注力、熱情地投入某事。

一想到什麼就立即採取行動 → 動作敏捷、判斷迅速，有冒險家特質。

不知變通 → 堅守自我信念、意志堅強、貫徹始終。

我會這樣做

我在醫院舉辦的日間照護中學到重新架構的技巧，除了能重新看待自己的特質外，更重要的是學會如何重新架構他人，讓我原本自卑的心靈獲得解脫，看待事物的方式也改變了。

周遭旁人可以幫忙的事

讚美優點、讓對方產生自信

要重新架構自己，需要周遭旁人的協助。因為一旦把自己的發展特質視作為「困擾」，就會開始失去自信，進而陷入失敗與失誤的惡性循環中。

只要能給予發展障礙者不同角度的觀點，時常告訴對方「你很擅長做這件事唷！」就能讓對方產生自信。換言之，仔細思考發展障礙者的個人特質，就能將他的能力發揮到極限。

column 4

關於女性的發展障礙

擁有發展障礙的女性，其特質中有比較多都是不符合日本社會所期待的「女性化特質」。發展障礙者本來就為了自己的特質而備感艱辛，再加上自己與社會觀念的落差、社會加諸在自己身上的壓力，進而造成非常多女性都過得苦不堪言。

造成痛苦的原因

較難發現發展障礙的特質

比起男性，女性的過動與衝動特質較不明顯，因此不容易察覺到發展障礙。若是 ASD，也可能被當作是「比較安靜乖巧的女生」，更不易察覺到問題。然而一旦發現得晚，處理也會比較晚。

容易受到責備

「明明是女生卻這麼散漫」、「明明是女生卻不會做家事」等，發展障礙的女性經常會受到這樣的苛責。隨著成為妻子、媳婦、母親，壓力也越來越大，很容易會因為自我否定而引起次發障礙。

生理期時身心更不穩定

由於女性在生理期前及中時，身心狀態都很不穩定，會導致發展障礙的特質變得比較明顯。為此，建議在生理期時不要安排太多工作，讓自己適度休息吧！

正向思考

不要拘泥於性別，靈活發揮自己的特質

如果能反過來運用自己不符合社會期待的特質，就能不拘泥於性別，活躍於社會。

周遭旁人可以幫忙的事

不要強求對方擁有女性化的特質

如果用「明明是女性」的刻板印象看待對方，就很容易否定對方「什麼都做不好」。記得不要套入性別刻板印象，多看當事人的優點吧！

第
5
章

發展障礙的治療

即使具備發展障礙的特質，有些人還是能適應環境並持續工作。

千萬不要獨自一個人默默努力，

而是要借助醫療與周遭旁人的協助，

一起消除生活中的艱辛感！

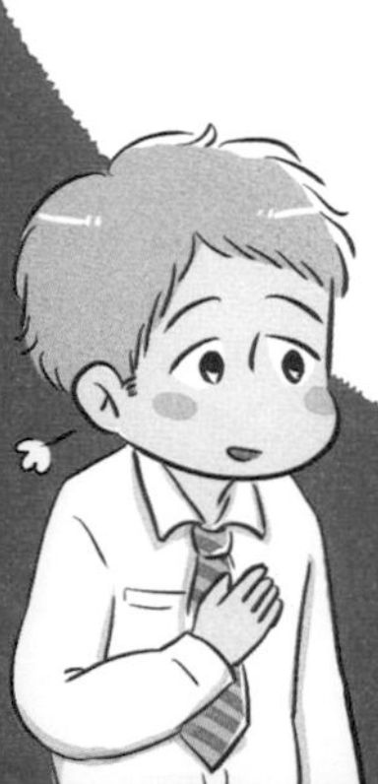

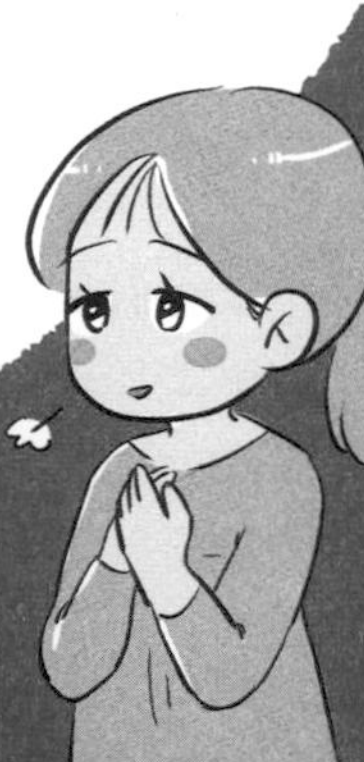

如何開始治療？

從就診到治療的流程

就診

先打電話去設有精神科、身心科的醫院或診所，確認「請問有針對成人的發展障礙做診斷嗎？」有些地區會有發展障礙者支援中心、發展障礙學會、發展障礙門診等正式的醫療機構。

↓

診察・檢查

詢問目前的症狀與生育經歷進行問診，尤其會針對人際關係技巧、同理心、運動技能等方面詢問；在診間的狀態也是診斷的基礎之一。另外，也可能會連帶進行心理檢查（智力檢查等）。

↓

診斷

精神科醫師問診後，會花一段時間進行綜合診斷。有些人在獲得診斷後會感到鬆一口氣，了解到「原來並不是我努力不夠」。如果是發展障礙以外的疾病，也會進行該疾病的相關治療。

↓

治療

除了接受認知行為治療、社交技巧訓練（SST）等心理及社會方面的治療之外，ADHD 個案也會接受藥物治療（見頁 183）

經過反覆的問診和檢查，需一段時間方能做出診斷

隨著大眾對於發展障礙的了解逐漸增加，懷疑自己有發展障礙，或受到周圍旁人建議而來到醫療機構求診的人也越來越多。不過，比起求診人數的增長幅度，目前能診斷出成人發展障礙的醫療機構，在日本全國各地還並不充足。

此外，也有些人是因為困擾於失眠或憂鬱症，在身心科接受診療時，被醫師懷疑是發展障礙，進而轉介到發展障礙的專科門診。

由於發展障礙是與生俱來的特質，問診時幾乎都會詢問孩童時期的情況。在求診時，**建議可準備以前的成績單、聯絡簿等孩童時期的成長紀錄，提供給醫師作為診斷參考。**

治療的目標

✕ 消除發展障礙的特質

◎ 適應社會、消除生活的艱辛感

以個案為主體，借助醫療的力量，同時請周圍旁人共同協助，就是最理想的狀況。

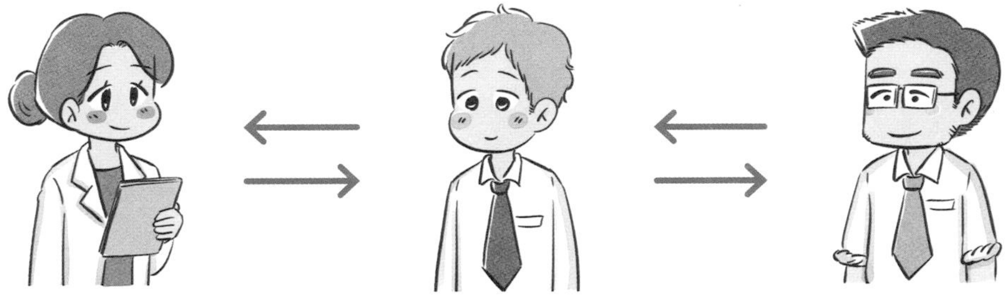

醫療

提供心理教育以及加強溝通能力的社交技巧訓練（SST）等。對於 ADHD 個案則會施以藥物治療。

個案本人

了解自我特質，調整出對自己壓力較小的環境，並向周遭的人具體表達，希望大家能協助自己。

周圍旁人

深入理解對方特質後，營造出能讓他發揮能力的環境，並協助他維持健康等。不要責備對方，在他做不到時請提供支援。

雖然無法消除特質，卻有助減輕辛苦的感覺

有些人會以為只要接受治療，就能讓自己長久以來深感困擾的症狀全部消失。不過，像是「反覆發生失誤」、「不會察言觀色」等，這些和優點一樣與生俱來的特質，並不會消失。**也就是說，發展障礙並不像疾病一樣能「徹底治癒」**。

不過，如果能讓個案本人和周遭旁人都深入了解這些與生俱來的特質，分別採取適當的應對，就能減少在家庭與職場中所引起的各種問題。

醫師在進行診斷時，必須以客觀的角度觀察個案的特質，才能做出正確的判斷。如此，個案本人方能得知自身該如何應對，更進一步減輕生活上的艱辛感。發展障礙的治療目標，就是營造出對本人而言壓力相對較小的環境，並尋求周圍人士的協助，幫助個案適應社會、活得更輕鬆自在。

醫療機構提供的治療方式

以理解特質及生活療法為主

被診斷為發展障礙之後，於醫療機構中可接受到的治療方式主要分為「心理及社會方面的治療」（生活療法）與「藥物治療」。

由於在藥物治療方面，目前尚未有能有效減緩ASD特質的藥物，且並不是所有具備ADHD特質的人都能藉由藥物治療來緩和症狀，**因此藥物並不是根本的治療方式。**

發展障礙的主要治療方式是「心理及社會方面的治療」，包含了解特質、導正認知的誤差，以及學習社交技巧等。現在逐漸有越來越多推行日間照護（Daycare Program）的醫療機構，結合上述的治療內容，以團體方式進行治療，目標是在經過一段時間後，能慢慢減少生活上的不適應。

心理及社會方面的治療

這些治療方式又被稱為「生活療法」，主要包括可深入了解自我特質的心理教育，以及針對社交技巧的訓練等。

理解特質

由精神科醫師與臨床心理師共同說明障礙的特質，讓個案本人深入理解。

認知行為治療

導正對事物的思考方式和接收方式的誤差，進而改變心理狀態、行為的方法。

SST

（Social Skill Training＝社交技巧訓練）

為了在生活中順利與他人互動，絕對不可少的就是社交技巧訓練。

有些醫療機構會組合這些課程，
進行名為「日間照護」的治療（見頁186）

藥物治療（ADHD）

具有 ADHD 特質的人，其大腦中可傳達資訊的神經傳導物質並不足夠。為此，一般認為藉由服用幫助神經傳導的藥物，能加強神經傳導物質的作用，便能抑制 ADHD 的症狀。

專思達 & 利長能長效錠

Concerta & Ritalin LA ・派醋甲酯

能迅速發揮藥效，並維持半天的時間，大部分的人並不需要每天服用。副作用有：食慾下降、失眠、心悸等。

思銳

Strattera・阿托莫西汀

大部分的人要服用好幾週至好幾個月，才能發揮功效，需每天服用。副作用：噁心、食慾下降、頭痛等。

胍法辛

Intuniv・Guanfacine

以往為兒童專用藥物，現在成人也可以服用；需每天服用（台灣未上市）。副作用：嗜睡、口渴、低血壓、暈眩。

是否會產生依賴性？

思銳（Strattera）、胍法辛（Intuniv）產生依賴的危險性較低；專思達長效錠（Concerta）則為醫生處方用藥（見下方說明），雖然有產生依賴的風險，不過只要遵從醫師的指示服藥，並不需要太過擔心。每種藥物的藥效都因人而異，千萬不要自行判斷，一定要遵從醫師的指示。兒童用的專門藥物則有「甲磺酸賴氨酸安非他命」（Vyvanse，台灣未上市）等。

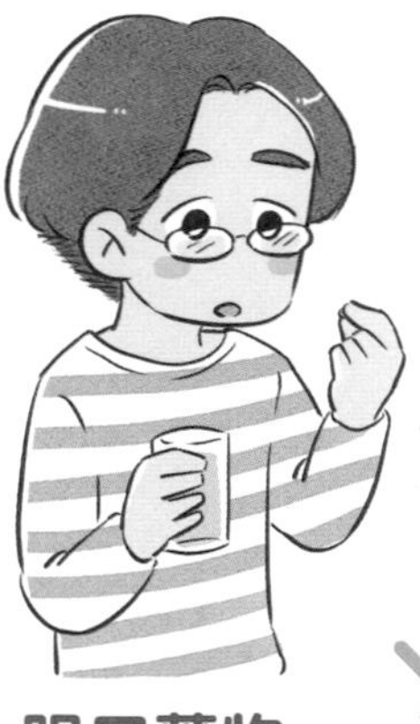

服用藥物

最重要的就是遵從醫師指示，以適當的方式服用藥物。

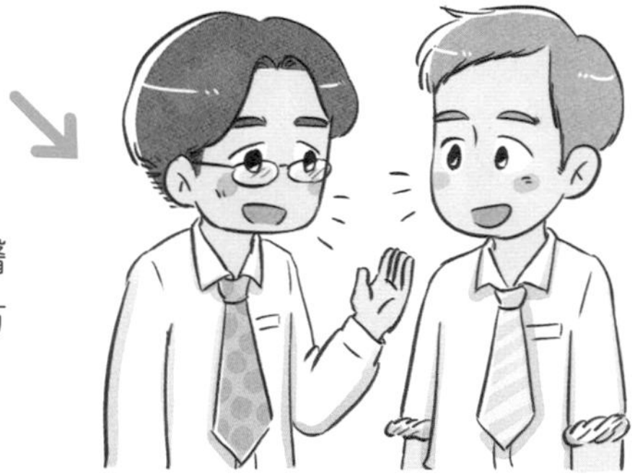

恢復自信，提升社交技巧

接受心理及社會方面的治療，就能緩和粗心大意和衝動等症狀。

※ 以上三種藥物，除胍法辛及「甲磺酸賴氨酸安非他命」（Vyvanse）台灣未上市外，其他皆屬於醫師處方用藥，只能由符合規定條件的醫師才能開立處方箋，並只在健保合作藥局領藥。

若懷疑引起次發障礙

引起次發障礙的過程

因自我特質產生困擾　在工作與人際關係上遭遇挫折

↓

受到斥責、霸凌等外在因素

↓

產生恐懼、憤怒、害怕等負面情緒

↓

次發障礙　憂鬱症、焦慮障礙、成癮症等

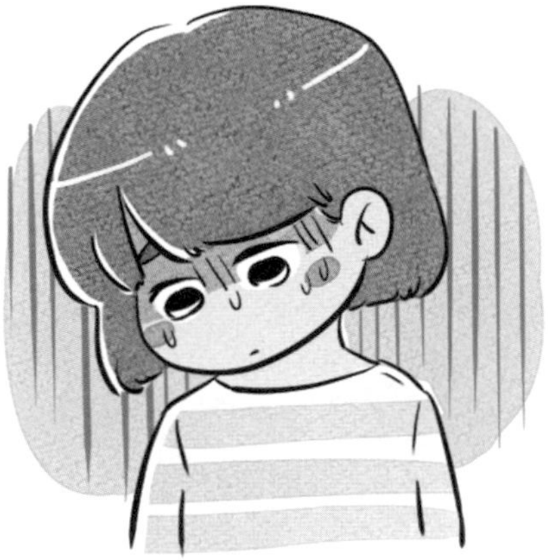

發展障礙者很容易罹患憂鬱症等疾病

發展障礙已經是第一層的障礙，而很多發展障礙者都會因為個人特質，進而引起憂鬱症、焦慮障礙、成癮症等「次發障礙」。除了受到挫折與斥責造成的自我否定外，也可能是因為本身的大腦本來就比較無法負荷壓力的緣故。

一旦引發次發障礙，受到特質影響所帶來的困擾會越來越多，許多人甚至因此陷入惡性循環，一定要多加留意。尤其是ASD個案，比較難以察覺到自己的身心狀態，建議平時就要留意，注意是否有憂鬱症或焦慮障礙的徵兆。若出現徵兆，一定要前往醫療機構求診。

次發障礙的種類與治療方式

主要的治療方式為「藥物治療」和「心理及社會方面的治療」。若治療後次發障礙變得更嚴重，就會在治療、緩和症狀的同時，針對主要的發展障礙進行治療。

憂鬱症

以服用 SSRI 或 SNRI 等抗憂鬱劑的藥物治療，以及認知行為治療等精神療法為主。

焦慮障礙

包含恐慌症、社交恐懼症、廣場恐懼症等在內，可藉由服用 SSRI 或抗焦慮藥物，以及認知行為治療等來改善症狀。

成癮症

對賭博、酒精、藥物、吸菸、咖啡因、性愛等成癮。近年來遊戲成癮、網路成癮的人也越來越多。治療方式有藥物治療、精神治療，或入院治療等。

只要有所察覺，就能預防重度憂鬱症

在工作上遭遇挫折，或在私生活上遇到傷心難過的事情，心情低落、產生焦慮不安的感受都很正常。不過，若是低潮的狀態持續長達好幾週，甚至到好幾個月，就該懷疑是憂鬱症。

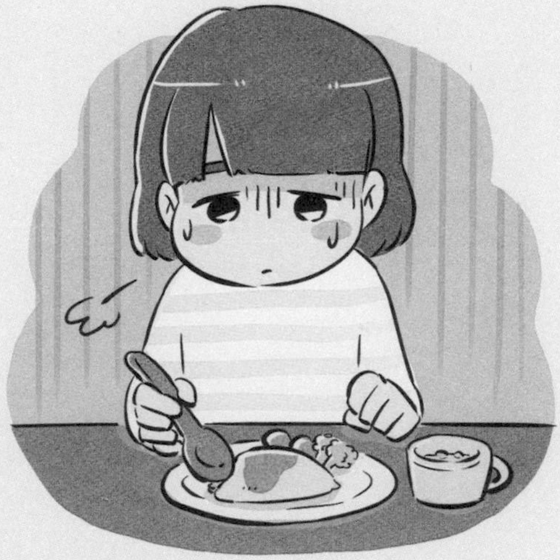

另外，如果長期食慾不振、失眠、腹痛，沒有精神、動作緩慢等，這些可能都是憂鬱症的徵兆。記得，只要感覺到不對勁，就要前往醫療機構求診，將休養與治療擺在第一位。

越來越普及的「日間照護」治療

藉由團體治療，與他人分享想法和煩惱

近年來，日本有越來越多醫療機構結合認知行為治療與SST社交技巧訓練等內容，成立日間照護（Daycare Program）。多數都是以團體的形式進行，藉此提升治療效果。讓有相同煩惱的人們聚集在一起，可以產生安心感，進而加深彼此的人際關係。之後，透過討論得出面對問題的方式，便能讓心靈更穩定。

以日本烏山醫院的日間照護為例，治療目標就是讓發展障礙者「共享想法與煩惱」、「學習新的技巧」、「深入了解自我，學會適合自己的生存之道，讓生活更輕鬆」。

以團體的方式進行治療，效果更好

SST

（Social Skill Training = 社交技巧訓練）

即學習必需的社交技能以維持人際關係。另外，也會藉由一起烹調料理、製作物品來加深友好程度，甚至設定遇到困難的場景，以角色扮演的方式模擬演練等。

進行討論

聚集擁有相同特質的個案們，在臨床心理師、心理衛生社會工作者、職能治療師、護理師等人的主持之下，互相以日常生活或在公司中遇到的困難為主題，進行討論。隨著越來越了解自我特質，也會產生安心感，了解到「原來不是只有我這樣」。

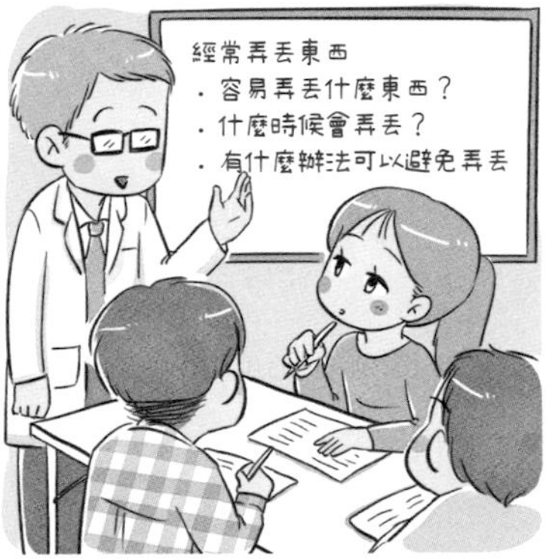
經常弄丟東西
．容易弄丟什麼東西？
．什麼時候會弄丟？
．有什麼辦法可以避免弄丟

日間照護範例（以日本烏山醫院為例）

先接受發展障礙專門治療後，再配合個人需求，選擇生活支援課程或就業準備課程。由醫師率領臨床心理師、心理衛生社會工作者、職能治療師、護理師等工作人員，一起協助發展障礙者。

發展障礙專門治療

了解自身特質後，藉由在團體中彼此討論來思考對方的感受等，學習基礎的溝通技巧。

生活支援課程

目標是透過烹調、輕微運動、撿拾垃圾等志工或休閒活動，調整生活節奏、結交朋友；就算不是發展障礙者也可以參加。

運用在生活與工作上

就業準備課程

目標是培養就業、獨立的自信。具體而言，藉由嘗試企劃、舉辦活動，學習一般社會人士的工作方式，學會主動思考、溝通技巧及圓滑的態度等。

求職／前往就業輔導機構

就職

攜手Hello Work（譯註：日本政府設立的求職網站）、就業輔導機構，讓發展障礙者前往企業見習或實習。也有些人會直接轉介到就勞移行支援事業所（譯註：日本政府專為身心障礙人士設立的就業輔導中心）。

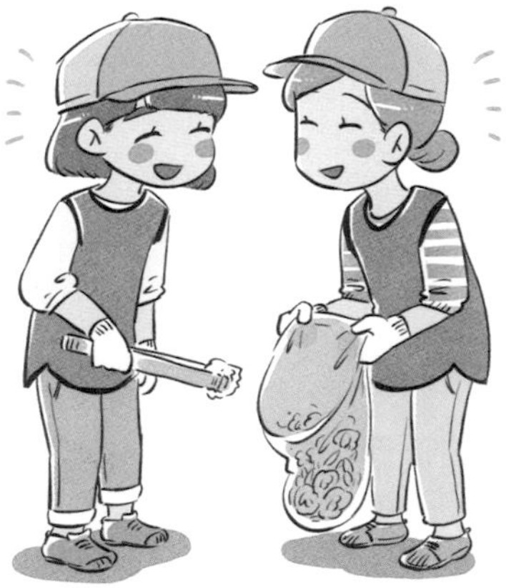

取得職場及旁人的理解

請謹慎地判斷，「坦白」對自己是否有利

很多人都會煩惱是否該在職場中，告知大家自己有發展障礙。此時，一定要考量職場中的氛圍，以及周遭旁人的理解程度如何。

雖然有些職場會因為員工出示了診斷書而細心為其著想，但也有些職場卻會因此對員工貼上不好的標籤。有時即使沒有出示診斷書，經過說明後對方也可以理解，因此必須看狀況再慎重做出判斷。

即便身處於能安心的環境，也不能只單方面要求旁人協助自己，**本人也要發揮所長，並對他人的協助表達感謝之意。**

坦白的優點＆缺點

優點

維持並建立關係

只要能讓對方了解到原來自己沒有惡意，就能減少誤會，順利解決問題。

獲得別人的協助

讓對方了解自己比較不擅長的領域，就能請對方協助整理環境，或出聲提醒自己等。

自己可以比較輕鬆

緩和自己與周圍的衝突與摩擦，讓周遭環境好轉，也能降低壓力。

缺點

當周遭旁人對於發展障礙的知識、理解不足，或是沒有前例時，就要小心謹慎。如果突然拿出診斷書，也可能會讓對方加深偏見，造成反效果。

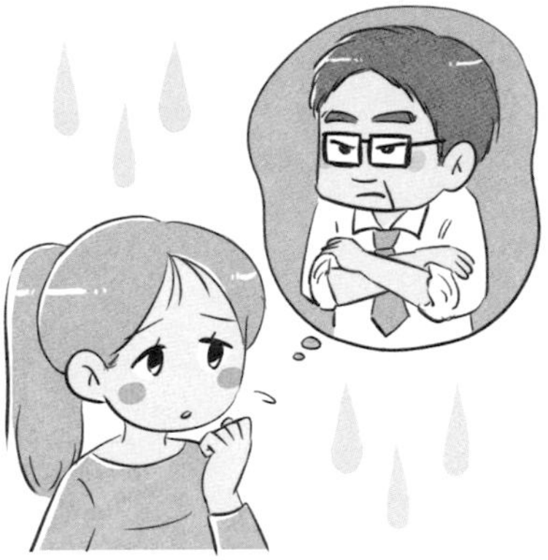

坦白的時機

盡量早點坦白

在自我介紹時就告訴對方「我比較難記住別人的長相與名字」，像這樣稍微帶過也是不錯的方法。若真的很需要協助，可以在比較不忙時找機會跟對方說「我有一件事想跟您說」，彼此空出一段可以詳談的時間，好好坦白自身的情況。

坦白的對象

選擇值得信賴的對象

找一位願意為自己設想、值得信賴的對象，將自己的情況告訴對方。有些人是先告訴一位身旁值得信賴的人，再請對方告訴其他人，便順利獲得旁人的協助。

坦白的方式

千萬不要一味要求別人的協助

不要百分之百依賴別人，自己能做到的事情要盡量自己做、也要發揮自己的強項協助他人。當別人幫助自己時，要用言語表達感謝。

具體的表達

若能舉例，或告訴對方實際發生過的事，就能讓他比較了解該如何給予協助。不要一次就告訴對方太多，只要針對現在最困擾的事情，說重點即可。

✕ **「我不會做筆記。」**

◎ **「我以前在做筆記時，會因為沒辦法同時做好兩件以上的事情而有所遺漏，如果可以讓我錄音，會對我很有幫助。」**

寫成文字坦白

若需要協助的地方比較多，可用文字表達。建議以簡潔易懂的方式寫下自己的特質，以及需要對方協助的部分，例如「我比較不擅長一邊聽一邊做筆記，因此希望能使用語音輸入功能」。

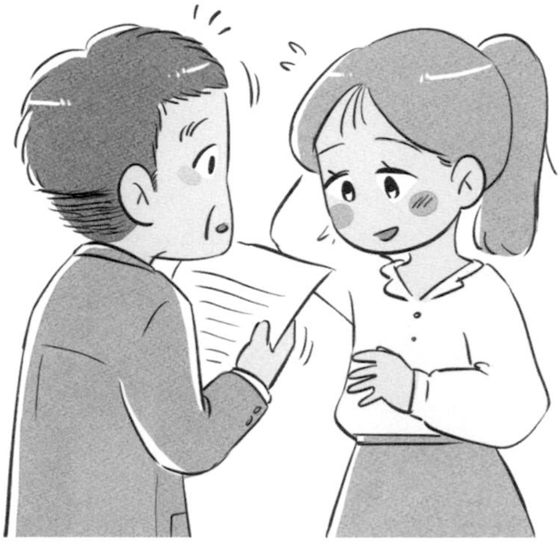

如何理解當事人及對話？

當你感到「好像有點怪？」的時候

不要拘泥障礙與否，看看對方的優點

無論是否為發展障礙者，每個人都有自己擅長與不擅長的事情。雖然會看到缺點，不過也要觀察對方的優點之後再做判斷。

不要擅自診斷

無論本人有沒有自覺，請不要擅自診斷或建議對方求診。因為不管對方究竟有沒有發展障礙，這麼做都有可能會傷害他。至多只能針對職場上遇到的困難，聆聽對方的想法並好好溝通。

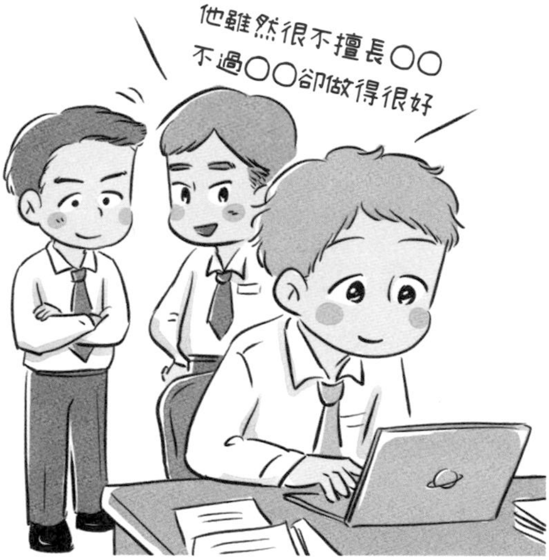

以鼓勵代替責罵

由於每個人都可能會「文件出錯」、「忘記帶東西」等，要是連續出錯好幾次，很容易被認為是本人不夠努力才會這樣。不過，就像是有些人天生就擁有絕對音感、有些人卻沒有一樣，發展障礙也是與生俱來的特質，就算付出再多努力，也不見得能改進。

這種時候，要是輕易向對方說出「你為什麼做不到呢？」就如同對坐輪椅的人說「你自己一個人上樓梯吧」，這樣的話語其實非常殘酷。

發展障礙者只要身處適合自己的環境中，就能發揮所長。多看對方的優點，花點心思營造適合對方的環境，也許就能克服難題。

當對方向自己坦白時…

一起討論該怎麼做才能發揮個人特質

若是只針對對方特質中不好的一面，連續說出欠缺考慮的話語，不僅可能會傷害到對方，甚至會引起憂鬱症等次發障礙。最重要的是要著眼於對方的優點，一起討論要怎麼做才能發揮特質，順利完成工作。

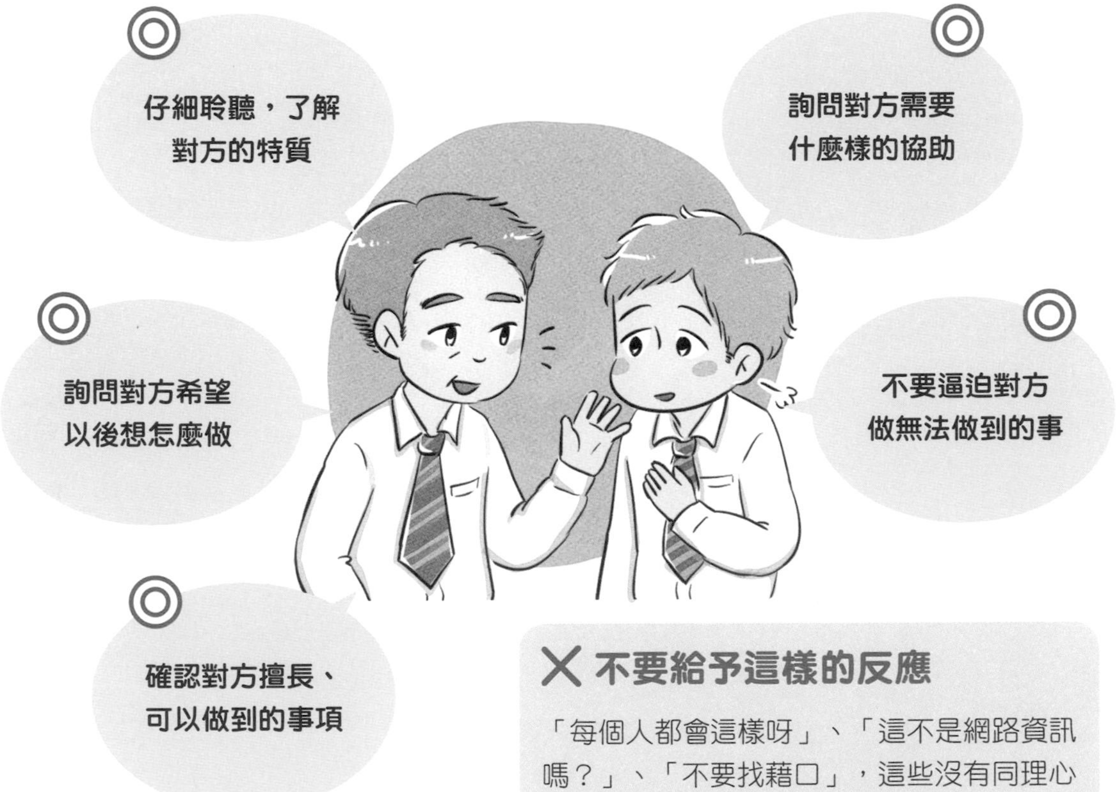
◎仔細聆聽，了解對方的特質
◎詢問對方需要什麼樣的協助
◎詢問對方希望以後想怎麼做
◎不要逼迫對方做無法做到的事
◎確認對方擅長、可以做到的事項

✕ 不要給予這樣的反應

「每個人都會這樣呀」、「這不是網路資訊嗎？」、「不要找藉口」，這些沒有同理心的話語，都會對當事人造成傷害。

如果對方是主管

當對方在工作上明顯出現障礙時，應與管理部門溝通討論，不要一個人獨自煩惱。

如果對方是同事

可以與主管討論，由主管來解決問題。在自己可以做到的範圍內，盡可能協助對方。

如果對方是家人

不要只與家人分享煩惱，多利用醫療及輔導機構，營造出能讓對方感到安心的環境。

如何在保有自我的前提下持續工作？

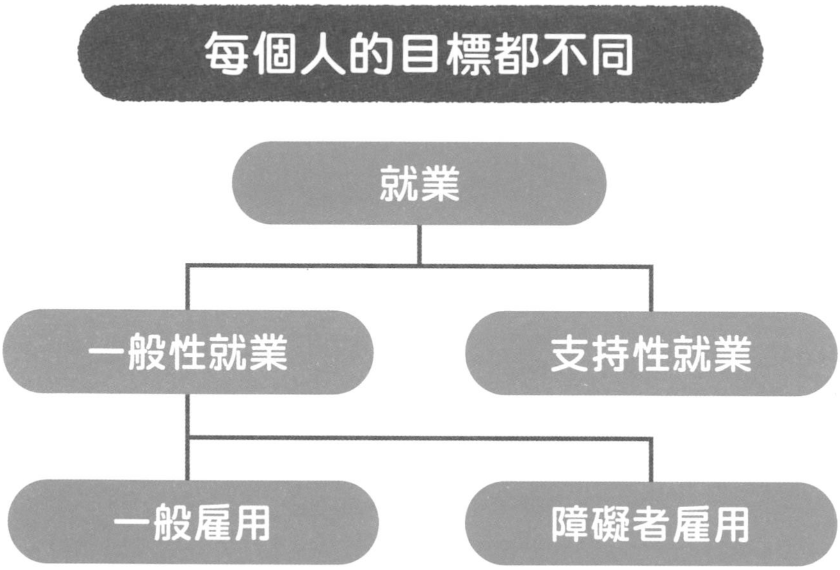
每個人的目標都不同
就業
一般性就業
支持性就業
一般雇用
障礙者雇用

雖然求才數量和工作選擇都很多，但比較難獲得協助。有些人會為了追求更好的工作環境而換工作，有些人則會換到有雇用障礙人士的公司工作。

若是發展障礙者，必須取得身心障礙手冊，向雇主表明自己的身分。優點是可以在工作上得到特殊待遇，不過有時工作內容會比較受限。

不要一個人暗自苦惱，請多利用輔導機構

若是因為本身特質造成工作或人際關係不順而導致離職，一想到該如何才能找到下一份適合自己的工作，肯定會感到徬徨不安吧？

在求職方面，日本的就業輔導機構中，有分為可同時接受支援並工作的「支持性就業」以及「一般就業」。一般就業又可區分為一般雇用及障礙者雇用（編按：台灣身心障礙者定額進用的相關資訊，請上勞動部勞動力發展署網站查詢，內有許多關於身心障礙者就業的支持性服務）。

若不知道該如何選擇，才能在保有自我的前提下繼續工作，不妨向相關的輔導機構諮詢。藉由職業適性診斷測驗及進修等輔導，也許就能找到適合的工作，逐漸適應職場。

活用各種輔導機構

Hello Work
（公共職業安置所）

類似台灣的就業服務處，除了提供就業諮商、職業介紹之外，還有「障礙者就業服務處」、「需輔導溝通能力的年輕人就職計畫」等。有些地區還設有「發展障礙者雇用綜合輔導中心」。

地區性障礙者職業中心

專門協助希望就業與再就業的障礙人士職業中心，與人力銀行等機構攜手，進行就職指導與就職準備輔導，提供諮商與建言，幫助障礙者適應職場、職業重建（譯註：社會福利系統中協助障礙者就業的多元化服務）。

就勞移行支援事業所

此為日本政府專為身心障礙人士設立的就業輔導中心，讓個案能在此學習求職知識及技巧，類似上學。

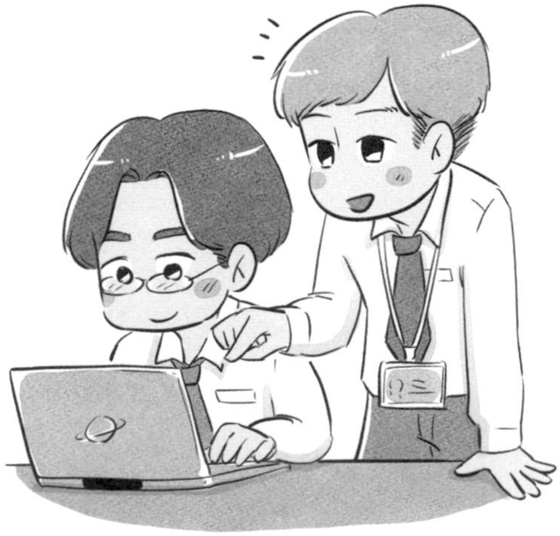

公共職業能力訓練學校

設有以發展障礙者為對象的訓練課程，進行專門的職業訓練。

障礙者就業&生活支援中心

針對就業和生活，提供諮商及輔導。

工作方式有無限的可能性

千萬不要鑽牛角尖認為「我非得要在這間公司（部門）工作不可」。若工作得很痛苦，建議可考慮調職、轉職或自由接案等。根據日本烏山醫院以往做過的調查顯示，ADHD 者大部分從事有專業性的工作，ASD 者則大部分從事事務性質工作。了解自己適合什麼樣的工作，就是求職的關鍵。

當事人的真實經驗談

本篇蒐集了多位因煩惱前來求診的發展障礙者，其親自分享的經驗談。當中也不乏許多積極正面的經歷，請大家一定要作為參考。

關於就診

就診後，我以往的煩惱都獲得解答，讓我鬆了一口氣。現在比較容易向家人說明自己的情形，也更容易獲得理解了。拜就診之賜，因誤解或不理解而造成的摩擦也越來越少了。（ADHD 女性）

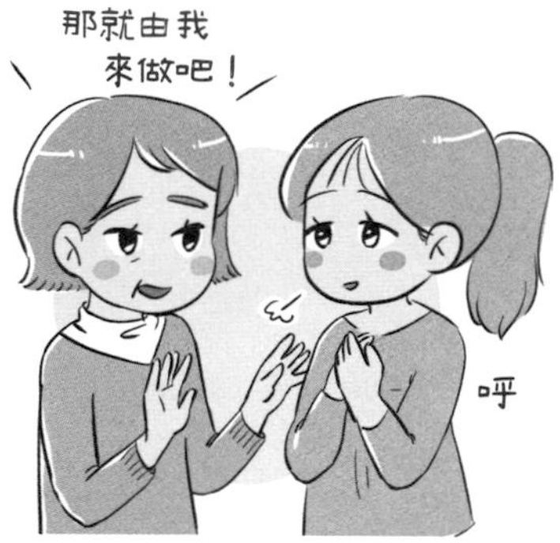

關於藥物治療

當我開始服用專思達長效錠（Concerta）後，頭腦感覺變得煥然一新，在職場中的評價也有所提升，進而讓大家了解到原來我不是不肯努力，而是本身特質就是如此。（ADHD 男性）

由於家人會擔心藥物的副作用與成癮性，所以我請醫師向家人說明藥物的使用方式。我認為必須尊重擔心自己的家人，但也要詳細傳達藥物的功效及沒有副作用的事實，這點很重要。（ADHD 男性）

關於家庭

太太對我說：「在家跟在外的應對方式並不相同，我希望你對家人能更溫柔一點。」我在職場中總是小心翼翼，一直過得非常緊張，所以在家裡時我會很放鬆，比較容易顯露出特質。我想這次與家人的溝通，也是可以拉近距離的機會。（ASD 男性）

我與父親總是衝突不斷，對我造成很大的壓力，在課程中有人跟我說：「有同樣的特質才更容易產生摩擦。」我聽了覺得很有道理。就算是家人，如果會感到痛苦，就要學會保持距離，所以我現在一個人住，也變得更積極了。（ASD 男性）

關於轉職

在前公司，我被貼上了「沒有毅力」的標籤，讓我非常痛苦。自從我參加日間照護且越來越深入了解自己後，在目前的職場中已經能好好向別人說明自己的特質，並利用所長來完成工作。雖然我並沒有向大家坦白我有發展障礙，但現在過得非常舒服自在。（ADHD男性）

關於障礙者就業

在前公司我曾遭受痛罵與歧視，甚至產生「好想一死了之」的念頭。休息一年後，我現在是以障礙者雇用的管道進入目前的公司，並慢慢增加工作時間。現在的主管對我說「有你在真是幫了大忙」，讓我非常高興。（ASD男性）

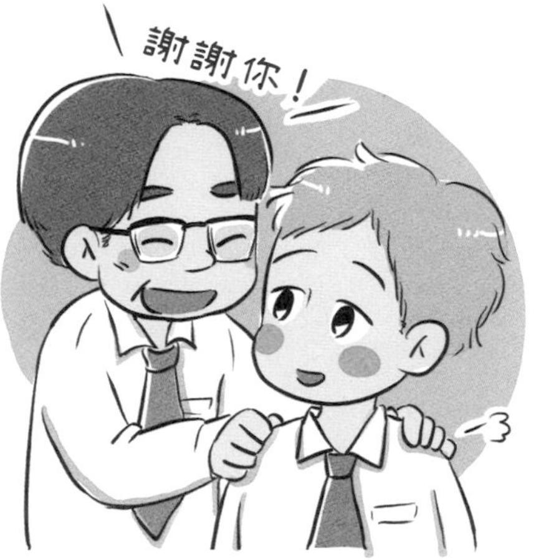

關於日間照護

在課程中以「讚美」為主題與大家互動時，才讓我察覺到留意彼此的優點有多麼重要。同時也讓我了解到「就連糟糕的我也會有優點」、「稱讚自己也無妨」，進而帶給我許多希望。（ASD男性）

由於我平常較安靜，參加團體活動與人對話的這段時間，就更顯珍貴。這讓我了解到每個人都具有不同的價值觀，有時候微不足道的小事就可能傷害他人。在這裡，我學會了人際溝通的技巧。（ASD男性）

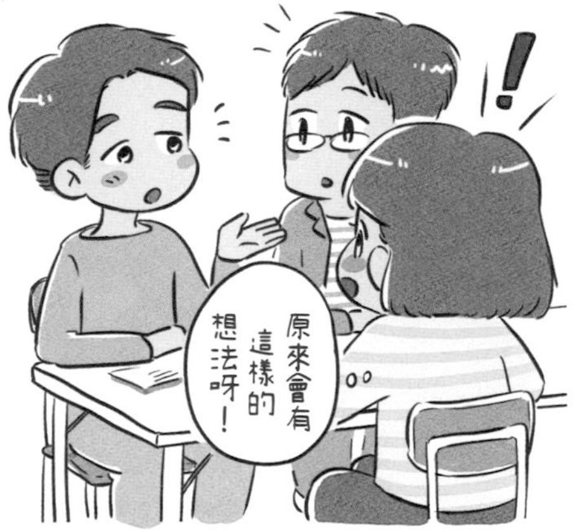

在照護課程中獲得的再就業手冊，對我非常有幫助。此外，我也會一邊看著課程資料一邊向家人說明我的情況，不僅能緩和家人的不安，也幫助他們了解我的現況。（ASD女性）

健康力

【圖解】成人的發展障礙〔ADHD注意力不足過動症〕•〔ASD自閉症類群障礙症〕自救手冊

收錄34種情境，改善工作及生活上的困擾

2024年1月初版　　定價：新臺幣460元

監修者　太田晴久
監修協力　橫井英樹
　　　　　五十嵐美紀
譯者　林慧雯
審訂者　黃隆正
叢書主編　陳永芬
校對　陳佩伶
內文排版　葉若蒂
封面設計　張天薪

日方工作人員
書籍設計：平塚兼右（PiDEZA Inc.）
內文排版：平塚恵美・矢口なな・新井良子（PiDEZA Inc.）
內文漫畫＆插圖：春野あめ、望月志乃、とげとげ。、大橋諒子、ユキミ
文字協力：古川はる香、伊勢陽子
編輯協力：岡 未来

出版者　聯經出版事業股份有限公司
地址　新北市汐止區大同路一段369號1樓
叢書主編電話　(02)86925588轉5306
台北聯經書房　台北市新生南路三段94號
電話　(02)23620308
郵政劃撥帳戶第0100559-3號
郵撥電話　(02)23620308
印刷者　文聯彩色製版印刷有限公司
總經銷　聯合發行股份有限公司
發行所　新北市新店區寶橋路235巷6弄6號2樓
電話　(02)29178022

副總編輯　陳逸華
總編輯　涂豐恩
總經理　陳芝宇
社長　羅國俊
發行人　林載爵

行政院新聞局出版事業登記證局版臺業字第0130號

本書如有缺頁，破損，倒裝請寄回台北聯經書房更換。　ISBN 978-957-08-7211-8（平裝）
聯經網址：www.linkingbooks.com.tw
電子信箱：linking@udngroup.com

參考資料

《職場の発達障害 自閉スペクトラム症編》太田晴久・監修（講談社）
《職場の発達障害 ADHD 編》太田晴久・監修（講談社）
《おとなの発達障害 診断・治療・支援の最前線》岩波明・監修（光文社）
《医者も親も気づかない 女子の発達障害》岩波明・著（青春出版社）
《発達障害》岩波明・著（文芸春秋）
《大人のアスペルガー症候群》加藤進昌・著（講談社）
《あの人はなぜ相手の気持ちがわからないのか もしかしてアスペルガー症候群！？》
加藤進昌・著（PHP 研究所）

國家圖書館出版品預行編目資料

【圖解】成人的發展障礙〔ADHD注意力不足過動症〕•〔ASD自閉症類群障礙症〕自救手冊：收錄34種情境，改善工作及生活上的困擾/太田晴久監修．橫井英樹、五十嵐美紀監修協力．林慧雯譯．初版．新北市．聯經．2024年1月．200面．18.5×23.5公分（健康力）
ISBN　978-957-08-7211-8（平裝）

1.CST：過動症　2.CST：自閉症　3.CST：學習障礙礙　3.CST：成人

415.98　　112020032